Accessing the Healing Power of the Vagus Nerve:
Self-Help Exercises for Anxiety, Depression, Trauma, and Autism
Stanley Rosenberg
Forewords by Stephen W. Porges and Benjamin Shield

からだのための
ポリヴェーガル理論

迷走神経から不安・うつ・トラウマ・
自閉症を癒すセルフ・エクササイズ

スタンレー・ローゼンバーグ
S・W・ポージェス／B・シールド 序文
花丘ちぐさ 訳

春秋社

リンダ・トールボリに捧げる

序文

ステファン・W・ポージェス博士

二〇〇二年六月に米国ボルチモアで開催されていた「全米ソマティック心理療法協会会議」で講演したときに、私はスタンレーに会いました。演説の前の晩、ジム・オシュマンからメールが届きました。私とスタンレーを同席させたいとのことでした。ジムは、スタンレーに会って、彼の仕事について聞いてみるとおもしろいはずだ、と言ってきました。スタンレーは、私の演説を聞いて、心拍変動のような客観的な測定値を用いて、自分の臨床のセッションの効果を検証したいと話していました。

私はスタンレーの視点に興味を持ちました。そして、彼がどんな仕事をしていて、なぜ迷走神経の機能の測定に興味を持ったかを知りたいと思いました。私は長年、脊椎《せきつい》すべり症に悩まされてきました。これは、椎骨《ついこつ》が下の骨の前方に滑りでてしまう状態です。スタンレーは、私が脊椎すべり症に悩んでいると聞くと、即座に「治せますよ」と答えました。私は治癒までにどれくらいかかるか尋ねました。すると彼は、「まあ、一〇秒か一五秒もあれば」と言うのです。私は、一〇秒や一五秒でいったい何ができるのか戸惑いました。スタンレーはロルフィングやクラニオセイクラルのセラピストですが、これらの技法を使っても、治療には数回のセッションが必要だろうと推測していました。私は一時整形外科に関係していたこともあるので、こうしたソマティック《身体的》な療法が効果的なのかどうかに興味がありました。数秒で脊椎すべり症が治るという提案は、私の世界観の範疇にはありませんでした。

私は、腰椎と仙椎の接合部の脊椎下部に滑りが生じていると診断されていました。滑りは腰の痛みを引き起こし、おそらくやがては外科手術が必要になると言われていました。私は整形外科医の診断を受けましたが、その際に恐怖を喚起するような説明を受けたため、理学療法に希望をつなぎました。理学療法がひと通り終わると、さらに、可動域を制限するためにスポーツ医学の専門医の治療を受け、そこで背面を補強する支持具を処方されました。ここで私は矛盾した指示を受けました。医師は私に、腰を動かさないよう勧め、一方、理学療法士は、身体を柔軟にするために腰を動かすよう勧めたのです。症状を最小限に抑え、外科手術を避けるためには、いったいどうしたらよいのかわからない状態でした。そんなときにスタンレーに出会ったのです。

スタンレーは、いともやすやすと「治せますよ」と言いました。私は喜びを抑えられない思いでした。スタンレーは私に、手と膝をついてリラックスし、背骨をなるべく水平に保つよう指示しました。それから両手の指を反対方向に向け、滑っていた椎骨の上の組織を動かしました。すると椎骨は、いとも簡単に所定の位置に滑り込みました。それ以来私は、腰痛が再発しないように、彼のやり方を一五年間実施してきました。

私は、彼が何をしているのかすぐに理解しました。組織の上部層をそっと動かすことで、スタンレーは身体にリラックスするよう信号を送ったのです。組織がリラックスしたので、椎骨を支える筋神経を調整することができ、その結果、椎骨は穏やかに所定の位置に下がっていったのです。私の身体は、弱っていた腰椎を保護するために、防衛状態に入って収縮していました。スタンレーはそこにやさしいタッチを施し、それによって組織が安全であると感じられる状態へと導き、自分から自然な位置を見つけることができるようにしたのです。いわば、筋神経システムに安全であるという信号を送っていたのです。

スタンレーの方法は、安全であることが、顔と頭の筋肉による社会交流システムの中や、腹側《ふくそく》迷走神経経路にある内臓の中だけではなく、身体全体にとって大切なのだということを証明していました。人体のあらゆる側面で、安全であれば防衛反応が下方修正され、穏やかになっていきます。安全であると感じると、身体は、健康、成長、回復をサポートするために自らを再調整することができます。機能的には、神経系が安全であると感じると、身体はタッチされることを歓迎し、それによって身体構造が整い、自律神経機能が最適化されるわけですが、スタンレーはそれを暗黙の裡《うち》に理解し、具現化していたのです。

私はスタンレーと出会って、即座に彼の本質とその輝きを理解しました。彼は、人々の痛みと苦痛を和らげたいと切望していたのです。彼は、穏やかな協働調整を通して安全な状態をサポートするという共感的なアプローチを用いていました。私は、彼が身体という統合的なシステムを直観的に理解していることがわかりました。

スタンレーと私の親交はすでに一五年あまり続いています。私たちは、彼の手技がどのように健康、成長、回復を促進するかについて何回も議論しました。彼は、クラニオセイクラルやその他の身体療法のすばらしい恩恵の中に、ポリヴェーガル理論の特徴を鮮やかに統合しました。それがこの本に収められています。これを達成するために、彼は、「身体構造は、安全な状態のときに、タッチと手技を歓迎する」というポリヴェーガル理論の主要な原理を巧みに用いています。

ポリヴェーガル理論では、骨格筋の神経調整を含めて、身体は、安全な状態では異なった働きをすると論じています。安全な状態では、腹側迷走神経経路が自律神経系を調整します。この状態では、自律神経系の防衛的な性質が抑制され、身体は、韻律のある発声や顔の表情による社会交流行動だけでなく、タッチも歓迎します。スタンレーの臨床的な成功の根底にあるのは、クライアントの社会交流システムとの相互作用を通して、クライアントにつながり協働調整する彼の能力です。彼は、身体全体で安全を感じることができるように導く腹側迷走神経回路の力を存分に引き出すための、信頼と安心の合図を伝えることができるのです。

スタンレーは、一つの方法論だけの訓練を積んだ伝統的なセラピストではありません。彼の経験は多岐にわたり、彼のアプローチはむしろヒーラーの伝統に基盤を置いています。ヒーラーは身体が自身で治癒することを可能にしますが、スタンレーはこの役割を担っています。彼はクライアントと協働調整し、クライアントが身体にもともと備わっているメカニズムを通して治癒するよう励まし、それを可能にします。彼は、安全が身体構造全体に現れるとき、身体は治癒の基盤として機能する準備ができる、ということを暗黙の裡に理解しています。そしてこれこそが、ポリヴェーガル理論の基本原理でもあるのです。

本書『からだのためのポリヴェーガル理論——迷走神経から不安・うつ・トラウマ・自閉症を癒すセルフ・エクササイズ』（原題 *Accessing the Healing Power of the Vagus Nerve: Self-Help Exercises for Anxiety, Depression, Trauma, and Autism*）は、身体が落ち着き、タッチを歓迎するようになることによって、迷走神経経路が治癒のプロセスを演出するという彼の洞察を表しており、スタンレーが自ら選んだ題名です。この統合的プロセスを直観的に理解することによって、スタンレーは、安全であることを促進し、身体が神経系を再調整するのを許し、行動、心の健康、身体的ホメオスタシスを最適化する、という技法を開発しました。

私は科学者であり、臨床経験はありません。スタンレーはセラピストであり、科学者としての体験はありません。しかしスタンレーの才能は、科学的な情報を暗黙裡に整理し、それを直観的で洞察に満ち、臨床で役立つ方法に練り直して、セラピーに適用するところにあります。医療の専門性が複雑に制度化されている世界において、スタンレーは独創的なセラピストであり、独自の地位を占めています。幸いなことに彼の力強い洞察、隠喩と治療モデルは、本書の中で見事に伝えられています。

インディアナ大学付属キンゼー研究所トラウマ研究センター所長
インディアナ大学名誉研究者（Distinguished University Scientist）
ノースカロライナ大学精神医学教授

序文

ベンジャミン・シールド博士

歴史の中では、すばらしい発見によって、今まで解決できなかったことが見事に解決されるときがあります。私たちは、こうした希少な瞬間に生きているといえます。スタンレー・ローゼンバーグの『からだのためのポリヴェーガル理論』は、いくつかの最も複雑な疾病に関して、私たちを治癒へと導いてくれる道案内だといってよいでしょう。

スタンレーは、ほぼ半世紀にも及ぶ臨床とセラピスト教育の基盤のうえに、この思想のニューウェーブを世に知らしめました。本書は、ある特定の身体的、感情的状態がなぜ起きてくるのかという原因を明らかにし、なぜ伝統的な方法ではうまく治療できなかったか説明し、それを解決する効果的な手段に関する洞察を提供します。

私たちの幸福は、神経系がよく機能していて適応的であることにかかっています。とくにストレスに対する適応性の中心的役割を担うのが迷走神経です。この脳神経は、私たちの身体的・神経学的マトリクスのあらゆる側面とつながっています。迷走神経は、私たちの人生のあらゆる側面の中心に位置しています。迷走神経の働きによって、私たちは深いリラックスを味わうこともできれば、生きるか死ぬかという状況にも即座に反応できます。数えきれない障害の原因にもなりえますし、逆に、それらの解決にもなりえます。さらに、迷走神経は私たちに、他者や環境と深く親密につながることを可能にしており、それは私たちにとって欠かすことのできないことでもあります。

私は三五年以上スタンレーを知っており、それはまさに特権であると考えています。私は彼と共に学び、彼から学び、ローゼンバーグ研究所で教えました。私は、この本に示されたすべての本質的な要素を身に着けたプラクティショナーについて、彼を超える人をほかに知りません。

『からだのためのポリヴェーガル理論』は、慢性的な障害の謎を解き明かしました。これらの症状を説明する多くの本が出版されていますが、これらの症状がなぜ発現するかという根底にある基盤について、ここまで掘り下げたものはありません。

セラピストにとっても苦しんでいる人にとっても、あるいは自身や他者についてもっと学びたいと願う読者にとっても、本書は必読書です。スタンレー・ローゼンバーグが、何十年にもわたる洞察を、魅力的で忘れがたい仕事の中に織り込んでくれたことに感謝します。

『癒しのメッセージ』『私にとって神とは何か』『魂をみがく30のレッスン』『小さなことを大きな愛でやろう』著者

からだのためのポリヴェーガル理論　目次

第6章　ソマティック心理学的問題　201

からだのためのポリヴェーガル理論——迷走神経から不安・うつ・トラウマ・自閉症を癒すセルフ・エクササイズ

まえがき

私は、ボディセラピストのスタンレー・ローゼンバーグです。アメリカ生まれで、今はデンマークに住んでいます。本書は、ボディセラピストとしての私の体験から編み出された治癒への新しいアプローチ法を提案します。なかでも、自律神経系の機能へのまったく新しい見解を提供する、ステファン・ポージェス博士が開発したポリヴェーガル理論の枠組みに基づいています。

自律神経系は、胃、肺、心臓、肝臓など、私たちの内臓器官の働きを調整するだけではなく、行動に直接的に影響を与える、私たちの感情状態とも親密に結びついています。したがって、私たちの自律神経系が適切に働いているかどうかによって、身体的な健康や幸福だけでなく、感情も変わってきます。ポージェス博士のポリヴェーガル理論をもとにセラピーを行ったことで、慢性閉塞性肺疾患（COPD）、片頭痛、自閉症といった、広範囲に及ぶ難しい健康上の問題への肯定的な結果を得ることができました。

私は四五年以上にわたってさまざまなボディセラピーを行ってきました。その経歴は、学部生活を送ったスワースモア大学での専攻とはかけ離れています。私は、この大学で特待生クラスに選抜されて、英文学、哲学と歴史を専攻し、一九六二年に卒業しました。大学の同窓会に行くと、友人のほとんどが大学教授、医師、弁護士、心理学者やその他の専門家になっています。私は、特待生クラス出身の二五〇人の卒業生の中で唯一のボディセラピストです。

舞台裏――演劇の哲学

スワースモア大学にいる間、私は演劇、とくに日本の演劇に興味を持ちました。そこで私は、日本、中国、インド、タイの演劇について研究しているハワイ大学の大学院の演劇専攻科に進学しました。二年後、私はホノルルの砂浜を離れ、他の若い役者志望の仲間たちと、マンハッタン・ロウアーイーストサイドの混雑した汚く騒々しい通りに引っ越しました。

私は、ラママ劇場のプロデューサーであるエレン・ステュワートを手伝いました。ラママ劇場は、野心のある俳優や監督が、才能はあるがまだ発掘されていない劇作家による新しい脚本を手掛ける、オフ・ブロードウェイの人気の劇場でした。それが運命だったのか幸運だったのか、あるいは共に働くのに良い人たちを見つける私の鋭い嗅覚のおかげだったのかはわかりませんが、私は、エレンに見いだされるという幸運に恵まれました。エレンと共に彼女の小さな劇団一座とヨーロッパじゅうを旅したあと、エレンは私に、デンマークにある小さな劇場であるオーディン・シアターを訪ねるべきだと強く勧めてきました。

エレンの勧めで、私はオーディン・シアターの監督であるエウジェニオ・バルバの助手になりました。バルバは、俳優たちが、自身の演技の細部において、すべて何か新しいものを創り上げることを望みました。あるときバルバと彼の俳優たちは、二日間、短いシーンのリハーサルを行い、バリエーションを試しました。演技、表現力のある身体の動き、変わったパターンでの声の表現などを二日間かけて探求したのですが、本番では、それはたった九〇秒でした。

バルバは、当時世界で最もエキサイティングな劇場公演を行うという評判を持つ、イェジー・グロトフスキーが監督をするポーランドの劇場で、三年間助監督として訓練を受けていました。グロトフスキーは、革新的な舞台演出家であると同時に、精神的、身体的、感情的なプロセスの間をつなげる理論家でした。グロトフスキーのところに集う俳優たちは、自身の役の人生の中で、ある劇的な瞬間の、身体的、感情的側面を探求しました。彼らは、トラウマ体験によって引き起こされた夢のような状態を探求して、現実と幻想の中間にある世界に入り込んでいました。

グロトフスキーの助手として訓練を受けた三年後、バルバは、インドに一年滞在します。バルバは、仮面、衣装、メイク、そしてパントマイムを多用するなど、様式化した風変わりな表現や型を用いる、古典的なカタカリダンス劇場で学びました。この芸術の身体の動きやフットワークに要求される高度な柔軟性と筋肉制御を実現するために、カタカリのダンサーたちは厳しい訓練を受けます。彼らは、この難しい動きを可能にする身体の柔軟性を獲得するため、マッサージを受けるのです。

こうしたあらゆる体験が、バルバとオーディン・シアターに影響を与えました。そこで私が体験した演技訓練は、グロトフスキーの作品に起源を持ち、アクロバティック、ヨガやフリースタイルの即興の動きなどを含んでいました。私はバルバの劇場に一年間滞在し、声、動き、感情表現の訓練に毎日参加しました。

著書『原則の声明 *Statement of Principles*』でグロトフスキーは、「俳優は、どんな種類のレシピも、「魔法の箱」も作るべきではない。ここは、決まった表現方法をコレクションしてそれを使う場所ではない」と述べています。[1] オーディン・シアターでこの哲学を体得したことが、ボディセラピーを学び探求することを含め、私の残りの人生のすべてをかたち作りました。

たとえば声の訓練で、私たちは、他の誰かが書いたメロディや歌詞を使った歌は歌いませんでした。私たちは、他の誰かがやったことは何も真似しないようにし、自身の創造力に根差す音を探求しました。つまり、以前に誰かが作ったとか、聴いたことがない音を作るのです。自分がイメージしたとおりの音を作ることができたと感じるのに、何時間も、何日も、ときには一週間以上もかかりました。そして、私が「正しい」音を創作したかどうかを判断できる人は、誰もいませんでした。その新しい音を創造したら、私は二度とそれを繰り返しませんでした。自分の想像力の中に現れる次の音に向かい、それを表現することに努めました。

私は、ボディワークについても、これと同じアプローチを用いています。私のクラニオセイクラル・セラピー（頭蓋仙骨療法）、内臓マッサージとオステオパシー技法のおもな教師であり、メンターであるアラン・ゲインは、一度、私がオーディン・シアターで習ったことと、とてもよく似たことを言いました。「君は原則を理解するために技法を学ぶ。原則を理解したら、自身の技法を創るだろう」。彼はまた、絶えず一つの原則を強調しました。「試して、治療し、そしてまた試せ」。

太極拳

ボディセラピーは、俳優たちを教える私の仕事の中に、自然にやって来ました。教師と演出家として、私は俳優たちを慣れ親しんだ快適な領域から押し出し、動きや声の表現の限界を超えさせました。たとえば私たちは、パントマイムやアクロバティックをやりました。その中で、指圧に関する簡単な本を見つけ、私は、身体の動きをより良くするために、指圧を私たちの訓練に含めました。

ニューヨーク市の実験劇場で演劇を探求しているとき、私はまた、二〇世紀の太極拳の巨匠の一人であるチェン・マンチン教授の教え子であり通訳であるエド・ヤングに師事し、太極拳を習いました。太極拳は、身体の自然な動きに関する知識の源として、比類のないものです。毎日太極拳を練習することは、自分自身を知ることです。それは、さまざまな伝統で行われている瞑想のより深い型と類似しています。

動きが直線的で速く、はじまりと終わりが明解な、空手のような自己防衛の「硬い」様式と比べて、太極拳の動きは連続的で、らせん状で、「柔らかい」ものです。武道としての太極拳の目標は、相手より強く速くなることではありません。相手のどこが緊張しているかを見つけ、相手が自身の力を自身に逆らって使うのを「助ける」ために、自分の身体認識、柔軟性、運動感覚を使うことです。

太極拳の理想は、「五〇〇キロの力を逸らすために、一〇〇グラムの力を使う」ことです。この概念は、私のボディセラピーの要になりました。マッサージやボディセラピーに従事する人たちには、深くまで達しようという意図のもと、クライアントの身体を強く押す人がいます。それとは逆に、私は、緊張の中心を正確に見つけ、正確に押す角度を探ります。そして緊張を高め、それから、最小限の力を用いて刺激し、身体が自身でその緊張を解放するのを促します。私は通常、数グラムの圧以上は使いません。

ロルフィングとその他の洞察

ニューヨークで五年過ごしたのち、私はデンマークに戻り、一年間、国立演劇学校で演技を教えました。外国人となって、何の人脈もなく、デンマークの演劇界で活躍しようとするのは、考えていたより大変でした。そこで私は劇場の仕事を辞め、太極拳を教えたりボディセラピーのセッションをしたりすることに決めました。

デンマークで私は、アイダ・ロルフ(2)が作った手技ボディセラピーの一つである、ロルフィング®のことをよく耳にしました。アイダ・ロルフは当時、ボディセラピーの最高の権威として高く評価されていました。ロルフィングは「構造的な統合」の形式で、クライアントがより良い姿勢、呼吸、動きを持つのを助ける、結合組織マッサージの総称です。

オーディン・シアターの声の訓練でやったときのように、内なる意図から働きかけるという考えは、私がドイツのロルファーであるジークフリード・リビックと議論している中で生まれました。彼がアイダ・ロルフの教えの大切な要素として「意図に働きかける」と言ったのを聞いて、私は、一〇回で一シリーズとなるロルフィングセッションを、彼から受けることに決めました。私はこのロルフィングのセッションで想像以上に深い体験をしたことから、私はロルフィングを自分でも習うことを決めました。私はデンマークで最初の三人のロルファーの一人となり、以来三〇年以上、このボディワークの形式で仕事をしています。

劇場では、俳優たちは普通、自身の配役が持つ身体的な緊張を引き受けますが、ロルフィングでは、クライアントを制限し、彼らの動きを制限し、痛みや不快の原因となる典型的な身体的特徴と習慣的な感情パターンを解放するよう働きかけます。ボディセラピーでは通常、筋肉を「リラックス」させようとします。しかしロルフィングでは、身体の結合組織の中の緊張のバランスを取ろうとします。その結果、クライアントたちは新しい方法で動くことを学び、感情的柔軟性が増します。かつては表現の自由を制限していた決まりごとから、自身を解放でき、より創造的で本来の自分になることができるのです。

ロルファーは手で仕事するだけではなく、身体を読むことも学びます。動きと姿勢分析は訓練の大切な部分で、他のボディセラピーではまだ教えられていませんでした。ロルファーは、「身体の中でバランスが崩れているのはどこですか？　動きの流れが壊れているのはどこですか？　それを元に戻すには何をする必要がありますか？」と問いかけます。

数年間、ロルフィングのセッションを提供したあと、他のロルファーが、ボディセラピーの新しい分野としてクラニオセイクラル・セラピーについて話しているのを聞きました。私は、内臓マッサージや関節マニピュレーションといったオステオパシーの技法同様、クラニオセイクラルも学びに行きました。それからの二五年間、見つけられるかぎりの最高の先生に学び続け、年に少なくとも三〇日はアドバンス・クラスやトレーニングに参加しています。

デンマークでは、私は四五年以上にわたって、ゆっくりと、ボディセラピストとしての技法を発達させることができました。現在、私は七〇代なかばで、ここデンマークでは、私の人生はよりゆっくり動いていると感じます。アメリカでは、ボディセラピーを高めていくと、経済的に成功するチャンスもデンマークに比べて大きいといえます。またアメリカでは、成功したセラピストの多くは、ある流行の技法で名を成し、さらに次々と新たな技法を標榜します。どのセラピーが「流行って」いて、どのセラピーが「流行おくれ」か、といったことは、デンマークよりアメリカのほうが、変化がめまぐるしいようです。

私はデンマークにいて、自身の道を自身のスピードでたどることができて、恵まれていました。私のクラニオセイクラルの先生であるアラン・ゲインは、「熟練したボディセラピストになることは、何かについて頭で「知っている」ことではなく、手で何かをする方法を学ぶことだ」と言いました。彼は、「ボディセラピストは一万回のセッションを経て初めて、フランス人がサヴォアフェールと呼ぶ「熟練の技術」を獲得することができる」と主張します。私は、アメリカにルーツを持つにもかかわらず、旧世界ヨーロッパの職人の徒弟になったように感じています。私には勉強し、実践を積み、技法を発達させる時間がありました。私は、自分の手を使って、より高いレベルの技巧、感性、創造力を追求し続けることができる贅沢を味わってきました。

このように、さまざまなジャンルで学んできた私が、ポージェス博士に出会い、自律神経系がどのように機能するかということについての彼の新しい解釈を知って驚いたとき、これらすべての材料が、ミキシングボウルの中で混ざっていったのです。それでは、これからそのことを詳しく説明していきましょう。

はじめに——自律神経系

発見は、準備した心が出会う事故であるといわれています。

——アルベルト・セント＝ジェルジ（一八九三—一九八六、ハンガリー生まれの生化学者、一九三七年にビタミンCの発見でノーベル賞受賞）(3)

どんなに走り回ってもかまわないが、正しい地図がなければ、行きたいところにはけっして行けない。

——スタンレー・ローゼンバーグ

私は三〇年以上にわたって、さまざまな身体志向のセラピーを実践してきましたが、最終的には、間違った地図を使っていたことに気づきました。ステファン・ポージェス博士のポリヴェーガル理論を学んだとき、彼の考えは自律神経系の機能に関する私の理解を広げ、私はただちにより良い地図を手に入れました。

自律神経系は人間の神経系の要ともいえる部分で、心臓、肺、肝臓、胆嚢、胃、腸、腎臓といった内臓器官と生殖器の活動をモニターし、調整します。これらの器官のどんな問題も、自律神経系の機能不全が関係している可能性があります。

ポリヴェーガル理論以前は、自律神経系は、ストレスとリラックスという二つの状態の間で機能するという信念が広く受け入れられました。ストレス反応は、私たちが脅かされたと感じたときに活性化する、生き残りのメカニズムです。それは私たちの身体に、戦うか逃げるかの準備をさせます。[4]ですから、ストレス状態では、私たちの筋肉は緊張し、より速く動いたり、あるいはより力を出したりすることができます。内臓は、私たちの筋肉系が並々でない働きをしている間、その動きを支えています。

戦いに勝って脅威を制圧したり、あるいはもう危険が及ばない、十分に遠くまで逃げおおせたとき、リラックス反応が始まります。次の脅威が現れるまで、私たちはこのリラックス状態に留まります。自律神経系の古い見解では、リラックスは、「休息と消化」あるいは「食べて繁殖する」状態と特徴づけられました。この状態は、第X脳神経としても知られる迷走神経に支えられています。すべての脳神経は脳や脳幹に出入りしており、迷走神経は脳幹に出入りします。この古く普遍的に受け入れられた解釈の中で、私たちの自律神経系はストレスとリラックス状態の間を揺れ動くと考えられていました。

しかし、脅威や危険が去ったあとでも、ストレス状態に留まって必死の働きを続けてしまうと、問題が生じます。おそらく、現代の私たちの仕事や生活様式は、絶えずストレスに満ちているのでしょう。ここ数十年の膨大な科学的研究のおかげで、慢性的ストレスは健康問題として認められ、長期間にわたるストレスの悪影響が理解されはじめました。

ヘルスケアの専門家たちの間では、慢性的ストレスを治療し管理する試みがさまざまなかたちで行われ、新聞や雑誌、本、ブログで、一般大衆向けに膨大な記事が書かれました。いくつかは人気記事となり、今でも書き続けられています。製薬会社も、こぞってストレスを緩和する薬剤を開発し、多くの人々がそれを求めたため、かなりの利益を得ました。このように、あり余るほどのリソースがあるにもかかわらず、多くの人々が不満を抱えています。彼らは、それでもいまだにストレスを感じているのです。私たちの多くは、年々社会の中でストレスが高まっており、そのために一人ひとりがよりストレスを受けるのだ、と信じています。

おそらく、これは間違った地図を使ってきたことが問題なのです。自律神経系の古い地図による情報では、ストレスを管理する真に効果的な方法を見つけることはできないのです。

当時の医療界や代替医療の現場で働いている人と同様、私は自律神経系の働きについては、古いモデルを信じていました。臨床実践の中で、私は毎日自律神経系の古いストレス対リラックスというモデルを使いました。私の治療は効果があるといわれていたので、私の自律神経系の理解は正しいと思っていました。

私が学んできたことを、自分が用いてきて効果が見られたボディセラピーのさまざまな技法を習得したいと希望する生徒たちに伝えるのはとても楽しいことでした。私は、ボディセラピーのコースで指導を続け、自律神経系の機能については古いモデルを教えていました。やがて生徒が大勢集まるようになり、デンマークのシルケボーにスタンレー・ローゼンバーグ研究所という学校を作りました。一九九三年、私は上級コースを教えることに専念することにして、今まで指導してきたセラピストの何人かに、初級コースを教えてもらうことにしました。やがてこの指導者たちも、上級コースで教えるのを引き継ぎました。

私たちの学校が得意とするのは、クラニオセイクラル・セラピーでした。これは、アメリカのオステオパシー専門医で、頭蓋領域のオステオパシー（OCF）を築き上げた、ウィリアム・ガーナー・サザーランド（一八七三―一九五四）の仕事に基礎をおいています。アメリカでは、オステオパシー専門医は免許を持ち、医師と同じ基礎訓練を受け、同等の資格が認められています。

解剖実験室で乾いた頭蓋骨を眺めているとき、サザーランドは、隣接した頭蓋骨のギザギザした端がきれいに重なり合うことを発見しました。さらに、二つの隣接する骨の間に、わずかに動ける隙間があることに気づきました。当時は、自然界に存在するものには、必ず理由があるはずだと信じられていました。サザーランドは、骨の動きは脳脊髄液の循環を促進しているのではないかと仮説を立てました。そして、やがて「クラニオセイクラル・セラピー」となった技法を確立しました。

頭蓋骨の動き

頭蓋骨は、それぞれの骨の間にわずかな動きを許す、弾力性のある膜によって接合しています。サザーランドは、注意深く患者の頭蓋の骨を触診した結果、それぞれの頭蓋骨がお互いにつながり合いながら、わずかに、しかし知覚できるだけの動きを起こしているのを感じることができました。サザーランドは、神経系に起因する医学的問題を持った患者の多くは、頭蓋の骨の間の動きに制限があることに気づきました。その緊張を解放することによって、骨の微かな動きが増すのを感じました。このアプローチによって彼は、医学や外科手術などの従来の治療では助からなかった、広範囲の健康問題を持った患者の何人かを、助けることができました。

医師はストレスや他の医学的状態を治療するときに薬剤を処方する傾向がありますが、クラニオセイクラルのアプローチは、手技によって神経系の機能を改善するのにとくに効果的だと証明されています。クラニオセイクラルは、慢性的ストレスを軽減し、筋肉系の緊張を解放し、内分泌系により良いバランスをもたらします。サザーランドは三つの領域でセラピー技術を開発しました。それらは、膜組織の緊張を解放すること、それぞれの頭蓋骨間の制限を解放すること、そして脳脊髄液の流れを改善することです。

脳―身体関門

脳と脊髄を包む、上皮細胞から成る身体構造があります。この細胞は、血液―脳関門と呼ばれるものを形成します。

脳と脊髄の神経細胞に、直接的に血液が循環することはありません。その代わりに、これらの組織は、脳と脊髄の細胞に必要な栄養を届け、細胞代謝の老廃物が血液に戻る前に取り除く、無色の脳脊髄液に取り囲まれています。

脳脊髄液は、全身の血液中に少量見られますが、他の血液よりもきめ細かく、赤血球も白血球も含まず、血液より不純物が少ないものです。

脳では、脳脊髄液が血液から漉《こ》し出され、脳と脊髄を取り囲む空間の中を、頭蓋骨内を循環します。脳と脊髄のまわりを循環したあと、脳脊髄液は頸静脈に戻り、そこで血液に再び加わり、身体の残りの部分から心臓に戻ります。それから心臓を循環して、肺と腎臓によって再び新鮮な状態になります。

脳幹とそこから生じる神経への血液供給は、非常に重要です。これは社会交流を促す状態を可能にする機能を持つ、迷走神経の腹側枝《ふくそくし》〔訳註：腹側迷走神経系〕を含んだ五つの脳神経を機能させるためです。

この血液供給への制限を取り除くことは、迷走神経の腹側枝と社会交流に必要なほかの四つの脳神経の機能を改善する、成功の核心です。これを成し遂げる最善の方法のいくつかは、クラニオセイクラル・オステオパシーの領域で開発されています。

何十年もの間、クラニオセイクラルの教育はオステオパシー専門医しか受けることができませんでした。免許を持ったオステオパシー専門医やオステオパシー医学学校に入学した生徒しか、クラニオセイクラルのコースに出席することができませんでした。しかし、クラニオセイクラルの手技訓練のいくつかは、やがてオステオパシー専門医ではない医師や学生にも教えられるようになりました。それらの技術の多くはとても効果的で、代替医療などの実践者の間では、強いニーズがありました。

ついに、ジョン・アプレジャーという一人のアメリカ人オステオパシー専門医が伝統を破り、オステオパシー専門医ではない者たちにクラニオセイクラルの技術を教えはじめました。アプレジャーは、膜組織内の緊張をほぐすことに焦点を当てました。彼は、アプレジャー研究所を設立し、私は一九八三年にそこでクラニオセイクラル・セラピーの最初のコースを受けました。クラニオセイクラル・セラピーは、いまや、世界中の代替医療のセラピストに人気があります。

一九九五年、アプレジャー研究所で学んだことを体得した私は、バイオメカニカル・クラニオセイクラル・セラピーを専門とするフランスのオステオパシー専門医、アラン・ゲインに師事しました。彼は、隣接する頭蓋骨にかかる結合組織の緊張を解放し、それによって骨がより自由に動くようにする技法を用いていました[5]。

その数年後、脳脊髄液の循環を増すことに焦点を当てて作られた、バイオメカニカル・クラニオセイクラル・セラピーの入門コースを受けました。三つのアプローチはすべて、サザーランドが編み出した頭蓋仙骨系（クラニオセイクラルシステム）の機能を改善することを目標としています。

私の臨床実践

臨床では、私はバイオメカニカル・クラニオセイクラル・セラピーを好んで使っていました。これは、ロルフィング®とも相通じるところがあります。バイオメカニカル・クラニオセイクラル・セラピーは明解です。頭蓋骨関節の中で、解放を必要としている場所を正確に見つけるのを助けてくれ、これらの緊張を解放する一五〇以上の明解な技術を提供しています。この強力なアプローチは、しばしば短期間で頭蓋神経の機能を効果的に回復させます。

クリニックでは、クライアントをクラニオセイクラル・セラピーで治療するのに加えて、筋筋膜（ミオファシア）のバランスを取る、ロルフィングの個人セッションもやりました。ミオ（myo）は「筋肉」を意味し、ファシア（fascia）は結合組織を指します。消化器系と呼吸器系の機能を改善させるために、内臓マッサージのセッションも提供しました。これらのさまざまな療法の技術で働きかけるとき、私は、手技治療のコースの中で、ストレスとリラックスの点からクライアントの神経系の変化を観察しました。

クライアントは次々と状態が良くなっていき、私の仕事は非常にうまくいきました。時がたち、より多くの人々が私の技術を学びたいと望み、スタンレー・ローゼンバーグ研究所は、パートタイムで働く一二人の教師を雇うまでに成長しました。授業はデンマーク語で教えられました。デンマークだけで、数年にわたって、数百人の学生たちを教育しました。私の研究所を卒業していったセラピストたちが、今度は、何千人ものクライアントを治療しました。私の評判はデンマークの国境を越えて拡がり、私はいくつかのほかの国でも教えることになりました。

自律神経系には、ストレスとリラックスという二つの状態があるという考え方は、私たちのカリキュラムの中でも重要なポイントでした。私はこの点について、クラニオセイクラル・セラピー、内臓マッサージ、筋膜リリースの授業で教えました。私は、この自律神経系の解釈をベースにして、アメリカの神経内科医ロナルド・ローレンス医学博士と共に、痛みの軽減と手技治療に関する『オステオマッサージによる痛みの軽減 *Pain Relief with Osteomassage*』(6)という本さえ書きました。

ポリヴェーガル理論に関するステファン・ポージェス博士の講義を最初に聴いたのは、二〇〇一年のバルチモアにおいてでしたが、そのとき、私はすでに身体志向のセラピーで成功し、三五年の実績がありました。しかし、ポージェス博士の理論は、自律神経系に関するまったく新しい見解をもたらしました。私は、この新たな概念を即座に正しいと感じ、採用しました。今度はポージェス博士のポリヴェーガル理論が、患者を助けることにおいてさらに効果的で新しい方法を私に提供してくれたのです。

ポージェス博士のポリヴェーガル理論は、自律神経系に関する私の理解に、革命的な進歩をもたらしました。この理論に従えば、五つの脳神経は社会交流の望ましい状態を達成するために、適切に機能しなくてはなりません。この五つの神経は、第Ⅴ、Ⅶ、Ⅸ、Ⅹ、Ⅺ脳神経であり、これらはすべて脳幹に出入りします。

ポージェス博士の講演を聴く前に、私は、パトリック・コフリン教授から解剖学を学んでいました。彼は、迷走神経（第Ⅹ脳神経）を含む一二の脳神経のそれぞれについて解説し、その機能をテストする方法を教えてくれました。また、クラニオセイクラルの師であるアラン・ゲインから、一二の脳神経の機能を改善するための、バイオメカニカル（生体力学）の具体的な手技技術も習っていました。ですから、ポリヴェーガル理論によって提供された洞察を受け入れる準備が、じつはすっかり整っていたのです。私は、この新しいパラダイムに基づいて、多岐にわたる疾病に対処するために、学んだ技術を適用しました。

この本の情報とエクササイズは、自身や患者の脳神経機能を改善し、多くの不快な症状、状態、健康問題を軽減するでしょう。とくに診断をつけたり、治癒することが難しかったものに解決策を提供するはずです。これらの技術は、初心者から熟練したクラニオセイクラル・セラピストまで、誰にでも有効に使える、と私は信じています。

社会交流の神経学

脊髄神経は脳から出て、脊髄の一部を構成し、隣接する椎骨間の脊髄を出ると、身体中のさまざまな場所に向かいます。脊髄神経は混合神経で、脊髄と対応する身体領域の間で、運動信号、感覚信号、自律神経信号を運びます。

脊髄神経の線維の一部は、交感神経鎖を作るために一緒に織り込まれ、第一胸椎から第二腰椎までの脊椎を走ります（第一胸椎は胸の最初の椎骨で、第二腰椎は腰の二番目の椎骨です）。この鎖は、人が危険の脅威に突き動かされて「闘争／逃走反応」に入ったときに、内臓や筋肉の活動を支えます。

第Ⅰ脳神経（嗅神経）と第Ⅱ脳神経（視神経）を除く脳神経は、脳の基底部にある脳幹から出ています（付録の「脳」と「脳神経」のイラストを参照）。その後、脳神経は、頭蓋と身体の残りの部分の両方で、さまざまな構造へと接続します。ある脳神経は、たとえば、顔の表情筋を支配する一方で、他の神経は、心臓、肺、胃やその他の消化器官に接続されています。ある脳神経は、目を動かす筋肉へつながる一方、他の神経は鼻の細胞に接続して、嗅覚を働かせることを可能にします。

ポリヴェーガル理論によると、人が脅かされたり危険ではなく、安全だと感じ、身体が健康でよく機能していれば、のびのびとした社会交流行動に支えられた生理学的状態を楽しむことができます。社会交流は、神経学的には、迷走神経（第X脳神経）の腹側枝と第V、Ⅶ、Ⅸ、Ⅺ脳神経の五つの脳神経の活動に基づいた状態です。

この五つの神経の活動は、共に適切に働くとき、社会交流、コミュニケーション、そして適切に自分を落ち着かせるための行動ができる状態を支持します。社会交流を行うと、愛や友情が感じられます。そして、集団の中で個々のメンバーが一体となり、他者と協力できると、全員の生き残りの可能性が高まります。

社会交流のすばらしさとは、お互いに結ばれ、友情を育み、親密な性的関係性を楽しむこと、伝え合い、お互いに話し合い、お互いに気遣い、共に働き、家族を育て、物語を語り、スポーツをし、共に歌い、共に踊り、お互いを楽しませることです。友人や愛する人とテーブルに着き、食事や飲み物を分け合うことを楽しみます。社会交流は、親が子どもと一緒に横になって、子どもが眠りに落ちるまで本を読んだり物語を聴かせたりして寝かしつけるとき、あるいは、恋人同士が愛し合ったあとお互いの傍に寄り添って体験する親密な瞬間の中で感じられることでしょう。これは、私たちを人間たらしめる大切な体験の一つです。

社会交流は、人間だけに限りません。私たちはペットを愛し、餌をやり、犬と散歩に行きます。よくペットに話しかけますし、ペットはそれをちゃんと理解していると確信しています。ペットがなついてくれると幸せを感じます。ほとんど誰でも、こうした活動、体験、そして社会交流の状態から生じる感覚を味わったことがあるはずです。しかし、自律神経系の古いモデルではこのような活動や相互作用については、説明されていませんでした。

肯定的なあり方で他者と共にいることは、自律神経系の社会交流システムによってのみ促進されるわけではありません。他者と共に分かち合う肯定的な体験は、自律神経系を調整する助けになります。社会的につながろうとしてくれる人と一緒にいると、気分が良くなります。一方、肯定的な社会交流を十分に行えないと、たちまちそれがストレスとなり、気が沈み、非社交的になったり、反社会的にさえなったりします。

脳神経の多面的な役割、とくに社会交流システムについて新たに理解したことで、私はさまざまな健康問題を抱えている多くの人を助けることができるようになりました。私の仕事は、まずこの五つの脳神経が正常に機能しているかを見定め、問題があるようなら、それらの神経系がより良く機能するために手技を行うことでした。

これにより私は、臨床において、前にも増してはるかに大きな成功を収めることができました。片頭痛、うつ病、線維筋痛症、COPD、心的外傷後ストレス障害（PTSD）、頭部前方姿勢、首や肩の問題などの手強い状態を治療できるようになったのです。

本書は、ポリヴェーガル理論に基づいた治療方法の理論と実践について説明しています。神経学的構造の基礎を概説したあと、それら五つの脳神経の機能不全によって起きる身体的、心理的、社会的問題について、例を挙げて説明します。

ポリヴェーガル理論によれば、自律神経系は、迷走神経の腹側枝の機能に加えて、他の二つの機能を持ちます。迷走神経の背側枝《はいそくし》〔背側迷走神経系〕の活動と、脊髄鎖による交感神経系の活動です。迷走神経には、こうした複数の性質があることから、ポリ（複数の）ヴェーガル（迷走神経）理論と名づけられました。

迷走神経の腹側枝と背側枝の機能の違いは、身体的・行動的健康と治癒に関して、とても深い意味合いを持っています。この本を通して、私は、簡単に学べてすぐに自分で使えるセルフ・エクササイズと、専門家のための新しい治療的手技とアプローチの両方を提案します。この知識が広がっていき、より多くの人々が自身や他者を助けられるようになることを望んでいます。

社会交流を回復する

私は、たとえクラニオセイクラルや他の手技セラピーをすぐに体験できる状況ではなかったとしても、多くの人々が迷走神経の癒しのパワーの恩恵を受けられることを願ってこの本を書きました。本書では、五つの神経機能を改善するためのセルフ・エクササイズと手技を紹介します。これは、簡単に学ぶことができ、すぐに試せる一連のエクササイズのセットになっています。これらの技術を開発するために、私はアラン・ゲインの理論が根差している原則を使いました。

本書で紹介するエクササイズと手技は、自律神経系の機能の柔軟性を回復します。脊髄交感神経鎖〔交感神経系〕の過剰な刺激に起因する慢性的ストレスによって引き起こされるさまざまな不快な状態と、背側迷走神経回路の活動に起因するうつ的な行動やシャットダウンの両方を取り除くのに役立ちます。エクササイズは非侵襲的で、薬や外科手術を必要としません。エクササイズを行って腹側迷走神経系の機能を改善すれば、呼吸、消化、排泄や性機能に関与する内臓器官を調整することができます。

私は、厳密な審査を経て選ばれた専門家に対する講座の中でこの手技を紹介する前に、クリニックで一〇〇人以上の患者にエクササイズをテストしました。その結果はめざましいもので、本書で紹介されたエクササイズは、人々の健康と社会交流能力を高めるという確信を得ることができました。そこで得られた肯定的な影響は、驚くほど長い間続くでしょう。

しかし人生には問題がつきもので、変化しないものはありません。私たちの目標は、自律神経系の回復力を高めることです。社会交流は固定的な状態ではありません。また、すべての人が、脅威や危険を感じる状況に遭遇しないようにすることもできません。

身体、神経系、感情は、時々刻々と変化する周囲の環境に、私たちが適切に対応できるように、絶えず適応的な反応を行っています。脅かされたり、身体的あるいは感情的に危険を感じる状態に遭遇すると、自律神経系は、脊髄鎖の交感神経系を優位にして可動化した状態に入ったり、背側迷走神経系の状態に入ったりして、生理学的に反応します。これらの反応は適応的なもので、私たちが生き残るのを助けます。ひとたび実際の脅威や危険が去ったら、社会交流の状態に戻ることができれば、それが一番望ましいのです。

身体の状態もつねに変化していますので、神経系は、社会交流から離れて、脊髄交感神経鎖や背側迷走神経回路の活性化状態へと戻るかもしれません。そのようなときも、エクササイズを繰り返すことで、腹側迷走神経系の機能は速やかに回復し、また社会交流状態に戻るでしょう。すぐに以前の状態に戻りやすい人は、これらのエクササイズや手技を、定期的に繰り返す必要があるかもしれません。

肯定的な影響は、積み重ねていくことができます。自律神経系は、脊髄交感神経鎖や背側迷走神経枝の活性化のあと、社会交流状態を回復するたびに、よりレジリエンスが高まります。第Ⅱ部で述べる、とても簡単なセルフ・エクササイズである「基本エクササイズ」を使えば、きっと神経系のレジリエンスが高まるでしょう。事態が好転し、身体的・感情的に安全な感覚に戻ると、すぐに自律神経系が自ら、自然に、ストレス状態（脊髄交感神経活性化）やうつ状態（背側迷走神経回路）から、社会交流を支持する状態へと戻ることができるようになる、というのが私たちの長期目標です。

第Ⅱ部の手技とエクササイズは、頭、首、肩の動きを改善し、加齢による頭部前方姿勢、後弯症、異常な脊椎弯曲、平腰、呼吸能力の低下などにつながる、姿勢および機能的問題のいくつかを改善するのに役に立ちます。この本の技術を利用するたびに、状態が改善していることに気づくでしょう。

第I部　新旧の解剖学とポリヴェーガル理論

健康上の課題を克服する――ヒドラとの戦い

現代社会では、多くの人が健康問題を抱えています。こうした人々を見ていると、ある物語を思い出します。ギリシャ神話には、最強の男ヘラクレスと、ヒドラという名の水獣の戦いが描かれています。ヘラクレスは半神半人です。父親は、オリンポスのすべての神々を支配した、空と雷の神であるゼウスでした。あらゆる英雄の中で最も偉大なヘラクレスは、たくさんの頭を持った蛇のような水獣ヒドラを殺す任務を与えられました。

ヘラクレスは、女神アテナから与えられた黄金の剣を持っていました。ギリシャ神話では、都市国家アテネの守護聖人アテナは、知恵、文明、正当な戦争、力、戦略、女性の芸術、工芸、正義、技能の女神で、しばしば戦いに向かう英雄に同行しました。

ヒドラは危険な水獣で、その吐く息にも毒を持っていました。ヘラクレスは、ヒドラのたくさんの頭を切り落としますが、なんとヒドラは切り落とされたたくさんの頭から、それぞれ新たに二つの新しい頭を生やしました。どう見ても、ヒドラは不死でした。ヘラクレスは、頭を一度に一つずつ切り落としても、到底ヒドラを打ち負かすことはできないと悟り、助けを求めて甥のイオラオスを召喚しました。イオラオスは、首を切り落とすたびに、燃える松明を使って首の根本を焼き、同じ場所に二つの頭が生えないようにする、という戦術を考え出しました。

ヘラクレスにとって幸いなことに、ヒドラには一つだけ弱点がありました。ヒドラには切り落とされたら死んでしまう頭が一つだけあったのです。ヘラクレスは、ヒドラの急所である運命の頭を見つけて切り落とします。こうしてヒドラはついに死にました。

ヒドラの神話は、身体の症状について教えてくれます。つまり、さまざまな症状が出ていたとしても、本当に治療すべきところは一つだ、ということです。ヒドラの複数の頭のように、私たちは、次々と健康問題に悩まされます。薬や手術で症状を一つずつ解消しようとしても、イタチごっこに過ぎず、根治できないのです。

一つの症状を緩和するために一番目の錠剤を服用し、別の症状を緩和するために、もう一つの錠剤を服用し、さらに最初の二つの錠剤の副作用を打ち消すために、三番目の錠剤を服用しなくてはならないかもしれません。毎日複数の異なった錠剤を服用しなくてはならないこともあるでしょう。こうした薬剤は、一時しのぎに過ぎないことも多く、一生薬を飲み続けなくてはならないこともあります。

私たちは薬物と外科手術という、医学における二つの伝統的なアプローチに依存しています。この強力な道具は、場合によっては価値があり、私自身を含む多くの人々を助けてきました。外科手術は、命を救うことができます。しかし、最良の手術であっても、瘢痕《はんこん》組織は残り、その後、筋肉層と結合組織は、隣接する層の上を自由に滑るのが難しくなり、動きが制限されます。

また、生命を脅かすまではいかない症状も多くあります。ほかに手立てがないので、多くの場合私たちは、処方薬か外科手術という、通常の医学的アプローチでこれらの問題を治療しようとします。しかし、これは最善の解決策ではないかもしれません。多くの場合、あまり効果がないばかりか、望ましくない副作用が現れることもあります。

ヒドラと闘うように、ある症状を抑えても、別の症状が現れるという結果にしかならないことが多いのです。それに対して、今までは知られていなかった方法があります。永続的な健康を達成するために、神経系の働きを理解し、今までは難治性とされてきた諸問題に新しい方法でアプローチするのです。簡単にいうと、もし迷走神経の腹側枝が機能していないのなら、それを機能させることです。自律神経系は、循環、呼吸、消化、生殖など身体の重要な機能を調整していますから、もし迷走神経や他の脳神経が適切に働いていないのなら、広範囲にわたって問題が生じる可能性があるのです。

以下は、自律神経系から生じうる、よくある問題のリストです。これらは多くの人に影響を与える症状です。これらの症状のどれかを体験したことがありますか？　あるいは、これらの症状に苦しむ人を知っていますか？　もしそうなら、ぜひ本書の続きを読んでください。脳神経に働きかけることで、安心をもたらすことができるのです。

ヒドラの頭——脳神経の機能不全に関係する一般的な問題

慢性的な身体の緊張

・筋肉の緊張や硬化　・首と肩の筋肉の痛み　・片頭痛　・背中や腰の痛み　・歯を固く食いしばる　・夜間の歯ぎしり　・目、あるいは顔の緊張　・手足の冷え　・不自然な発汗　・運動後の緊張　・関節炎　・神経過敏　・めまい　・喉の腫れ

感情的な問題

・イライラ、怒り　・「落ち込んだ」感じ　・絶望感　・エネルギーの欠如　・すぐ泣く傾向　・全般的な不安感　・重い感じ　・うつ状態が長く続く　・恐怖感　・悪夢　・落ち着きのなさ　・不眠　・過度の心配　・集中力の低下　・忘れっぽさ　・欲求不満　・過度の白日夢と空想

心臓と肺の問題

・胸の痛み　・喘息　・過呼吸　・息切れ　・不整脈　・高血圧

内臓——臓器の機能不全

・消化不良　・便秘　・大腸の炎症　・下痢　・胃の不調　・胃酸過多、潰瘍、胸やけ　・食欲不振　・過食

免疫系の問題

・インフルエンザにかかりやすい　・軽度の感染症　・アレルギー

行動的な問題

・頻繁な事故やけが　・飲酒や喫煙の増加　・処方箋の有無にかかわらず、薬の過剰摂取　・自閉症スペクトラム障害（ＡＳＤ）、注意欠如・多動性障害（ＡＤＨＤ）、アスペルガー症候群

対人関係

・過度な、あるいは妥当でない不安　・合意形成が困難　・セックスへの興味の喪失

精神的な問題

・過度の心労　・集中力の低下　・記憶力の低下　・意思決定が困難

その他の問題

・過度の月経痛　・皮膚のトラブル

生きていれば、ときにはストレスのためにこうした症状の一つや二つを抱えることは、誰にでもあるでしょう。一見すると、このリストは、お互いに関係しあっていないように見えます。これらは、「身体的」、「精神的」、「感情的」、そして「行動的」な問題に分類できます。しかし、これらの症状をグループ分けすることは、この文脈では役に立ちません。そうやって縦割りしてしまうと、これらの症状は、その生理学的原因は本質的には同じである、という真実が見えなくなってしまいます。

多くの人々は、これらの症状をいくつか併せ持っています。これを専門用語では、「併存症」といいます。症状は、不定期な間隔で消えたりまた現れたりします。症状が滅多に現れず、日常生活に困らない程度ならば、それほど問題ではありません。しかし、症状が頻繁に起きるとか、慢性的に続いている場合は、対処することをお勧めします。

それぞれの症状に対処するために、さまざまな薬剤を服用するよりも、個々の症状を結んでいる共通の糸を見つけることが大切です。私たちは、こうしたさまざまな症状を引き起こしている根本原因に迫り、これらの問題を軽減するか、あるいは終わらせることができるのです。つまり、ヒドラの運命の頭を見つけることができるというわけです。

これらの症状をつなぐ共通の糸は、かなり単純なものかもしれません。このリストの中の問題はすべて、少なくとも部分的には、背側迷走神経系の活動か脊髄交感神経系の活性化によって引き起こされており、腹側迷走神経系とその他の社会交流に必要な神経の正常な機能を回復することによって対処することができます。

　これらの健康問題のいずれにおいても、脳神経が関わっているという考えは、現代医学ではほぼ見過ごされています。ほとんどの人々は、これらの神経が出入りしている脳幹についてよく知らず、脳神経自体についても理解していません。

　社会交流システムが適切に機能するのを支える、健康な五つの神経を手に入れることができたら、先のリストの多くの症状は軽減、あるいは解消される可能性が高いのです。私はそれを確信してきました。この信念は、数十年に及ぶ私自身の臨床体験と、スタンレー・ローゼンバーグ研究所で私が訓練した何百人ものセラピストの体験に基づいています。

第1章　自律神経系を知ろう

人間の神経系には、私たちの肉体を生存させる、という一つの主要な機能があります。神経系は、脳、脳幹、脳神経、脊髄、脊髄神経、腸神経で構成されています。本章では、脳幹と、脳神経、脊髄神経の一部で構成されている自律神経系について説明します。

一二の脳神経

脳神経についてまったく知識のない人から、非常に詳しく知っている人まで、すべての読者に対して一二の脳神経について満足いくように説明するというのは難しいものです。さらに、知識のある人々に関しては、脳神経の新たな見解を理解してもらう一方で、脳神経について初めて触れる読者たちに、このテーマをどのように紹介したらよいでしょう？

まず、脳神経についてあまり知識のない方のために、一二の脳神経のそれぞれの機能を、簡単に説明します。すでに脳神経について精通している方は、ここを飛ばして、次の脳神経についての新しい見解と機能についての説明を読んでいただいてもかまいません。

脳神経は、脊髄神経とは違います。脳神経のいくつかは、脳幹と、鼻、目、耳、舌などの頭の器官と筋肉を接続しています。脳幹は、脳から伸び、脳の下側にあり、脊髄のはじまりです（付録の「脳」「脳神経」「脊髄」を参照）。その他の脳神経は、頭蓋の小さな入り口を通って、喉、顔、首、胸、腹部に到達します。一二の脳神経のそれぞれは、右側と左側の両方に経路があります。

身体じゅうを迷走する脳神経の一つは、脳幹から胸や腹に入り、内臓器官の多くを調整します。そして、喉の筋肉（咽頭と喉頭）、呼吸器（肺）、循環器（心臓）、消化器（胃、肝臓、膵臓、十二指腸、小腸、大腸の上行結腸と横行結腸）、排泄（腎臓）を神経支配します。この神経はとても長く、とても多くの枝を持っているので、「迷走神経」（vagus nerve）と名づけられています。これは、ラテン語の *vagus* から来ていて、それは「放浪者、彷徨《さまよ》う人」を意味します。

迷走神経は、ホメオスタシスを維持するために必要な、膨大な身体機能を調整するのを助けます。一方、交感神経系は脊髄神経から伸び、ストレス状態と生存のための可動化を支持し、いくつかの脳神経はストレスのない状態を支持します。脳神経の主要な機能の一つは、休息と回復を促進することです。視覚、嗅覚、味覚、聴覚、顔の皮膚の触覚が機能するように働いています。哺乳類では、脳神経のいくつかは、社会行動を促進し増進するために共に働きます。

脳神経には、ローマ数字で番号が付けられています。たとえば、嗅神経は「第Ⅰ脳神経」と呼ばれています。神経は対になっていますが、通常は単数形の用語が使われるため、「第Ⅰ脳神経」は実際には一対の神経を指します。

脳神経は、その位置に基づいて番号が付けられています。脳の両側の半円から伸びているそれぞれの神経を、初期の解剖学者は、半球の中で最上位の神経を第Ⅰ脳神経、次の神経を第Ⅱ脳神経、というふうに命名しました。

脳神経のさまざまな機能

身体の導管内に納められている線維がしばしば異なる機能を持っているように、脳神経にも複数の機能があることがあります。脳神経は、一見すると、その機能は無関係のように思われます。たとえば、神経の一つは嚥下《えんげ》を助け、他方は、眼球を正中線に向かって回転させる筋肉を引き締め、三番目は血圧調整を助けます。解剖学の研究では通常言及されませんが、一二の脳神経のすべてに、一つの共通点があります。この一二の脳神経は、すべて私たちが食物を見つけるのを助けます。そして、食べ物を噛み、飲み込み、消化し、未消化の食物を廃棄物として取り除きます。

脳神経は、口と胃の中の酵素と酸の分泌、肝臓での胆汁の生成、胆嚢での胆汁の貯蔵、膵臓での消化酵素の生成と貯蔵を制御します。胃から横行結腸までの未消化の食物の動きを監視し、調整します。食物を消化し構成物を分解するために、胆汁と膵酵素の十二指腸への放出を、適切な量と適切なタイミングで制御します。タンパク質、炭水化物、脂肪が十分に分解されたあと、これらの栄養素は小腸の壁を通って吸収されます。

では、脳神経の働きについて説明するために、まずそれぞれの脳神経が消化過程にどのように貢献するか、という点を論じてみます。そのあとで、腎臓と膀胱の調整、心臓と呼吸の調整、性と生殖の調整といった、食物に直接関係ないいくつかの脳神経の追加機能を見てみましょう。脳神経についていて聞いたことがない場合は、どの神経がどの機能を持つかを覚えようと心配しないでください。いつでもこの章に戻れますし、44頁の表を見れば、そこに書いてあります。ここでは、社会交流システムを含めて、これらの神経によって調整されている機能はどんなものがあるのかを大まかに理解していただければよいです。一二の脳神経を以前に勉強したことがある場合は、以下に書いてあることは、新しい考え方かもしれませんが、あなたの理解を深めるのを助けるでしょう。

嗅神経あるいは第Ⅰ脳神経は、嗅覚をコントロールしています。進化上では、第Ⅰ脳神経は最初に発達した脳神経でした。嗅覚は人間と他の哺乳類すべてにとって不可欠です。まず匂いで食物を見つけ、それからそれが食べられるかどうかを決めます。匂いは、惹きつけられるか、回避するかの即時の反応を作り出します。その食べ物に鼻を近づけて匂いを嗅ぐと、口の中に唾液が出てきますか？　それとも、嫌悪感でいっぱいになってとっさに顔を背けますか？

私たちの匂いへの反応は強力で、原始的かつ本能的であり、さまざまな匂いが、強い感情的影響を持ちます。赤ちゃんにとって母親の匂いを認識することは重要であり、性的パートナーにとっては、性的覚醒を強めるためにお互いの匂いを嗅ぐのは重要です。第Ⅰ脳神経の神経線維は鼻の感覚器官から発し、嗅覚中枢に直に接続する経路を持っています。第Ⅰ脳神経は、感覚器官から、仲介するシナプスなく脳へと伝達される、唯一の脳神経です（シナプスは、ニューロンまたは神経細胞が、その他の神経細胞またはその他の細胞へと、電気的、化学的信号を送るのを可能にする構造です）。したがって、嗅神経は、中枢神経系の別の部分を中継せずに匂いという情報を大脳皮質に伝達する、唯一の脳神経です。興味深いことに、私たちの「古い脳」のこの部分は、記憶の形成に役立ち、生存に役立つ感覚を作ります。これが、いくつかの匂いが、最も強く最も刺激的な記憶を作り上げる理由です。

他の脳神経のいくつかは、視力をコントロールしています。もちろん視力は、私たちが食物を見つけるのを助ける重要な役割を果たします。第Ⅱ脳神経である視神経は、間脳に出入りします。眼の網膜にある桿状体《かんじょうたい》と錐状体《すいじょうたい》からシナプスへ、そしてそのシナプスを通って、後頭部に位置する大脳皮質の後頭葉にある視覚中枢へと、情報を送信します。脳はこの神経刺激を、見ているものとして翻訳します。

何か食物を探していて、興味深いものを見つけたとします。過去の体験に照らし合わせて、それと似たようなものはありましたか？　食物のように見えますか？　新鮮に見えますか？　カビや変色はありませんか？　そしてそれが食べられそうに見えたら、私たちは匂いを嗅げるように顔に近づける、と決めるかもしれないし、さらに味を見るために口に入れるかもしれません。

眼球をさまざまな方向に動かすと、視野が拡がります。眼球を動かす小さな筋肉は、三つのほかの脳神経に制御されています。第Ⅲ脳神経（動眼神経）、第Ⅳ脳神経（滑車神経）と第Ⅵ脳神経（外転神経）です。これらによって、眼を上下左右に回転させることができます。

頭を動かすために首の筋肉を使えば、視野をさらに拡げることができます。第Ⅺ脳神経である脊髄副神経は、僧帽筋《そうぼうきん》と胸鎖乳突筋《きょうさにゅうとつきん》を制御します。これらの筋肉は、上や下や横を見られるように、頭を動かします。これによって、匂いを嗅ぐために鼻を近づけることも含め、食物の探索が可能になります。良い匂いがしなかったら、頭をのけぞらせてよけることもできます。

しかし、視覚と嗅覚だけでは、それが食べられるか、確実には判断できません。私たちは次の一歩を踏み出し、それを口に入れます。味は大丈夫ですか？　ちゃんと味わうためには、食物と唾液を混ぜる必要があります。唾液の分泌は、唾液腺を神経支配する第Ⅴ脳神経（三叉神経）、第Ⅶ脳神経（顔面神経）、第Ⅸ脳神経（舌咽神経）によって制御されています。唾液は、ものを味わう能力を増すだけではなく、でんぷんの分解を助け、食べ物を湿らせ、嚥下しやすくすることによって、消化プロセスをサポートしています。

食物を唾液と混ぜるために、第Ⅴ脳神経（三叉神経）を使って、咀嚼筋《そしゃくきん》を神経支配し、顎を開閉し、左右に動かして、食物をすりつぶします。食物を口の中で動かし、歯の表面に載せたり離したりするために舌を動かすために、第Ⅻ脳神経（舌下神経）を使います。第Ⅶ脳神経（顔面神経）を使って、頬の筋肉を緩めたり締めたりし、食物の頬袋を作り、歯の粉砕面に戻すために食物を動かして頬袋を空にします。また、唇の筋肉を使って、食物を動かすのを助けますが、これも第Ⅶ脳神経（顔面神経）の神経支配です。

実際に食物を味わうには、舌の味蕾《みらい》を使います。味蕾は、三つの脳神経枝とつながっています。第Ⅶ脳神経（顔面神経）、第Ⅸ脳神経（舌咽神経）、第Ⅹ脳神経（迷走神経）です。これは食べられますか？　それとも、飲み込んでしまうのは危険という合図である、変な味がしますか？　食べ物が大丈夫でないと判断できれば、飲み込む前に吐き出して、病気になったり、毒に侵されるのを避けることができます。

嚥下すると決めたら、舌は、噛んで唾液と混ざった食物を、口の奥の食道上部へと送り込みます。食道は、食物を喉から胃へと送り込みます。胃は、腸と同じようにリズミカルに収縮する、筋肉の管です。第Ⅸ脳神経（舌咽神経）に神経支配される喉の筋肉、第Ⅻ脳神経（舌下神経）に神経支配される舌の筋肉、そして第Ⅴ脳神経と第Ⅶ脳神経に神経支配されるその他の筋肉を使って、食物を嚥下します。

食道の上三分の一は、迷走神経の腹側枝によって神経支配されています。一方、食道の残りの部分は、背側迷走神経枝によって神経支配されています。食物がいったん胃に届いて、何かおかしいと感じたら、進化的に古い背側迷走神経枝が、食物が小腸に入る前に逆流させることで、最後のチャンスをくれます。嘔吐反射は、食道の両端で、上部は第Ⅸ脳神経（舌咽神経）により、下部は第Ⅹ脳神経（迷走神経）によって制御されています。嚥下には、じつはこのようにたくさんの脳神経が複雑に関わっているのです。

脳神経は他の方法でも食物の探索を助けます。多くの動物は、きめ細かく調整された聴覚を使って、獲物を見つけます。ほとんどの解剖学の教科書は、第Ⅷ脳神経の聴神経（内耳神経）を、聴覚を促進する唯一の脳神経と考えています。[7] しかし哺乳類では、第Ⅴ脳神経（三叉神経）と第Ⅶ脳神経（顔面神経）にも、中耳筋を調整することで人間の会話を聞き取って理解する、重要な役割があります。これらの筋肉の助けで、鼓膜の緊張レベルを引き締めたり緩めたりすることで、鼓膜を通過して内耳に達する特定の周波数の音圧を変化させます。音のレベルが内耳の繊細なメカニズムにとって強すぎるとき、アブミ骨筋は振動を減衰させます（聴覚についての詳細は、第7章参照）。

脳神経の主な機能

第Ⅰ脳神経	嗅神経	嗅覚：食べ物を見つけるのに役立つ
第Ⅱ脳神経	視神経	視覚：見ることを可能にする
第Ⅲ脳神経	動眼神経	見る：眼球筋のいくつかを制御する
第Ⅳ脳神経	滑車神経	見る：眼球筋のいくつかを制御する
第Ⅴ脳神経	三叉神経	咀嚼と嚥下、聴覚：「鼓膜張」筋
第Ⅵ脳神経	外転神経	見る：眼球筋のいくつかを制御する
第Ⅶ脳神経	顔面神経	咀嚼：顔面筋のいくつかと唾液分泌
		聴覚：アブミ骨筋
第Ⅷ脳神経	聴神経	聴覚：音波を神経刺激に変換する
第Ⅸ脳神経	舌咽神経	嚥下
第Ⅹ脳神経	新しい迷走神経	新しい（腹側）迷走神経枝は、食道の上三分の一と咽頭筋のほとんどを神経支配して制御し、心臓と肺を調整する
	古い迷走神経	古い（背側）迷走神経枝は、食道の下三分の二を神経支配する。胃の機能、消化腺、肝臓や胆嚢などの臓器、腸（下行結腸を除く）を通る食物の動きを調整する

第Ⅺ脳神経　脊髄副神経　　僧帽筋と胸鎖乳突筋を神経支配し、頭を回して視野を拡張する
第Ⅻ脳神経　舌下神経　　舌を動かす

脳神経には、食べることに加えて、他のいくつかの機能があります。第Ⅴ脳神経、第Ⅶ脳神経、第Ⅸ脳神経、第Ⅹ脳神経、第Ⅺ脳神経は、内臓器官からの情報を集めます。私たちは安全か、脅かされているか、死の危険に晒されているか？　私たちの身体は健康と感じているか、あるいは、不均衡、痛み、機能不全、病気があるか？　私たちが安全で健康なら、これらの神経は、望ましい社会交流の状態を促進します。

脳神経の機能不全と社会交流

私たち人間は、通常の状態であれば、社会的交流を大切にするという価値観を共有しています。私たちは、自身の生存と幸福、そして他者の幸福のために役立つ行動を自然に行っているはずです。社会的に交流するとき、他者にとって私たちの行動は理解しやすく、私たちがすることは他者にもその意味が伝わります。私たちのほとんどは、基本的につねに社会的に交流します。しかし私たちは、脊髄交感神経鎖によって引き起こされる闘争／逃走反応の慢性的な活性化や、背側迷走神経系の活動である引きこもりやシャットダウンに陥ることがあります。そのとき、自律神経系がレジリエンスを保っているなら、すぐに社会交流状態に戻るでしょう。

しかし残念なことに私たちのなかには、ほとんど社会的に交流しない人もいます。自発的に社会交流状態に戻るために必要なレジリエンスが欠けていたら、交感神経系か背側迷走神経系の状態で立ち往生します。これらの状態では、他者が私たちの価値観、動機、行動を理解するのが困難になることがよくあります。行動は不合理であるように思われ、本当に望んでいることと正反対の反応を起こしがちで、自身や他者に破壊的にもなりえます。社会的に交流していないと、人生は、自身のみならずまわりの人たちにも困難なものになります。社会交流に必要な五つの脳神経を見てみましょう。そして、それらが適切に機能しないとき、どんな問題が起こり得るかを見てみます。これらの症状は、誰かが社会的に交流していない、という手がかりを提供します。これらの症状を持つ人には、その原因になっている神経に働きかけることが役立つでしょう。

第Ⅴ脳神経と第Ⅶ脳神経

第Ⅴ脳神経（三叉神経）は、噛むときに顎を動かす咀嚼筋の制御を含む、いくつかの運動機能を持ちます。第Ⅴ脳神経はまた、感覚的な機能を持ち、顔の皮膚の感覚神経から刺激を受け取ります。第Ⅶ脳神経（顔面神経）も、いくつかの運動機能を持ちます。顔のそれぞれの筋肉の緊張と弛緩を制御します。顔の筋肉の緊張パターンの変化は、顔の表情を作り出し、異なった感情を伝えるだけでなく、健康か病気かに関する内なる状態を反映します。表情が自然に変化して、その時々の感情と思考の流れを反映しているのが理想的な状態です。

もし無表情で、顔に生気が見られないとしたら、第Ⅶ脳神経が機能不全に陥っている兆候です。

私たちは、微笑みを浮かべたり、目を大きく見開いたりして、意図的に表情を作ることができますが、これは、自然な表情とは異なります。

目尻から口角までの横断線で作られる顔の表情のちょっとした自然な変化、あるいはその欠如は、まわりの人が意識的に、あるいは無意識のうちに気づくものですが、いずれにしても、それはその人の社会交流システムが機能しているか否かを明らかにします。

第Ⅴ脳神経と第Ⅶ脳神経は、こうした個別の機能を持っていますが、それとともに相互に関連する機能も持っています。第Ⅶ脳神経は顔の筋肉を神経支配し、第Ⅴ脳神経は顔の皮膚の感覚神経です。顔の表情を変えると、私たちに「顔の感触」が伝わります。この二つの神経は、相手のことばを聴き、内容を理解し、私たちが会話に参加できるようにします。これもまた、社会交流を促進するために重要です。

身体の中で最も小さい筋肉であるアブミ骨筋は、第Ⅶ脳神経に神経支配されています。この筋肉は、おもに自身の声が強く伝わりすぎるのを防いで、内耳を保護します。ライオンの咆哮は、他の動物を麻痺させるほどの恐怖を与えて、耳をつんざくことができます。ライオンは、大きな声に影響を受けないように、咆哮の直前に自身のアブミ骨筋を引き締め、自身の声から身を守ります。

アブミ骨筋は、人間の女性の声の周波数を中心に、それより高い周波数と、低い周波数をカットすることができます。これによって、赤ちゃんは母親の声をよりはっきり聴けるようになります。もし、周囲の騒音がひどく気になる場合は、アブミ骨筋が低周波の音をカットする役割を十分果たしていないのかもしれません。そのために、騒がしい部屋の中では人の声が聞き取りにくいのかもしれません。

別の聴覚障害である聴覚過敏は、アブミ骨筋と、第V脳神経に神経支配される中耳の別の筋肉、「鼓膜張筋」あるいは鼓膜筋の機能不全が原因である可能性があります。この筋肉が引き締まると、緊張が増し、聞こえてくる音が小さくなります。これは、食べるときに役立つ機能で、噛むことによる騒音のレベルを減らします（聴覚過敏とアブミ骨筋の機能不全についての詳細は、第7章参照）。

第Vと第Ⅶ脳神経の機能不全は、抜歯か歯列矯正の望ましくない副作用としてよく起こり、成人によく見られます。私は、歯科治療を受けたクライアントの何人かが、蝶形骨《ちょうけいこつ》の翼状突起と硬口蓋の口蓋骨（顔の小さな骨の一つ）が、お互いの位置関係から見て「関節から押し出されている」状態になっているのを見たことがあります。私は、バイオメカニカル・クラニオセイクラル・セラピーの訓練の一つとして、硬口蓋の形を観察して口蓋骨が横方向にずれているかどうかを確認し、この骨を適切な位置に戻すための手技を学びました。

第V脳神経と第Ⅶ脳神経の枝のいくつかは、この領域で出会います。蝶形骨と口蓋骨間の関節での位置が、たとえごくわずかでも変化してしまうと、両方の神経に圧力をかけてしまう可能性があります。時々、抜歯後にこの二つの神経に問題を抱えるようになってしまったクライアントが治療を求めてやってきます。歯科医に、歯の痛みとこの二つの骨の位置がずれていることとの関係性について意見を聞くと、彼らのほとんどは、私が行っていることをよく理解してくれました。彼らは、感染の兆候がない場合は、痛みのちょうど元のところで歯を抜かないように、とても気をつけていると答えます。

しかし、歯科医によっては、この知識がなかったり、忘れてしまっている人もいるようです。ある女性は、歯の痛みを覚えてその歯を抜歯したあと、また別の歯に痛みを感じました。彼女を担当していた歯科医は、次にこの歯を抜きましたが、痛みは和らぎません。この歯科医は、蝶形骨と口蓋骨のずれによって、この関節の神経が圧迫されてしまう可能性があることを知らないように思えました。この歯科医は、患者を痛みから解放しようとしていましたが、自分の考えに固執するあまり、次々と抜歯していきました。この女性が私の元に来たとき、口の中にはほとんど歯が残っていませんでした。にもかかわらず、痛みはまったく治まらなかったのです。

さらに別のクライアントは、抜歯したあと、夜に歯ぎしりが始まりました。多くの歯科医は、この問題を認めていないか、あるいはそれに対処する技術を持っていません。

私は、新規のクライアントにはすべて、最初のセッションで、過去に抜歯したことがないか、歯列矯正器具を着けたことはないかを聞きます。こうした歯科治療は、慢性的な脊髄交感神経刺激か、慢性的な背側迷走神経状態の原因になりえます。

蝶形骨は頭蓋の中で最も中央に位置する骨です。蝶形骨の外面は、一般的に「こめかみ」と呼ばれる部分を構成しています。ボクサーがこめかみにパンチを受けると、ノックアウトされて気を失う危険があります。ボクサーの多くはこれを知っていて、対戦相手のこめかみを狙います。こめかみにパンチが当たれば、ほぼ間違いなくノックアウトで勝利を収めることができるからです。野球のバッターが鍔《つば》付きの帽子をかぶるのも、万一デッドボールが当たったときに大切なこめかみを守るためです。

蝶形骨の最も内側の部分には、鞍《くら》のような窪みがあり、下垂体がその中に位置しています。脳神経の枝の一つに物理的圧力がかかってしまうと、その神経枝だけではなく、他の神経枝も機能不全になる可能性があります。ですから、蝶形骨と口蓋骨のずれは、顔と中耳の神経の機能不全をもたらす可能性があります。これは、社会交流システム全体の働きを阻害するのに十分です。

第Ⅴ脳神経は顔の皮膚と接続し、一方、第Ⅶ脳神経は顔の筋肉に接続しています。これらの機能不全を癒し、自然な「フェイスリフト」を実施するために、この本の第Ⅱ部では、第Ⅴ脳神経と第Ⅶ脳神経の両方を刺激する方法をご紹介します。エクササイズをやると、すぐに顔の緊張がほぐれるのに気づくでしょう。これを、適宜繰り返すと、より良い結果が得られるでしょう。背側迷走神経優位な状態か、脊髄交感神経優位な状態にいるせいで、自然な微笑みを失っているなら、なおさら試してみてください。

第Ⅴ脳神経が神経支配するほかの二つの筋肉は、蝶形骨に起始し、顎の開閉を助ける、内側翼突筋《ないそくよくとつ》筋《きん》と外側翼突筋《がいそくよくとつきん》です。この骨のわずかな変位は、上顎前突《じょうがくぜんとつ》、下顎前突《かがくぜんとつ》あるいは交叉咬合《こうさこうごう》といった不規則性を起こす可能性があります。

第Ⅸ、第Ⅹ、第Ⅺ脳神経

第Ⅹ脳神経（迷走神経）の二つの枝の一つは、第Ⅸ脳神経と第Ⅺ脳神経と共に、脳幹の「疑核《ぎかく》」と呼ばれる構造から生じています。迷走神経の背側枝は、脳幹の後ろに近い、第四脳室の床から出ます。脳室は物理的な構造ではなく、脳葉の間の空間で、脳脊髄液に満ちています。脳室は四つあり、小さな管を通って互いにつながっています。迷走神経の両方の枝は、第Ⅸ脳神経、第Ⅺ脳神経、頸静脈と共に、側頭骨と後頭骨の間の頭蓋底の小さな開口部である、頸静脈孔を通過します。

第Ⅸ脳神経と第Ⅺ脳神経の両方の線維は、第Ⅹ脳神経の線維の中に織り込まれています。私の解剖学の先生であるパット・コフリン教授は、授業中、解剖学の現代的解釈では、専門家の多くは、最近になってますます、第Ⅸと第Ⅹは同じ神経の二つの部分であると考えるようになってきた、と語っています。

神経線維が共に織り合わされているように、二つの機能は社会交流神経系の要素として相互に関連しているようです。私の治療目標は、神経系を社会交流が可能な状態にしていくことです。この目標を達成するには、第Ⅸ、第Ⅹ、第Ⅺ脳神経を、一つの神経であると見立ててアプローチするのが最善だと思います。この三つの神経のうち、一つに機能不全を抱えた人は、ほぼ間違いなく、その他の二つの神経が関わっている機能不全による症状を見せます。治療後、クライアントが、第Ⅹ脳神経（迷走神経）の機能テストで改善を示したら、第Ⅸ脳神経、第Ⅺ脳神経の機能不全による症状も軽減しているはずです。

第Ⅸ脳神経の詳細

第Ⅸ脳神経は舌咽神経（glossopharyngeal）と呼ばれます（glosso は舌のことで、pharyngeal は喉の上部奥にある咽頭のことです）。この神経は求心（感覚）と遠心（運動）の両方の線維を持ちます。遠心神経枝は、嚥下に関与する茎突《けいとつ》咽頭筋を神経支配します。第Ⅸ脳神経は、扁桃腺、咽頭、中耳、舌の後部三分の一から感覚情報を受け取ります。血圧を調整するメカニズムの一部でもあります。頸動脈に近い首の付け根にある、頸動脈洞の中に求心神経枝があり、その神経線維は、心臓と、動脈の筋肉細胞の緊張に影響を与えるために、血圧をモニターしています。この神経は、呼吸数を調整するために、血液中の酸素と二酸化炭素のレベルもモニターしています。耳の前にある大きな唾液腺である、耳下腺からの分泌を刺激する役目もあります。

第X脳神経（迷走神経）

第X脳神経は、自律神経系の重要な部分です。ポージェス博士がポリヴェーガル理論を発表する以前は、迷走神経は一つの神経経路として機能すると思われていました。しかし、ポリヴェーガル理論によって、迷走神経の二つの枝である腹側枝と背側枝は、それぞれ違う場所から出ており、異なる機能を持つことが明らかになりました。本書は、その違いと意味を解明するために書かれました。

迷走神経の二つの経路を理解することで、さまざまな健康状態に対する治療の選択枝を明確に把握することができます。その点は、本書の後半で説明します。

横隔膜下（背側）迷走神経枝

迷走神経の背側枝は、胃、肝臓、脾臓、腎臓、胆嚢、膀胱、小腸、膵臓、上行結腸《じょうこう》と横行結腸《おうこう》という、呼吸横隔膜より下の臓器を神経支配する運動線維です。したがって、この神経枝はときに、

「迷走神経の横隔膜下枝」と呼ばれます。

しかし、脳幹の背側運動核から発生する線維のいくつかは、横隔膜より上に位置する心臓と肺にも影響を及ぼすので、この記述は部分的にしか正確ではありません。同様に、腹側迷走神経系はおもに横隔膜上の器官に運動経路を提供しますが、いくつかの線維は、横隔膜下の器官に影響を与えます。自律神経系の三つの部分、つまり迷走神経の背側枝、腹側枝、脊髄交感神経鎖は、呼吸と血液循環の重要な機能に影響を与えます。三つの回路はそれぞれ、さまざまな方法で心臓と肺に影響を与えます。

付録には、内臓器官の二つの図が含まれています。一つは、腹側迷走神経系に神経支配されるものを示し、もう一つは背側迷走神経系に神経支配されるものを示します（「腹側迷走神経系」と「背側迷走神経系」を参照）。

迷走神経の腹側枝のその他の機能

迷走神経の腹側枝は、脳の下の脊髄の上部にある脳幹に出入りします（付録の「脳」を参照）。腹側枝が細気管支の律動的な収縮を刺激し、酸素の抽出を促進する一方で、背側迷走神経系の活性化を制御する脳幹領域は、気道の慢性的な収縮を起こし、空気を通りにくくする働きがあります。これは、シャットダウンかショックの状態で活性化するメカニズムの一つです。この細気管支の狭まりは、慢性閉塞性肺疾患（ＣＯＰＤ）、慢性気管支炎、喘息でも起こります。

身体が安全だと感じると、迷走神経の腹側枝は休息か穏やかな活動を支えます。気道の開口部に律動的な揺れがあり、吸気で適度に開き、呼気で適度に閉じます。迷走神経の腹側枝は、声帯、咽頭、喉頭の多くの小さな筋肉と、喉頭の奥のいくつかの筋肉（口蓋帆挙筋《こうがいはんきょきん》と口蓋垂《すい》筋《きん》）を神経支配します。

第XI脳神経

第XI脳神経、あるいは「副神経」は、筋骨格系全体の健康の鍵の一つです。頭と首の動きを可能にする、僧帽筋と胸鎖乳突筋（SCM）を神経支配しているので、これらの筋肉のいずれかの片側に緊張があると、肩、背骨、そして全身が正しい配列から外れてしまいます。僧帽筋も胸鎖乳突筋も、頭蓋骨と関係しています。僧帽筋は後頭骨に付着し、胸鎖乳突筋は側頭骨の乳様突起に付着します。僧帽筋も胸鎖乳突筋も、首、肩、上背部の筋肉の外輪を形成します。

第XII脳神経が機能不全だと、これらの筋肉の適切な緊張が不足します。これは、急性および慢性の肩の問題、肩こり、片頭痛や頭の左右への回転困難を引き起こす可能性があります（これらの筋肉に関する詳細は、第5章を参照のこと。第II部も、これらの筋肉の過度な緊張を軽減することによる片頭痛緩和の治療を含む）。セラピストには、慢性的に緊張したり弛緩した僧帽筋や胸鎖乳突筋をマッサージするより、まず基本エクササイズ（第II部参照）を使って第XII脳神経の機能を改善することをお勧めします。

脳神経の治療

脳神経の治療をするには、脊髄神経の治療で使われる一般的なやり方ではうまくいかず、別の技術を必要とします。セラピストのなかには、脊髄神経の機能不全を治療するためにカイロプラクティックかカイロプラクティックに似た、高速度で瞬時に押す技術を使う人がいます。理学療法士は、椎骨を元の位置に戻し、それによって脊髄神経への圧力を軽減するために、首や背中の筋肉を伸ばし、強化しようとするかもしれません。これらのやり方が失敗したら、ときには整形外科手術を受けなくてはならなくなります。

脳神経の機能を手技で改善しようと望むなら、異なったアプローチが必要です。一九二〇年以降、「クラニアル・オステオパシー」「クラニオセイクラル・セラピー（CST）」あるいは「頭蓋領域のオステオパシー（OCF）」と呼ばれる、脳神経の機能不全に働きかける治療が用いられています。アメリカでは、オステオパシー医（DO、オステオパス）は、医師としての訓練を受けます。医師と変わらず、外科手術を行い、処方箋を書き、精神科病院で働く資格を持ちます。オステオパスと医師の重要な違いは、オステオパスは、医学に加えて手技治療の技術の訓練を受けることです。

ウィリアム・ガーナー・サザーランド博士（一八七三―一九五四）は、クラニアル・オステオパシーを創設しました。彼の生徒であり同僚であるハロルド・マグーン博士（一九二七―二〇一一）は、一九五一年に『頭蓋領域のオステオパシー』(8)を執筆しました。この本は初版以来、現在に至るまでクラニオの技術を学ぶことを選んだオステオパシー医に使われており、必読書とされています。マグーンの本は頭蓋治療の三つのアプローチを記述しています。一つは、セラピストが縫合部（二つかそれ以上の骨の接合部）にある二つの隣接した頭蓋骨を動かすための方法であり、バイオメカニカルなものです。このテクニックを用いると、頭蓋骨内のさまざまな開口部を通る脳神経への、力学的圧力を減らすことができます。

バイオメカニカルなアプローチは、手で触ったときの感覚を覚え、技術を効果的に使うための広範な手技体験だけでなく、頭蓋解剖学の詳細な研究を必要とします。フランス人のオステオパス、アラン・ゲインは、サザーランドとマグーンが説明したように、さらにバイオメカニカルなテクニックを開発し、多くの国でセラピストの育成に当たりました。

別の頭蓋治療のアプローチは、頭蓋と脊椎内の軟膜組織を伸ばすことを含みます。「硬膜」は、脳、脊髄と脳脊髄液を包含し、頭蓋から尾骨まで伸びる結合組織の管です。「大脳鎌《だいのうかま》」と「小脳テント」は、頭蓋骨全体を保持する結合組織のシートで、まとめて「硬膜」と呼ばれます。これらの硬膜構造はすべて、加齢によって、さまざまな疾病や、特定の種類の抗生物質、身体的外傷に適応しにくくなります。ハロルド・マグーンは、これらの膜とその緊張を解放する方法を開発しました。のちにこの仕事は、ジョン・アプレジャー博士によってさらに高められ、いまやフロリダにあるアプレジャー研究所には世界各地から受講生が集まります。彼のアプローチは、硬膜を「ほぐす」と共に伸ばしていく技術を含みます。

三番目のアプローチは、バイオダイナミック・クラニオセイクラル・セラピーと呼ばれています。脳と脊髄を巡る脳脊髄液の動きを高め、組織に栄養を届け、老廃物を排除します。バイオダイナミックの技術では、頭蓋と脊椎の硬膜の中に含まれる脳脊髄液の流れを使って、解放を促します。セ

ラピストは頭蓋骨の小さく微妙な動きへの鋭敏な気づきと組み合わせて、非常に軽いタッチでクライアントの頭を支えます。(9)

脊髄神経

脊髄神経の機能不全から起こる問題については、聞いたことがある人が多いはずです。多くの人が、脊髄を圧迫し、あるいは骨の成長を圧迫する脊柱管狭窄症《せきちゅうかんきょうさくしょう》、あるいは椎間板ヘルニアといわれる状態に苦しんでいます。脊柱管狭窄症は、脊髄神経を圧迫し、痛みを起こし、感覚を失うか、膀胱制御などの機能を失う可能性がある病気です。脊髄神経の機能不全は、特定の骨格筋が使用できない状態になる局所麻痺を引き起こす可能性もあります。脊髄神経の圧迫を緩和するために、カイロプラクティックやオステオパシーを用いる人たちもいます。

カイロプラクターは通常、椎骨を元の位置に戻すために、高速に一瞬で押す技術を使い、椎骨をより良い配列にし、痛みを引き起こす神経から圧力を取り除きます。オステオパスも同じ目的で介入しますが、通常、よりやさしいアプローチを使います。その他に、脊椎に働きかける「保守的な」方法には、ヨガ、ストレッチ、体操で背筋を鍛える、ウェイトトレーニング、理学療法、背筋の緊張のバランスを取るマッサージなどが含まれます。多くの人は、まずこれらの方法を試し、それでも脊椎の形を保つことができないと、落胆し、手術のような過激な治療を選ぶ傾向があります。

背中や腰の手術は、活況を呈しているビジネスです。腰の問題だけでも、毎年約五〇万人のアメリカ人が手術を受けています。米国医療研究品質局によると、病院で背中や腰の痛みを取る治療のために、二〇〇八年には三〇七億ドル以上の医療費が費やされています。[10] しかし残念ながら、手術で必ずしも安心を買えるわけではありません。そしてほとんどの研究では、背中や腰の痛みはそのうち自然に治る、と報告しています。私が住んでいるデンマークの町の病院は、背中や腰の痛みのために手術を行うことをやめました。

何十年もの間、整形外科医は、膨らんだ椎間板の一部を切ったり、骨棘《こつきょく》を削ったり、隣接する椎骨を補強するために金属板とネジを挿入することさえして、背中や腰の問題を治療してきました。頻繁に手術が行われていますが、手術に顕著な効果が見られたという報告はありません。それどころか、こういった手術は長期的には効果がないことを示す研究は、ますます増えています。[11]、[12]、[13]

脊髄神経の重要な機能の一つは、さまざまな筋肉を収縮させたり緩めたりして、身体を動かすために腕、脚、胴体を使えるようにすることです。脊髄神経はまた、いくつかの内臓器官を神経支配しています。脊髄神経のメッセージは、脳から発信され、脊髄を通って移動します。

脊髄は、「大後頭孔《だいこうとうこう》」（ラテン語で「大きな穴」の意）と呼ばれる頭蓋底の大きな開口部を抜けて頭蓋から出る、管のような神経の束です。頭蓋を出たあと、脊髄神経の対は脊髄から出て、隣接する脊椎の間の空間を通って脊椎の外に出、筋肉、関節、靭帯《じんたい》、腱、内臓、皮膚に至ります。人間には三三対の脊髄神経があり、それぞれの各対は、一方は身体の右側に、また、もう片方は左側に伸びています。脊髄神経のそれぞれの対は、椎骨の分節に対応しています。首に七個、胸に一二個、腰部に五個、仙骨に五個、尾骨に四個、となっており、全部で三三個の椎骨があります。

運動神経と感覚神経の両方を含む脊髄神経は、脳と身体の残りの部分との間を行き来して、信号を運びます。しかし、これに二つの重要な例外があります。それは、首と肩にある僧帽筋と胸鎖乳突筋で、ここは第Ⅺ脳神経から神経支配を受けます。この意味については、第5章を含め、本書のその他の章で説明されています。あらゆる筋肉には、複数の脊髄神経の枝が接続しています。脊髄神経の一つが損傷した場合、効率は低下しますが、それでも、他の利用できる神経からの信号を使ってその筋肉は機能できます。

すべての脊髄神経が、いくつかの筋肉に影響を与えています。一つの筋肉が、一連の動きの一部を担っていることがよくあります。たとえば、腕か手の基本的な動きを制御するために、肩、上腕、前腕、手首、指の筋肉は一体となって働きます。

神経の運動経路は、筋肉に収縮するよう信号を送ります。脊髄の感覚神経は、身体からのさまざまな種類の情報を集め、それを脳にフィードバックします。脳神経に支配されている顔を除く全身へ、痛みの感覚、身体の各部分の位置関係、動き、筋肉や筋膜の緊張、触覚を運びます。

脊髄神経枝と脳神経枝は、伝統的に、運動機能と感覚機能の中に分類されていますが、これは単純化しすぎです。それぞれの運動神経をよく見ると、その線維のいくつかは運動神経ですが、その中には筋肉の緊張状態を脳に送り返す感覚線維も含まれています。運動神経の線維のほとんどが、実際は感覚神経であるということが、今では広く知られています。

この感覚神経線維と運動神経線維の組み合わせは、感覚線維が筋肉の緊張レベルの変化に関して脳に情報を送り返す一方で、同時に運動神経が筋肉を緊張させるために使われることを可能にする、フィードバックループを提供します。これによって、筋肉の緊張を調整することができます。感覚線維のフィードバックがなかったら、筋肉は完全に緊張するか、まったく緊張しないか、という二つに一つになってしまいます。しかし実際は、フィードバックループによって効果的に筋緊張が調整されています。脊髄神経は、健やかな状態であれば、楽でよく調和した優雅な動きを促進し、望んだ動きを成し遂げるために、最小限のエネルギーを使って筋肉を動かします。しかし、身体がストレス状態にあり、すべての筋肉が必要以上に緊張していると、この自然な調和は失われ、動きがぎこちなく、弱々しくなることがあります。

脊髄交感神経鎖

脊髄神経枝は、皮膚(皮膚節)、筋肉(筋節)、内臓(内臓節)と靭帯、筋膜、結合組織(筋膜節)という、特定の身体構造に接続しています。一つの脊髄神経が一つの筋肉を支配しているのではなく、いくつかが重複していて、脊髄神経のいくつかの枝が、一つの筋肉を神経支配しています。これが、神経系のバックアップシステムになっており、万が一、神経の一部が損傷した場合にも、ほかの神経枝が筋肉を収縮させることができ、十分効果的には働かなくても、所定の機能の遂行を可能にしています。

脊髄神経のいくつかは、内臓に接続されています。たとえば、第一および第四胸椎からの神経は心臓に、第五および第八胸椎の神経は肺に、第九胸椎は胃に、第十胸椎は腎臓に、それぞれ接続されています。

他の神経は、膀胱、生殖器、腸を含む他の構造に接続しています。脊髄を出ると、胸椎と腰椎上部の脊髄神経線維（第一胸椎から第二腰椎）のいくつかは、横向きに短い距離で伸びています。これらは同じ領域に留まり、他は交感神経鎖の一部を作るために、上下の椎骨からの線維に加わります。交感神経鎖は、第一胸椎と第二腰椎の間の脊柱の長さで伸び、これらの脊髄神経につながります。内臓と頭に接続している交感神経系のほとんどには、動脈が伴います。

生存の脅威に直面すると、交感神経鎖全体の活動が急増し、全身の資源を動員するために闘争／逃走反応を起こします。この反応はすばやく全身を可動化するので、脅威を感じたり、危険の中にいる場合、こうした反応は適切的です。戦うか逃げるために必要な動きを準備する筋肉の緊張は、ウェイトリフティングの世界では「パンプアップ」といわれます。

これらの交感神経線維によって神経支配される臓器のいくつかは、この活性化を支えるために活動レベルを増します。たとえば、筋肉系により多くの血液を供給するために、心拍は速くなります。緊張した筋肉に、より多くの血液を送れるように、血圧は上昇します。筋肉を動かすための臨時のエネルギーを作るため、肝臓は蓄えた糖分を血中に放出します。交感神経鎖から、生存のためのストレス反応の信号が送られてくると、気道の筋肉は最大限に開き、呼吸能力が増し、戦うか逃走するために完全に動員されるよう、酸素量を最大限にします。

同時に、他の臓器、とくに消化に関する臓器の働きは遅くなるか、停止します。食欲がなくなり、腸の中の食物の動きは遅くなるか止まり、胸がざわめくような感覚が生じるかもしれません。

脅威や困難を体験する中で、交感神経反応によって作り出されるストレス状態は、全身に影響を与え、すべての体節の筋肉を同時に巻き込みます。「闘争／逃走反応」での交感神経鎖の活性化は、自律神経系の三つの状態の一つです。これは、のちに詳細に説明します。

腸管神経系

腸管神経系は、内臓を相互接続する神経のネットワークです。これらの神経について、私たちは、ほとんど何も知りません。これらの神経は互いに、また内臓や臓器間の結合組織とも緊密に編み合わされているので、解剖学者にとって、腸管神経の経路を完全に追うことは、これまで不可能でした。そのためほとんどの解剖学の本の中では、腸管神経がうまく説明されていません。

さらに、腸管神経がどのように機能するかについても、ほとんど何もわかりません。腸管神経は、きわめて複雑な消化のプロセスを調和させるために、何らかの方法で内臓同士がお互いに情報を交換し合うのを助けているのではないか、と推測できる程度に留まっています。

腸管神経系は、私たちの意識的な気づきを超えて機能する知性を持っていて、ときに「第二の脳」とさえ呼ばれます。[14] 消化のプロセスで何が起きているかについては、私たちは意識的に感知できませんし、それを自発的に変えることもできません。

第2章　ポリヴェーガル理論

物事を観察できるかどうかは、使っている理論にかかっている。観察することができるものを決定するのは、理論である。

――アルベルト・アインシュタイン

自律神経系の三つの回路

自律神経系の役割については、従来は、消化、呼吸、性欲、生殖などといった、内臓のさまざまな「自律的」機能を調整する、と認識されてきました。ストレスかリラックスか、という古いモデルは、交感神経系と副交感神経系のただ二つの回路しかない、という認識に基づいていました。

旧来のモデルでは、交感神経系は、脅威や危険へのストレス反応において活性化する、と考えられてきました。対照的に、副交感神経系はリラックス反応の中で優位になっていると考えられ、迷走神経の機能と関連づけられていました。この自律神経系の旧来のモデルは、各界に広く受け入れられており、迷走神経は単体であるという仮定に根差していました。そして、実際には「迷走神経」と呼ばれる二つのまったく異なった神経回路が存在する、という事実を考慮していませんでした。

ポリヴェーガル理論は、迷走神経は二つの別々の枝を持ち、二つの異なる場所から発生すること、二つがそれぞれ別々の回路を持っているという考えに根差しています。自律神経系は三つの神経回路から成る、と考えると、自律神経系の働きをより正確に理解できます。迷走神経腹側枝（リラックスと社会交流の肯定的な状態）、脊髄交感神経鎖（闘争／逃走）、迷走神経背側枝（スローダウン、シャットダウン、抑うつ行動）という、三つの回路が、ホメオスタシスの維持を助けるために、身体機能を調整しています。

ポリヴェーガル理論は、自律神経系の理解に別の側面も提示します。自律神経系は、内臓機能を調整するだけでなく、これら三つの回路は、感情の状態にも関係し、それが次には行動を促進すると捉えています。

マッサージの専門家なら、人によって身体の感じが異なることをよく知っています。ある人の身体は硬すぎ、別の人は柔らかすぎ、三人目は「ちょうどよい」と感じます。セラピストがマッサージをするときは、通常、硬くなった筋肉の緊張を解放しようとします。しかし、このアプローチは、適度な緊張が欠けている身体には効果がありません。

ゴルディロックスと自律神経系の三つの状態

自律神経系の三つの状態のためにぴったりな隠喩を、「ゴルディロックスと三匹の熊」の童話の中に見つけることができます。

ゴルディロックスは森の中をひとりでさまよっていました。そして三匹の熊が住む小屋に行きあたりました。ドアをノックしましたが、誰もこたえません。ゴルディロックスは、疲れてお腹もすいていたので、住人が戻って来るまで、中に入って待つことにしました。

机の上には、お粥が入った三つの皿がありました。味見をしてみると、最初のお粥は熱すぎ、次のお粥は冷たすぎ、三番目がちょうどよいとわかりました。

三番目のお粥を食べたあと、ゴルディロックスは、眠くなりました。寝室には、三つのベッドがありました。最初のベッドは硬すぎ、次のベッドは柔らかすぎました。そして、三番目はちょうどよかったので、彼女はそのベッドに横たわり、満足して眠りました。

自律神経系の三つの状態の中での筋肉組織の緊張の質は、次のように説明できます。つまり硬くて熱すぎる（脊髄交感神経活動の闘争／逃走状態）、柔らかくて冷たすぎる（背側迷走神経活動のシャットダウン状態）、そして、ちょうどよい（社会交流に関与する迷走神経腹側枝と他の四つの脳神経の活動に基づいた、社会交流状態）の三つです。

脊髄交感神経鎖によって支えられる活動は、脅威に立ち向かうために戦うことや、脅威から逃れるために逃げることを可能にします。硬く緊張した筋肉のほうが、全身をよりすばやく動かせるからです。緊張して硬くなった筋肉の中に血液を流すために、血圧も高くなる必要があります。

低レベルの筋緊張は、背側迷走神経回路が活性化し、戦うか逃げるために筋肉を緊張させる必要がないとき、あるいは、身体の生存反応がシャットダウンする大変危険な場合に見られます。柔らかく、ぐったりした筋肉に血液を送るには、低い血圧で十分です。極端な場合では、低血圧のために意識を失ったり、気絶することもあります。この状態を表す医学用語が「失神」です。

筋肉が、緊張も弛緩もしておらず、ちょうど良いと感じられる状態であれば、血圧も正常になります。社会交流状態では通常、環境や身体に脅威や危険はありません。私たちの神経系はこの事実を記録しているので、何もするべきことはありません。リラックスして、他者と共にいることを楽しめます。ポリヴェーガル理論によれば、社会交流状態にいるときは、怖れ、怒り、抑うつ的な活動なしに、動かないでいることができます。血圧、血糖値、体温はすべて正常です。ゆったりとしていますが、目覚めており、機敏でいられます。

握手をすると、相手の自律神経系の状態がよくわかります。身体が過度に緊張している人は、慢性的に脊髄交感神経鎖の活動が過活性で、全身の筋肉系は、絶えず戦うか逃げる準備をしています。このような人と握手をすると、手には過度に力が入っていて、必要以上に強く握ります。逆も真なりで、筋緊張に欠ける人は、背側迷走神経回路の過活性の状態にあるといえます。このような人と握手をすると、彼らの手は力なく、湿っていて、ときに冷たいものです。

握手がちょうどよければ、迷走神経腹側枝が優位である証拠です。緊張している筋肉もあるかもしれませんが、こうした緊張した筋肉はごくすばやく緩むことができます。マッサージセラピストは、身体がちょうどよい状態であると感じることでしょう。筋緊張は、身体の神経系の状態をモニターする多くの方法の一つです。

ホメオスタシスと自律神経系

神経を制御し内臓器官の機能を調整する神経回路は、暖房と冷房の両方に連結したサーモスタットにたとえることができます。空気が冷たすぎると感知すると、サーモスタットは暖房に変わり、空気が暖かすぎると、冷房に変わります。哺乳類は、体温をちょうど良い範囲で保っておく必要があります。そこで哺乳類の感覚神経は、自身の「サーモスタット」に、体温に関するフィードバックを提供します。

生理学的機能と行動パターンは、身体が体温を調整するのを助けます。たとえば、寒いと、筋肉の活動を通して熱を作るために動き回ることができます。あるいは、断熱するためにもっと服を着て、体温の放熱を減らすことができます。皮膚の血管は、熱を節約するために収縮します。とても寒いと、身体は無意識のうちに震えはじめ、筋肉の働きで熱を作ります。

暑いときは筋肉の活動を減らし、さらに暑くなりすぎないように、横になるか、じっと座ります。血管は拡張し、熱を放散できるように、皮膚の表面にさらに熱を届けます。服を脱ぎ、汗をかきます。汗は蒸発すると、身体を冷やします。

怒っているとき、時々「カッカしている」と言います。「頭を冷やせ」と忠告するかもしれません。誰かが何かを好きでないとき、その人は立ち去り、私たちはそれを見て「クールだ」と言います。何かアイデアが湧いてきたら、それを「もっとウォームアップする」方法を考えます。暑さも寒さも、感情状態の反映として感知されます。

自律神経系の三つの部分は、連携して臓器の活動を制御し、ホメオスタシスをもたらし、環境の変化に適応し、身体内の状態を適切にバランスよく保つように働きます。

消化や生殖など、多くの生理学的領域の問題と診断のためにも、ポリヴェーガル理論のモデルを適用することができます。さもなければ、こうした諸問題について、私たちは、それらを制御したり影響を与えたりできないと考えることになってしまいます。

たとえば、呼吸性洞性不整脈として知られる、心拍数の自発的なリズムを測ることで、腹側迷走神経系の活動を計測するという方法があります。これは、心拍変動（ＨＲＶ）を計測する方法で、この方法を用いた科学的研究も増えています。ＨＲＶを計測した研究が複数行われ、その結果、肥満、高血圧、不整脈などの広範囲にわたる健康問題と、不活発な腹側迷走神経系の働きとの間に関係があることが明らかになってきました[15]。ＨＲＶは、がんの発症、がんの転移、がん患者の死亡の可能性を予測するのに役立つ可能性があるという報告もあります[16]（ＨＲＶに関する詳細は、第4章参照）。

自律神経系の五つの状態

行動――行動の相互作用と生物学的プロセス

旧来の自律神経系のモデルは、内臓器官の機能の調整にのみ焦点を当てていました。しかし新しい自律神経系のモデルは、先に述べた三つの異なった神経経路があるという理解によって成り立ちます。これらの三つの神経経路は、それぞれ、行動を駆り立てる感情状態と関係します。これら三つの状態に加えて、個々の二つの回路をそれぞれ結合した、二つの混合《ハイブリッドな》状態があって、自律神経系の状態は全部で五つになります。

混合状態の一つは、親密さの体験を支えます。背側迷走神経系が身体活動をスローダウンすることに携わり、同時に腹側迷走神経系が、他者との安全の感覚を可能にします。のちほどさらに詳しく説明します。

二番目の混合状態は、友好的な競争です。私たちはスポーツやゲームで勝つために激しく戦うかもしれませんが、これは、安全の枠組みの中で、戦う者たち全員が、あらかじめ同意したルールに則って行われます。この混合状態は、脊髄交感神経鎖の活性化による闘争／逃走反応が、腹側迷走神経枝の活動に関連する安全感覚と結びついたものです。

自律神経系の三つの神経経路

自律神経系の最初の神経経路は、社会交流神経系です。それは、迷走神経（第Ⅹ脳神経）腹側枝と他の四つの脳神経（Ⅴ、Ⅶ、Ⅸ、Ⅺ）の活動によって支えられています。この回路の活動は穏やかで自分をなだめる効果があり、休息と回復を促します。

迷走神経腹側枝は、喜び、充足、愛といった肯定的な感情に関係します。行動の面では、友人や愛する人との肯定的な社会的活動などが良い例になります。社会交流状態は、私たちが他者を支え、他者と分かち合う社会行動を支えます。他者との協力は通常、生き残る可能性を向上させます。私たちは共に話し、共に歌い、共に踊り、食事を分け合い、仕事を完成させるために協力し、子どもたちを教え、養います。

自律神経系の二番目の神経経路は、脊髄交感神経鎖で、生存が脅かされたときに活性化します。この反応に身体を動員すると、脅威に反応することに役立つさらなる力が作り出されます。「恐怖に突き動かされた」この状態は、安全ではないときか、安全だと感じないときに起こります。脊髄交感神経鎖は怒りや怖れの感情と関係し、脅威に打ち勝つための戦いか、脅かされる状況を避けて逃げるといった行動となります。

三番目の神経経路は、迷走神経背側枝です。この経路は、圧倒される力や差し迫った破壊に直面するときに活性化します。戦ったり逃げたりしても意味がないとき、私たちは持っている資源を節約し、不動化します。この経路の活性化は、無力感、絶望感、無関心の感情を引き起こし、引きこもりとシャットダウンが起きます。この状態は、「怖れを伴う不動化」であるともいえます。

人間や他の哺乳類が、避けられそうにない致命的な危険、死、破壊に直面するとき、迷走神経背側枝が活性化します。背側迷走神経活動が急激に活性化すると、ショック状態かシャットダウンを引き起こす可能性があります。他の反応の中で、筋肉系は緊張を失い、血圧が下がります。気を失ったり、ショック（失神）状態に入るかもしれません。

アフリカのサバンナに生きる野生動物のドキュメンタリー番組を見たことがありますが、そこでこのシャットダウンの様子がわかりやすく描かれていました。ライオンがカモシカの赤ちゃんを追いかけます。カモシカの赤ちゃんは捕えられ、ライオンは強大な顎で、カモシカを咥えます。カモシカはライオンから逃げているときは、脊髄交感神経鎖の活動状態にいました。しかし、避けられない死に直面して、カモシカはショックの中でシャットダウンを引き起こしました。気を失って、身体はぐったりします。

ライオンは、腐食動物ではありません。もしライオンが突然、獲物は死んだと感じたら、顎を開いて獲物を落とし、立ち去るかもしれません。そのライオンは、狩ったばかりの獲物の首を折り、肉をくいちぎろうとし、赤ちゃんカモシカを揺すりました。すると、カモシカはぐったりしていたため、その緩んだ筋肉は、生きた動物の筋肉の抵抗をライオンに感じさせませんでした。カモシカのシャットダウン反応は、ライオンの殺衝動を無効にするのに十分だったようです。ライオンは口を開けて、赤ちゃんカモシカを地面に落とし、ライオンは立ち去っていきました。

ライオンが去って数秒後、赤ちゃんカモシカは立ち上がり、身震いし、母親の元に戻ります。その後、何事もなかったかのように草をはみはじめました。赤ちゃんカモシカは、命を救うシャットダウン反応のおかげで、生き延びました。また、次の生き残りをかけた挑戦を受けて立つ準備ができています。これは、極端な危険状況で背側枝が不動化反応をすることが、生き残るために適応的な価値を持つことを説明しています。

迷走神経背側枝が防衛に成功するのを促進させる方法の、もう一つの例をあげます。ヤマアラシは、捕食者に追いつめられると、ボールのように丸まって引きこもります。その鋭い針は外側に逆立てられ、捕食者は嚙みつくことができません。

二つの混合回路

これら三つの自律神経系の回路に加えて、三つの神経回路の二つを組み合わせて作られた、二つの混合状態があります。

四番目の状態は、私たちが競技スポーツに携わるときに適切な、友好的な競争、あるいは「怖れなき可動化」を支えます。この状態は、二つの神経回路の影響を組み合わせたものです。脊髄交感神経鎖の活性化は、最高の実績を達成するために自身を可動化することを可能にします。社会交流回路の活性化は物事を友好的に保つので、私たちは規則の中で安全に遊び、お互いを傷つけないようにすることができます。

スポーツでは、勝つために懸命に戦います。両チームが規則に従うことに同意し、境界内《バウンダリー》に留まり、あらゆる安全を保ちます。それは、戦闘ではなく、ゲームです。怖れなき可動化には、ほかにも多くの例があります。仔犬の兄弟は、まるで戦っているように絶えずじゃれ合います。何時間も唸り声をあげて、お互いに甘嚙みしながら戦います。

日本では恋人たちが時々、枕投げの儀式をします。枕には羽毛が詰め込まれ、片側に沿って切れ目があります。数回の投げ合いで、羽毛は枕の袋から出て、部屋中に充満します。これは、恋人たちにとってこの上ない楽しみです。「戦い」として始まったものが、いまや二人から笑いを引き出しています。

五番目の状態も、二つの神経回路の混合です。迷走神経腹側枝の活動と結びついたとき、迷走神経背側枝の活動は、親密な感情と親密な行動を支えます。「怖れなき不動化」と呼べるこの状態は、穏やかな信頼感で特徴づけられ、たとえば愛する人とじっと横たわって、寄り添うといったことを可能にします。

迷走神経

身体的な幸福と感情的な幸福は、密接に関連しています。頭痛がすると、他者とつながって幸福感を味わい、好奇心を持って楽しむことは難しくなります。他方、夜ぐっすりと眠り、多少身体を動かして、おいしい食事をすれば、上機嫌になり、自然に社交的でいたいと望みます。こうした気分の上下は、誰にでもあります。

しかし、迷走神経と呼ばれている神経が、私たちの健康と感情的な幸福に必要な身体機能のほとんどを調整していることを、多くの人は知りません。私たちが健康で、感情的にも落ち着いて気持ちよく、家族や友人や他者と積極的に相互作用するために、この神経は適切に機能する必要があります。

迷走神経の歴史的認識

「解剖学」では、神経系は、筋肉、骨、皮膚、内臓器官などとの関係性の中で身体内に位置する、と説いています。「生理学」的にみると神経系は、身体内の別々の場所で行われていることを監視し、その情報を集め統合し、さまざまな身体機能を制御する信号を送るシステムです。以下に、これらの神経系の機能を説明します。

神経系を解剖学と生理学において徹底的に研究することは、大切です。解剖学と生理学は共に、医学部のカリキュラムで最初の半年間教えられており、知識の基礎を形成しています。少なくとも過去一世紀の間、西洋世界では、これら二つの分野の勉強は、他のほとんどすべての医療専門家の教育の中でも行われてきました。

迷走神経について言及した最初の記録は、ギリシャの医師クラウディウス・ガレノス（一三〇―二〇〇）です。彼はローマ帝国に住み、けがを治療した剣闘士の迷走神経を研究し、また、バーバリーマカクやブタの解剖などを実施しました。ガレノスは、何人かの剣闘士が迷走神経を切断されたときに特定の機能不全が起きたことを指摘しました。

迷走神経に関するガレノスの記述は、彼の遺産のほんの一部でした。実際のところ彼の記述は、古代ギリシャから積み残されたあらゆる課題について、その半分は網羅しているといってもよく、彼の膨大な記述は、世に広がり、尊重され、一五〇〇年以上の間、ヨーロッパ医学の基礎とされました。ガレノスの最初の探求以来、自律神経系はすべての医学教材に含まれ、多くの心理学者の原稿や本でも討論されています。

何世紀にもわたって医師やその他の医療専門家はガレノスの観察を頼りにしたので、自律神経系は交感神経系と副交感神経系という二つの枝で構成され、どちらも内臓器官を神経支配する、と信じられてきました。この解釈によれば、交感神経系はストレス状態で活性化し、身体を闘争／逃走、そして必要なら凍りつきへと動員すると考えました。また、副交感神経系は、おもに迷走神経で構成され、リラックス、休息、回復を促進すると理解されていました。

そして、交感神経系と副交感神経系はバランスの取れた互恵的なシステムであり、人はストレスとリラックスの間を行き来していて、それにそって活動を調整する、というモデルが、普遍的に受け入れられていました。自律神経系の古い考え方は、シーソーに載った二人の子どもにたとえることができます。一人の子どもが下に降りると、他方に乗っている子どもは上がります。次はその逆になります。

前世紀までは、慢性的なストレスは、心臓病、喘息、糖尿病とその他の病気の原因に関連する健康問題を引き起こすと考えられてきました。したがって、迷走神経が十分に機能していて、リラックスできることは、健康の要と考えられました。迷走神経は、循環（心臓と脾臓）、呼吸（細気管支と肺）、消化（胃、膵臓、肝臓、胆嚢、小腸）、排泄（大腸の上行結腸と横行結腸、腎臓、尿管）を司る内臓器官の適切な機能をサポートしていると考えられていました。

「リラックス状態」の定義は普通、下行結腸、直腸、膀胱、尿管の下部へ向かう仙骨副交感神経経路の活動を含めます。これらの経路のいくつかはまた、さまざまな性的反応を可能にする生殖器を神経支配しています。「副交感神経系」の一部は、背骨の付け根の仙骨に由来する仙骨神経を含みました。迷走神経と共に、これらは、「休息と消化」あるいは「摂食と繁殖」として特徴づけられました。

一九九四年に、精神生理学会の会長講演で、ステファン・ポージェス博士が、迷走神経の機能の新しい理解を中心に構築したポリヴェーガル理論を紹介しました。一年後彼は、雑誌『精神生理学』で「防衛的な世界に適応して：進化的遺産の哺乳類における変化——ポリヴェーガル理論」と題された論文で、ポリヴェーガル理論の詳細を発表しました[17]。

ポージェス博士は、旧来のものとは異なる自律神経系のモデルを提示しました。ストレスの概念は古いモデルをもとにしていますが、彼は、迷走神経腹側枝、脊髄交感神経系、迷走神経背側枝、という自律神経系の三つの部分に焦点を当てました。

「迷走神経」と呼ばれる神経の二つの枝

迷走神経（第X脳神経）の背側枝と腹側枝は、脳と脳幹の異なる場所から始まり、身体を通して異なる経路を持ち、非常に異なる機能を持っています。実際のところ二つの間には、解剖学的、機能的に直接的なつながりはありません。二つは別々の異なった存在です。

ポリヴェーガル理論以前は、迷走神経のこれら二つの枝は十分に区別されていませんでした。腹側枝は、「迷走神経」あるいは「第X脳神経」という分類の元に、背側枝と一まとめにされていました。これが、自律神経系の機能を理解する試みに、長年の混乱を引き起こしました。

　ポリヴェーガル理論は、迷走神経の二つの枝の違いを理解することを可能にしました。腹側枝と背側枝は、違う場所から出ます。「腹側」という言葉は、迷走神経腹側枝の場所を指します。それは脳幹の腹側（前方あるいは腹部）の「疑核」に出入りします。「背側」という言葉は「後ろに向かう」という意味で、背側迷走神経系は、先に述べたように、第四脳室の床から出ます。迷走神経の二つの枝は、まったく異なる生理学的状態を引き起こし、個々の内臓器官に異なる影響を与え、異なる感情的反応を支え、異なる行動を促進します。迷走神経腹側枝は、同じように脳幹に出入りするほかの四つの脳神経（Ⅴ、Ⅶ、Ⅸ、Ⅺ）と連動して機能します。腹側迷走神経枝は有髄、つまりシュワン細胞（結合組織細胞）に覆われて絶縁されており、それによって、無髄の神経細胞より情報をすばやく伝達できます。二つの迷走神経系のうち、進化的に古いほうである背側迷走神経枝は、無髄です。

　闘争／逃走を促進するために、強い可動化を引き起こすことができる交感神経系とは対照的に、迷走神経の二つの枝は両方とも、不動化をもたらすことができます。しかし、腹側迷走神経枝と背側迷走神経枝は、二つの非常に異なる種類の生理学的活動に基づいて、二つの非常に異なる不動化状態を作り出します。それは、二つの異なるタイプの行動に関連し、二つの異なる感情的反応を引き起こし、内臓器官に異なる影響を及ぼします。

腹側迷走神経回路の活動の影響

迷走神経腹側枝と、それに関連する四つの脳神経が適切に機能すると、人間や他の哺乳類は、社会交流状態を楽しむことができます。社会的に交流するには、外的脅威に圧倒されたり、それを回避するために逃げるといった、闘争／逃走反応を取る必要がなく、安全を感じ、また、身体的に健康である必要があります。社会的に交流するときは、何をする必要もなく、何を変える必要もなく、怖れなく不動化し、リラックスする余裕があります。崩壊したり過度に興奮することなく、活気に満ちた緊張を維持できます。

迷走神経腹側枝は、関連するほかの四つの脳神経と共に、休息と回復を促進し、身体的感情的に最適な健康、友情、協力、相互支援、親子の絆、愛ある関係を持つことができる生理学的な状態を支持します。社会的に交流しているときは、創造的、肯定的、生産的、かつ幸せでいることができます。

腹側迷走神経枝は、系統的な種の歴史の中で背側迷走神経枝よりあとになって現れたため、「新しい迷走神経」と呼ばれることがあります。腹側枝は、進化上、より新しいものです。哺乳類にしか存在せず、鳥類が腹側迷走神経枝と同等のものを持っているかもしれないという可能性はありますが、脊椎動物のほかの種類には存在していません。ポージェス博士によれば、迷走神経の二つの枝は、脊椎動物の進化的発達の、異なる段階で出現しました。

私たちそして他の哺乳類は、環境の中で安全であると感じられるとき、つまり、脅威や危険や不必要な心配から解放されているとき、そして身体的に健康なときには、社会的に交流しようとします。

しかし、脅かされたり危険を感じたりしたとき、自律神経系は迷走神経腹側枝の活動をシャットダウンし、脊髄交感神経系の活動（闘争／逃走）か抑うつ的な行動（引きこもり）のどちらかの、進化的により古くからある原始的な反応へと回帰します。

良く機能する神経系を持ち、社会的に交流していれば、開放的で信頼に満ちた、肯定的な期待を持ち、新しい状況にも自然に対応することができます。安全を感じ、互いにコミュニケーションを取り、協力し、分かち合おうとするかもしれません。怖れに直面している際でも、まずは相手に対してオープンで友好的な行動を取ることができます。この肯定的で向社会的な行動は、他者に安全を感じさせることができるため、実際には脅威があっても、その状況を十分に和らげることができる可能性があります。

しかし、この向社会的行動が、怖れや危険を中和するのに十分ではないと、進化的に最も新しい神経メカニズムである社会交流回路は、最初に放棄されます。エネルギーのすべては、合理的な思考と意識的な選択の領域を去り、本能的で防衛的な反応に入ります。

自律神経系が、この状況は安全ではない、と感じると、私たちの反応は分類学上の門を一つ下りて、社会交流から爬虫類レベルの強い脊髄交感神経鎖反応に移行し、脅威に打ち勝つために戦うか、それを避けるために逃げるという選択肢を取るかもしれません。状況があまりに極端で、戦うことも逃げることも十分ではないと、さらに進化的に古いレベルへと移行し、引きこもり、解離し、シャットダウンする背側迷走神経枝の状態の中へと、閉じこもるか崩れ落ちることもあるでしょう。

背側迷走神経回路の活動の影響

背側枝は、迷走神経の二つの枝の古いほうで、あらゆる種類の脊椎動物、軟骨魚から人間や他の哺乳類までに見られます。ときには「古い迷走神経」といわれます。

ポリヴェーガル理論は、背側迷走神経回路を採用する二つの自律神経系の状態を説明しています。背側迷走神経枝はそれ自体で作用し、代謝停止の状態をもたらします。動物が生命機能の活動レベルを下げ、それによってエネルギーを節約するのを可能にします。これは、「怖れを伴う不動化」と説明できるでしょう。怖れていますが、危険に立ち向かったり逃げたりせず、ただ諦めてじっとしています。

背側迷走神経回路が関与するほかの状態は、「怖れなき不動化」で、背側迷走神経回路の活動と社会交流回路の活動が組み合わさります。この状態は、安全を感じ、他者と親密にいられるように、やや不動化することを選ぶときに現れてきます。

哺乳類の冬眠は、ある程度背側迷走神経枝の活動が関与しますが、シャットダウンと同じではありません。たとえばクマは冬眠しますが、それはシャットダウンと言うよりスローダウンです。クマは温血動物で、他のすべての哺乳類同様、最小限の酸素摂取と体温を維持する必要があり、脳の機能を維持し低体温による損傷を受けないよう、しばしば周囲の空気より高い体温でいる必要もあります。

それに対して爬虫類はほとんど完全にシャットダウンすることができます。次の食事までエネルギーを節約するために、心拍、呼吸、消化を大幅に減らします。カメは、冬になり、淡水の池の底にある、凍りそうな水の中で眠るとき、代謝と生命プロセスをシャットダウンします。カメは冷血動物で、体温を上げるために自身のエネルギーを作り出すことはありません。代わりにカメは、太陽と空気から熱を集めるために、岩の上によく横たわります。洞窟でのクマの冬眠は、背側迷走神経活動が少ししか関与せず、カメのような冷血爬虫類の完全に近いシャットダウンとはまったく異なります。クマの体温は、わずかしか下がりません。

ヒトやその他の哺乳類が、生命の危機に直面したとき、背側迷走神経活動が突然、極端に活性化し、ショック状態や怖れを伴う不動化と呼ばれる状態を引き起こします。私はときに、この生理学的状態を「シャットダウン」といいますが、哺乳類では、劇的なスローダウンと考えるほうが正確です。この怖れを伴う不動化は、防衛的な戦略として、凍りつきや擬死といった行動となります。たとえばネズミは、捕食者が近くにいることに気づき、見つかることを避けるために「ネズミのように静かに」なるとき、凍りついています。

タカの視力は非常に良く、ネズミの微細な呼吸の動きさえ捉えることができます。タカが、野原を旋回しているときには、ネズミがたとえどんなにうまく逃げ回っても、タカの目をごまかすことはできず、タカはネズミを見つけ出して急降下し、鋭い爪で捕まえるでしょう。そこで、逃げるという防衛戦略を採用する代わりに、ネズミは凍りつきます。生命活動をスローダウンし、タカが飛び去って危険が去るまで息を止めます。

しかし、スローダウンがあまりに突然で急激な場合、ネズミは、文字通り怯えて死ぬ可能性があります。ネズミの一〇％は、猛禽類やヘビに見つかったとき引き起こされるシャットダウン反応そのものによって死にます。

ポリヴェーガル理論は、迷走神経背側枝の活動の高まりが、どのような防衛戦略かを説明します。迷走神経背側枝は、現実であろうが想像であろうが、トラウマ的な出来事、極端な危険、差し迫った破壊に対処するのに役立つよう、突然の崩壊やシャットダウンによって、ショックかシャットダウンという生理学的状態を引き起こします。脱出を諦めて、死を装うことは、命を救うことになりえます。動かないことで、捕食者や敵の注意を回避できるかもしれません。生理学的には、不動化もエネルギーを節約します。

しかし、脅威や危険が過ぎ去ったあとも、慢性的に背側迷走神経優位な状態に留まることは、再び社会交流状態に戻れるまで、明晰さや生産性や生きる喜びを奪います。文化の中で私たちは、ストレスから生じる問題に心を奪われています。残念ながら私たちは、健康に関するもう一つの危険が、背側迷走神経回路の慢性的な活性化による広範な状態から生じていることに、ほとんど気づかないままです。

背側迷走神経活動がそれほど極端ではなくても、慢性的なとき、感情状態としては、抑うつ的になるのが普通です。精神科医や心理学者の診断を受けたことはなくても、多くの人が日常会話の中で、「うつ病のようだ」と言ったり、あるいは「抑うつ的な」気分があったり、そうした行動を取っていると語ります。本書では「抑うつ的な感情」「抑うつ的な行動」あるいは「迷走神経背側枝の活動」という言葉を採用し、医学的あるいは心理学的診断であるうつ病という言葉を使わないようにしています。

うつ病と診断される人々、あるいは抑うつ的な状態の人々は普通、楽しかった活動への興味を失います。過食や食欲不振があったり、消化に関する問題を抱えています。エネルギーが減少し、非活動的で、内向的で、無関心で、無力で、非社交的になります。悲しみ、不安、空虚感、絶望感、無価値感、罪業感、イライラ、恥、落ち着きのなさを感じる可能性があります。無気力やエネルギーの不足を感じたり、目標を持った活動ができないかもしれません。

彼らは集中できず、細かい記憶が欠けていたり、意思決定ができなかったりして、しばしば線維筋痛症の痛みや苦痛に悩まされる可能性があります。自殺を考えたり、試みたりするかもしれません。これらはすべて、迷走神経背側枝の活動による症状として特徴的です。

医学文献は、一般的に、慢性的なうつ病の根底にある生理学に注意を払うより、慢性的なストレスの生理学に焦点を当ててきました。しかし、人々が心理学者や精神科医からうつ病と診断されて私のクリニックに来るとき、あるいは彼らが抑うつ的な行動を示すとき、彼らは、通常、迷走神経背側枝の活性化状態を伴っていることが見て取れます。

背側枝の活動の突然の高まりが起きて、背側状態に入ったとしたら、衝撃的な出来事があったか、トラウマを体験したと考えられます。そのためにシャットダウンが起きたのです。圧倒的に危険な状況、あるいは、生命の危機に直面したら、意識が自分の身体を離れ、解離して、身体的、感情的、精神的にシャットダウンし、気を失うなどの反応が起きてきます。これは自然な反応です。

理想的には、危険が去ったあと、この状態から出て、社会交流に戻れればよいのです。人は、「自身の感覚に戻る」べきです。しかし多くの人々は、怖れを伴う不動化の、このシャットダウン状態で立ち往生します。この場合、背側迷走神経回路の慢性的な活性化がある、と考えるのが妥当です。

ポリヴェーガル理論以前は、うつ病と抑うつ的な行動に関して、神経系を基礎とした生理学的モデルによる理解が欠けていました。うつ状態は、ストレスの分野にもリラックスの分野にも当てはまりません。おそらくこのために、うつ病治療において、安全で中毒性がなく効果的な治療を見つけることができなかったのです。

ポージェス博士のポリヴェーガル理論は、自律神経系、感情、行動の関係性に焦点を当てます。彼の仕事は、心理学者、精神科医、そして才能ある洞察的なトラウマセラピストたちをインスパイアしました。彼らは、ポリヴェーガル理論を自らの専門分野に適用しようとしました。ポージェス博士は「ヴェーガル・ブレーキ」と呼ぶものについて論じています。社会交流回路の活性化が、どのように他の回路に「ブレーキをかけ」、私たちを慢性的な背側迷走神経状態、あるいは脊髄交感神経状態から連れ出すかについて説明しています。

生存に関わる問題が生じている状態では、脊髄交感神経鎖か迷走神経背側枝は、防衛のために活性化した状態になるかもしれません。しかし、社会交流がこれらの回路のどちらかと結びつくと、個人を防衛的な状態から遠ざけ、人間の行動の範囲は拡張します。社会交流が脊髄交感神経鎖に加わると、この混合は、「あそび」という人間活動の中心にある、象徴的な戦いを含む友好的な動きを可能にします。不動化を支える背側迷走神経回路に、腹側迷走神経枝と韻律のある発声のようなほかの社会交流システムの要素が加わると、親密な感情が自然に現れるかもしれません。人々は物理的に身を寄せて、肯定的な愛の感情を分かち合うことができます。

この本のエクササイズを使うと、わずか一～二分で社会交流状態に戻れます。

背側迷走神経状態の症状

もし社会的に交流していないと、悪条件に直面したときに、多くの否定的な身体的感情的症状を体験する可能性があります。一つの反応は、闘争／逃走活動で特徴づけられる、脊髄交感神経鎖が活性化した状態です。

他の反応は、背側迷走神経回路の活性化からやって来ます。筋肉と結合組織が通常の緊張を失い、柔らかくぐったりして、身体は重く感じます。筋肉が弛緩していると感じる人もいます。ほんの小さな仕事さえ、やろうとすると、動くのに途方もない努力が必要です。

この状態では通常、無力、無関心、絶望を感じます。心拍は遅く、血圧は落ちます。血液は身体周辺から撤退し、中心に集まります。通常は脊髄交感神経鎖の活動で闘争／逃走反応を可能にするために腕や脚に向かう、酸素と栄養を満たした血液の多くは、基本的な内臓機能の最小レベルを維持するために、胸部と腹部に引っ込みます。したがって、手足は冷たく湿った感じがします。

背側迷走神経優位な状態にいるとき、身体のあちこちに痛みが移動することがよくあります。ほとんどの人は、身体の痛みは筋肉の緊張が原因であると信じていて、セラピストは通常、身体の痛いところや筋肉が硬いところをマッサージします。しかし、マッサージセラピストがある場所の痛みを和らげると、他のどこかで別の痛みが発生することがよくあります。

マッサージセラピストは、硬かった筋肉が柔らかくなったので、治療はうまくいったはずだと思います。ですから、これは納得できないと感じるでしょう。しかし、クライアントは「今度はここが痛いです」と言います。そこでセラピストは、痛みをあちこち追いかけますが、クライアントは良くなったとは感じません。この状態はしばしば、線維筋痛症と診断されます。

この状態を治療する最善の方法は、痛む領域をただマッサージするよりむしろ、たとえば基本エクササイズ（第Ⅱ部参照）を使って腹側回路状態を活性化することで、その人を背側迷走神経状態から上昇させることです。

ショックやシャットダウン状態にいるときには、ほかにもいくつかの特徴が見られます。顔から血の気が失せ、活気がなく、無反応に見えます。表情の変化が乏しくなり、顔の筋肉がたるみます。声も、韻律を失い、表現力が乏しくなります。目はくすんで生気がなく、輝きがありません。血圧も低下し、めまいや、血管迷走神経性失神といわれる「失神」が引き起こされるかもしれません。通常は、筋肉の抵抗があり、血液を押し出すために血圧を高くしておく必要があるのですが、筋肉の力が弱くなるので、血圧を維持する必要がなくなるため、血圧が急激に下がってしまうことから、このような状態が引き起こされます。

背側迷走神経優位の状態は、体位性起立性頻脈症候群（ＰＯＴＳ）にも関与している可能性があります。ＰＯＴＳのある人は、立ち上がって血圧が低下するときに、気を失って倒れてしまいます。こうした人たちは、しばしば自律神経系の機能不全によって引き起こされる、その他のさまざまな症状をあわせて持っています。ＰＯＴＳの症状は、自律神経系による血流と血圧の制御がうまくいっていないために引き起こされているのではないかと推測されます。立ち上がったときは、血管緊張、心拍数、血圧などを調整する必要があります。それを行っているのは自律神経系です。POTSでは、この自律神経系による調整がうまくいっていないために、必要なところに血液がうまく流れていかないのではないかと思われます[18]。

背側迷走神経回路の活性化は、発汗や吐き気を引き起こす可能性もあります。突然激しい恐怖に襲われた場合は、膀胱と肛門括約筋の制御が失われることもあります。呼吸が遅くなり、呼気と吸気のそれぞれの呼吸量が、通常の状態より非常に低くなります。圧倒的な危険を感じたときは、意識が内向きになったり、完全に消えてしまうこともあります。つまり、身体から意識が遠のいていき、いわゆる解離といわれる状態になります。「今・ここ」にいる感覚がなくなり、体外離脱体験のように、その場で起きていることを遠い場所から眺めているように感じるかもしれません。

背側迷走神経回路が活性化している状態では、脳の前頭葉への血流量も減少します。こうした脳の部位は、人間のより高い機能が存在する場所です。前頭葉は、脳の中でも人間的な働きをする部位であるとみなされており、言語と意思の機能を司っています。意思とは、何かをしようという考えを抱き、その目的に向かっていくプロセスを監視するもの、という意味です。

トラウマ的な出来事のあと、私たちはよく、何が起こったか覚えていないと言います。脳や神経系の、より原始的な部分から反応していたため、脳はそのときに起きていたことを言語化したり視覚化することができません。

解離は広範囲にわたる問題です。私たちを生理学的恐怖状態に留める、背側迷走神経系の継続的な活動として特徴づけられます。グループに参加していても、会話には参加していないかもしれません。無気力で共感を欠いているかもしれません。たくさんしゃべっていても、自身や状況について意味深いことは何も言わないかもしれません。目標を定めたり、人生で自身に役立つ可能性がある変化をもたらすために、行動を取ることができません。この抑うつ的な考え方は、迷走神経背側枝の慢性的な活動に支えられています。

しかし、もし怖れがなかったら、背側迷走神経活動はまったく違った効果を持ちます。怖れなき不動化の状態は、背側迷走神経枝の活動が社会交流の脳神経の活動と結びつき、休息と回復の生理学的な基礎を提供し、親密さを支えます。

腹側迷走神経活動の影響

爬虫類より上の段階、進化の階段の頂点にいる人間を含む哺乳類は、背側迷走神経回路と共に腹側迷走神経回路を含む、より洗練された神経系を獲得しました（注：現在の爬虫類は、哺乳類の進化的祖先ではなく、原始的で今は絶滅した爬虫類が、私たちの進化的祖先です）。

動物界全体の中で、哺乳類だけが腹側回路、つまり迷走神経腹側枝を持っています。この腹側迷走神経回路を活性化するには、人は、環境においても、身体で起こっていることを監視する固有受容（proprioceptive）神経からのフィードバックにおいても、安全であり、安全を感じていることが不可欠です。

腹側迷走神経回路は、私たちが身体的に活動しているとき、あるいは動かないでいるときにも活性化できます。それは、他の四つの脳神経（V、VII、IX、XI）と共に社会交流状態を引き起こします。社会交流は、ストレスとリラックスの間の二つの状態を揺れうごく、自律神経系の古いモデルの中の「リラックス」という単純な考え方を、はるかに超えています。腹側迷走神経状態は、私たちが自身を休息させ回復させることを可能にします。私たちは怖れの状態ではないところで、動かないでいることを選ぶことができます。好きな誰かと、暖かい夏の夕暮れにベランダのロッキングチェアに座り、陽が沈むのを見ていることができます。音楽を聴くことができます。夢想したり、あるいは瞑想したりできます。

一方、社会的に交流していないときは、闘争／逃走で特徴づけられる、交感神経系の可動化状態、あるいは凍りつき、抑うつ的行動といった、背側迷走神経系の不動化状態となり、多くの否定的な身体的、感情的症状を体験する可能性があります。

これら迷走神経腹側枝と背側枝の機能は大きく異なるにもかかわらず、ガレノスと彼に続いた解剖学者たちが、背側と腹側の迷走神経枝が別々の存在であると気づかなかったのは、驚くことではありません。ガレノスが剣闘士の傷、あるいは解剖されたブタやバーバリーマカクを覗き込んだとき、彼は、今日の私たちの大学の解剖室の中にある高級な道具を持っていませんでした。死体を冷やすことができず、ホルムアルデヒドで保存することも、顕微鏡で観察することもできませんでした。

これらすべての困難を考えると、ガレノスが迷走神経の解剖学についての非常に多くの詳細を、このように正確に発見できたことは、注目に値します。しかし、理解できる失敗ではあるけれども、

「迷走神経」の名を共有する二つの神経枝の区別の失敗は、何千年もの間、解剖学、生理学、心理学、医学の学生とプラクティショナーたちを誤って導くことになりました。

ストレスと交感神経系

「うつ病」という言葉は広く認識されるようになりましたが、その定義はしばしば不正確です。それと同様に、「ストレス」という言葉も、広く使われていますが、定義は不正確です。ストレスは、闘争／逃走反応をもたらす脊髄交感神経系の活性化から生じる、生理学的状態として説明するほうが正確です。

ストレスとリラックスの古いモデルでは、ストレスはリラックスの反対側にあると考えられていました。しかしそれでは、怖れを伴う不動化であるショックが起きているときの生理学的状態についての説明が不足していますし、ショックによって引き起こされる抑うつ的な感情状態のとき内臓器官にどのような変化が起きるかなどについては、説明されていませんでした。また、ショックや抑うつ的な感情と、社会交流を担う神経系の物理的構造が別々であることも理解されていませんでした。

ポリヴェーガル理論のモデルでは、リラックス状態を引き起こすと長い間考えられてきた迷走神経は、じつは二つの異なる「ストレスではない状態」を活性化する、二つの別々の経路を含むということが明らかにされています。また、この二つの異なる「ストレスではない状態」は、どちらも、古い自律神経系でいわれているリラックス状態とは違うものです。

「ストレス」という言葉から生じる混乱を避けるために、闘争／逃走状態を、ポージェス博士が用いている「怖れを伴う可動化」という言葉で説明したいと思います。この概念を使って、ストレスの生理学的モデルを説明していくほうが、より明確です。怖れを伴う可動化とは、外的な出来事や内的な状態への交感神経系の反応であり、戦ったり逃げたりという行動を最大限に行うことを可能にします。この状態を神経学的に捉えると、脊髄交感神経鎖が大きく活性化していることを意味します。これは、脅かされたときの防衛戦略として、自身や他の誰かの命を救うために、並外れたパワーを生み出す潜在性を持った、強力な筋肉反応を作り出します。

理想的には、脅威が去ったあとには、こうした交感神経鎖の活性化も消えるべきです。私たちの神経系がレジリエンスを持ち、柔軟なら、自然に社会交流状態に戻るはずです。もし、社会交流状態に戻ることができず、慢性的に交感神経鎖が活性化しているとしたら、身体的、感情的健康、あるいは社会的な関係性に否定的な影響が及びます。

交感神経鎖の活性化は、防衛戦略に限りません。安全であるときも、自律神経系が最適に機能している場合は、息を吸うと交感神経系がわずかに活性化し、血圧を上昇させ、心拍を少し早くします。脈は、触れると少し強く感じます。息を吐くと、この交感神経系のわずかな活性化は収まり、心拍と血圧も下がります。心拍は吐く息で遅くなり、脈はより柔らかく感じるはずです。

セラピストは訓練を積むことで、指先で、交感神経鎖のわずかな活性化と腹側迷走神経回路の活性化の違いを感じ取ることができるようになります。吸う息と吐く息の間で、脈の変化が感じられなければ、自律神経系の機能不全の兆候があると考えるべきです。

闘争／逃走反応

闘争／逃走反応は、脅かされたときのストレス状態によって引き起こされます。この状態では、生存をかけてさまざまな反応が起き、私たちの生理に多くの影響を及ぼします。筋肉は緊張すると、血液循環への抵抗を高めます。緊張した筋肉の中へ血液を送り出すために、血圧は上昇します。心拍も上がり、それによってより多くの血液を筋肉に送り出すことができます。細気管支が拡張し、呼吸がしやすくなり、肺、血液、細胞に届く酸素量が増加します。理想的な呼吸ができているときは、筋肉細胞の代謝による老廃物はすみやかに除去され、吐く息では二酸化炭素が取り除かれます。肝臓は、すばやく使えるエネルギー源として、余分な糖分を血中に放出します。

硬骨魚は、生理学者が「ストレス」と呼ぶ状態を生み出す脊髄交感神経系を持つ脊椎動物の最初の種類です。両生類も、脊髄交感神経系を使い、危険からすばやく逃げることもできます。爬虫類も、脊髄交感神経系を使って並外れた身体的力を引き出すことができます。ストレス状態にいるワニは、じつに驚くべき速さで動くことができます。短距離では、ワニは、オリンピックチャンピオン走者の一・五倍の速さで走るのです。

この同じ脊髄交感神経系によって、人間と他の哺乳類は、戦うか、あるいは脅威から逃げる防衛戦略としてストレス状態を使うこと、つまり怖れを伴う可動化を起こさせることができます。爬虫類や両生類と同じように、ストレス状態とシャットダウン状態は、さまざまな状況に柔軟に反応することを可能にします。

交感神経系は、私たちの防衛戦略を引き起こす働きを持ち、私たちが戦ったり逃げたりする能力を最大限にするのを助けます。社会交流システムが機能しているときは、交感神経系も肯定的なやり方で活性化します。そして、あそび、スポーツ競技、そして性的な前戯の中でも、社会交流回路と共に働いて、社会的なやり取りを促します。

闘争反応は、身体的に暴力をふるう行為に限らず、皮肉や虐待のかたちを取った言葉による攻撃、参加しないことで反対する受動攻撃、見知らぬ人への無差別の攻撃、理由のない財産破壊など、力によって物事を変えることを目的とするあらゆる行動を含みます。

同様に逃走は、逃げる行為だけではありません。特定の人、状況、場所を積極的に避けることも含みます。不安に陥ったりパニック発作に駆られて、テレビを見たり、その他、自分を孤立させるような方法を取って、社会生活から遠ざかり、引きこもることも逃走反応です。

暴力的なビデオゲームで遊ぶと、神経系は一時的に覚醒と闘争状態になります。ゲームで遊んでいるときに限り、覚醒と闘争の感覚が味わえるため、ゲーム依存に陥ることもあります。ゲーム依存の心配があるため、親は子どもがコンピュータの前に座る時間を減らしたいと思うかもしれません。

それはまた、親自身がコンピュータの前で過ごす時間を短縮するべきであることを意味しています。親は、子どもにテレビやコンピュータを与えて放っておくのではなく、子どもと話をしたり、社会交流を楽しむほうが良いのです。かつて電子機器などがなかったときには、誰もが自然にやっていたように、子どもたちと一緒に遊んだり、コミュニティでの社会交流を行ったりするようにしてみてはいかがでしょうか。

ストレスの新しい理解

多くの人が、ストレスを抱えていると言います。しかし彼らの大部分が抱えている状態は、実際には、脊髄交感神経鎖の活性化に伴うストレス反応ではありません。生理学的には、背側迷走神経系が活性化して引き起こされるシャットダウンか引きこもりの状態にあり、感情的な面では抑うつ状態にあるといえます。

この状態は、過去のトラウマ的な事件によって引き起こされたものである可能性があります。彼らは、生理学的には交感神経鎖によるストレス状態ではないものの、心的外傷後ストレス障害（PTSD）の診断を受けるかもしれません。ポリヴェーガル理論から見ると、この状態は、迷走神経背側枝の活性化であるとしたほうが正しく、彼らは無気力と不動化に苦しんでいるのかもしれません。

恐れを伴う可動化である、闘争／逃走行動を伴うストレスにしても、恐れを伴う不動化であるシャットダウンや抑うつ的状態にしても、そこから抜け出させる方法は、迷走神経腹側枝を活性化することです。

自律神経系の三つの回路は階層的で、脊椎動物の自律神経系の進化上の発達に沿って、一つの状態から次へと段階的に移行します。腹側迷走神経枝を含む、最も新しく進化した神経回路に基づく社会交流は、梯子《はしご》の最上段で、平和な不動化と幸福感を促します。梯子の次の段は、闘争／逃走反応を活性化する脊髄交感神経鎖です。梯子の一番下にある、進化的に最も古い構造である背側迷走神経回路は、怖れを伴う不動化による防衛的な反応を引き出します。

迷走神経腹側枝の活動は、その下二つのレベルの神経系の活性化を抑制します。個人としての生存と、社会的活動に関する生産的な活動を支える、腹側迷走神経回路の活性化は、脊髄交感神経系の慢性的な活性化から私たちを連れ出します。さらに、背側のシャットダウン状態からも連れ出してくれます。

シャットダウンからストレスへ、次にストレスから社会交流へ、と一度に一段ずつ梯子を上る必要はありません。腹側迷走神経回路の活動は、人をシャットダウンやうつ状態から腹側迷走神経状態へと、即座に移動させることができます。

脊髄交感神経鎖は、その次の下の階層です。この回路の活動は、背側迷走神経回路を抑制します。ランニング、水泳あるいはさまざまなエクササイズは、闘争／逃走反応を刺激するため、クライアントをうつ状態から抜け出させるのに役立つことがよくあります[19]。

多くの抗うつ薬は、同じような働きをします。身体に化学的にストレスを与えることで、抗うつ薬は一時的に脊髄交感神経鎖を活性化させます。しかし、抗うつ薬は人を社会交流のレベルまで運び上げることができないうえ、好ましくない副作用を生じさせる可能性があります。ほとんどの人は、薬物治療よりも、第Ⅱ部で説明するような簡単なセルフ・エクササイズを使って、うつ病状態から回復する道を選択すると思います。

私の治療の目標は、クライアントをストレスやうつ状態から社会交流のレベルへと引き上げることです。この本で紹介するエクササイズと手技治療は、多くの人々にとって、社会交流状態を回復し幸福な人生を手に入れるのに役立つでしょう。

最適な身体的、心理的健康を達成するために、迷走神経腹側枝が適切に機能していることが必要であることを強調するのには、正当な理由があります。自律神経系の状態は、身体的な健康と感情的な幸福の指標でもあります。自律神経系がストレスかシャットダウン状態にあると、健康、人間関係、感情的状態に問題が生じることがよくあります。私のクリニックでは、テストを行った結果、迷走神経腹側枝の機能不全が示唆されたなら、まず初めに、迷走神経腹側枝を適切に機能させるようにします（第4章参照）。

何年にもわたって私は、ストレス状態や抑うつ状態から人々を連れ出すために、彼らの腹側迷走神経枝の機能を回復させることができるさまざまな技術を用いてきました。しかしここ数年は、クライアントが基本エクササイズを実践し、自助努力するだけで十分だ、と気づきました（第Ⅱ部参照）。

赤ちゃん、小さい子ども、自閉症スペクトラム障害を持つ人などには、言葉でエクササイズのやり方を教えても、理解することが難しいことがあります。このような場合は、バイオメカニカル・クラニオセイクラル・セラピーの手技を使います。これについては、第Ⅱ部の「神経筋膜リリース・テクニック」の項で説明します。

クライアントが基本エクササイズをしたあと、あるいは私が手技を使ったあと、望ましい変化を達成できたかどうかを確かめるために、もう一度迷走神経機能をテストします。そして、迷走神経腹側枝が適切な機能を持つようになったことが確認されたあと、バイオメカニカル・クラニオセイクラル・セラピーの技術をつけ加えます。多くの場合、腹側迷走神経系が適切に機能するようになると、彼らの健康問題は減少するか消失します。[20]

「でも、あなたは医者ではありません！」と言う人がいるかもしれません。はい、そうです。クリニックでは、どんな医学的な診断も、病気の治療もしていません。診断を下し、処方薬で病気を治療することは、医学の訓練を受けた医師が行うべきです。この文脈で私ができることは、社会交流に必要な、クライアントの迷走神経腹側枝と他の四つの脳神経の機能を評価して、状態に応じて必要な対応を行うことです。

私のもとに来る多くの人々は、すでに医師から診断を受けています。私は、医学的診断を受けた人々の神経系の機能が改善するように技法を用います。自律神経系に社会交流状態をもたらし、彼らを最適な健康へと導くことで、さまざまな肯定的な変化がもたらされます。私は、長年の経験から、こうすることがいろいろな医学的問題を抱えているクライアントの役に立つことを実感しています。

クライアントは、最初の面接でいろいろと自身の健康問題について教えてくれます。私はそれを記録し、その健康問題は、社会交流に関与する五つの脳神経の機能不全と関係があるかどうか考えます。そして、彼らの迷走神経の一つの枝のテストをします。場合によっては、他の脳神経もテストします。

それから私は、基本エクササイズをしてもらうか、第Ⅱ部で説明する手技の一つ、あるいはバイオメカニカル・クラニオセイクラル・セラピーの他の技術を施します。それからまたテストします。迷走神経腹側枝の機能に肯定的な変化が起きれば、クライアントの身体は、自己調整することができるようになりますし、そうなれば健康問題は軽減されるか消失することもあり得ます。

私のアプローチは、ストレス、心理的なうつ状態、片頭痛、線維筋痛症、集中力や記憶力の低下、睡眠困難、消化器系の問題、肩こり、背中や腰、肩の痛みを含む、広範囲の問題を持つ多くの人々を助けてきました。

私たちは、内でも外でも絶えずすべてが変化していく世界に生きています。私たちの生存、健康、幸福は、環境や自身の有機体の変化に、つねに適切に反応し、調整できる、柔軟な自律神経系を持つかどうかにかかっているのです。

第3章　ニューロセプションと誤ったニューロセプション

「ニューロセプション（neuroception）」とは、ステファン・ポージェス博士によって創られた言葉で、神経回路がどのように、周囲の安全、脅威、あるいは危険を識別するか、という仕組みを表しています。ポージェス博士によると、自律神経系は、環境や自分の身体の状態についての感覚情報を継続的に評価しているといいます。

ニューロセプションは、意識的な気づきを超えた、脳の原始的な部分で起こります。ニューロセプションのおかげで、私たちは生き残る以外のことに集中したり、深く眠ることができます。さらに、ニューロセプションは、生存を危うくするようなことが起きた場合のみ、私たちを奮い立たせるように働くので、良い番犬にたとえることができます。ニューロセプションの信号に基づいて、各神経回路は、安全なときには社会交流状態と友好的なコミュニケーション行動を、脅かされたときには闘争／逃走の防衛戦略を、生命が危機に晒されたときにはシャットダウンを引き起こすために活性化します[21]。

ほとんどの人は、ニューロセプションが働いた体験を持っています。「第六感」につながり、どうしてなのかは理解できなくても、危険が迫っていたり、怖い感じがするのに気づくことがあります。私が教えていたクラスに参加していたある若い女性は、こんなふうに言いました。「振り向かなくても、見知らぬ誰かが私を見ているのに気づきます。彼が私に追いつく前に、彼の視線を感じることができます」。これは理屈では説明できないかもしれませんし、そのような神経回路の働きのことは知らないかもしれませんが、ニューロセプションによる体験が起こるのは珍しいことではありません。

誤ったニューロセプションと生き残り

ニューロセプションは、理性の意識的な部分では察知できない情報を伝えてくれます。ニューロセプションが適切に働いてくれているときは、多くの恩恵をもたらし、私たちの生存を支えてくれます。ニューロセプションは、意識的な知覚のプロセスより早く働きます。

「部屋に入る前から、何か悪いことが起こったとわかった」などということがありますが、この種の情報を、私たちはどうやって察知するのでしょう? 私たちはときに、ニューロセプションと理性との間で、葛藤を体験します。「何かがちょっとおかしいと感じたが、とにかく、その感覚と共に先に進むよう、自分に告げた」などということが起こります。

しかし、ニューロセプションも誤る可能性があり、本来するべき仕事をしてくれないときは、深刻な問題になります。ニューロセプションがうまく働いていないと、実際に何が起こっているかを明確に知覚する代わりに、事実がゆがめられます。誤ったニューロセプションは、知覚から行動への神経回路が適切に機能していないときに起こります。安全な状況にあるにもかかわらず、まるで脅かされているか、生命の危機であるかのように反応してしまったり、危険な状況なのに、まるで安全であるかのように反応してしまいます。

誤ったニューロセプションが起きることには無数の理由があり得ます。私たちの知覚は、怒り、怖れ、嫉妬や無関心などによって誤作動しているかもしれません。あるいはトラウマ的な記憶の中に閉じ込められているのかもしれません。ショック状態で凝り固まっている可能性もあるでしょう。空腹で、血糖値が低いとか、疲れていたり、身体的な痛みがあったり、病気で苦しんでいるのかもしれません。

いつもと変わらず安全だと感じていたのに、突然過去のトラウマ的な出来事を思い出させる何かに引き込まれ、まるでそれが今起こっているかのように感じ、それに対して反応しているのかもしれません。実際には脅かされたり、危険なことはないのかもしれませんが、神経系は、環境からのわずかな引き金に反応し、戦うか逃げるかという行動を起こし、過去にあった状態を再現し、その中で立ち往生するかもしれません。アボットとコステロの「*Slowly I Turned*（ゆっくり振り向いた）」と呼ばれる短編（YouTubeで検索可能）は、この様子を見事に描いています。

誤ったニューロセプションは、恋に落ち、好きな人と結ばれるといった、非常に肯定的な体験からも起こる可能性があります。「恋で盲目になった」ために判断が損なわれ、破壊的な状況に気づけなかった、ということもあるようです。

神経系は柔軟で、状況が安全か、危険か、生命の危機なのかによって、私たちの全有機体をその状況に適応させ、さまざまな行動を支えることができます。情報は環境から感覚を通して知覚されますが、処方薬、薬物や酒などの化学物質が関与している場合、神経回路がいつもどおりに情報を処理せず、生理機能が適切に反応しないことがあります。たとえば酒は、感じ方、ひいては行動を変えます。処方薬だけではなく、違法ドラッグや脱法ドラッグなどの薬物は、私たちを異常な生理学的状態へと導き、尋常ではない体験をすることもあります。

次の話は、薬物が生理学的に干渉し、ニューロセプションを誤作動させたわかりやすい例です。二〇代なかばの若い男性三人が、ワシントン州南西部の国立公園内にある活火山のセントヘレンズ山へ、一日がかりでハイキングに出かけました。この登山は大変ですが、急で険しい地形を這い登るのが心地よいため、健康状態が良い人なら、誰でも楽しめます。健康な人なら、七時間から一二時間で往復できます。

三人の若い男性は、それぞれのバックパックに地図、コンパス、救急箱、さらに、さまざまな用途に使えるポケットナイフなどの道具一式を携え、ハイキングの準備は十分でした。それぞれが、登山靴、落石から頭を守る登山用ヘルメット、薄手のセーター、日焼け止め、火山灰が降ってきたときのための防塵マスクとゴーグルを持っていました。雪や火山灰に反射する太陽光線の刺激は強烈なので、眩が覆われたサングラスもしていました。各自、食べ物と二リットルの水も携行していました。

彼らは朝早く発ちました。天気予報は穏やかな快晴となっており、彼らはそれに応じた服を着ていました。Tシャツしか着ていませんでしたが、照りつける太陽を浴びながらの登山で、彼らはすぐに暑くなりました。彼らは頭に水をかけ、汗ばんだTシャツを脱ぎました。

体温は、脳の視床下部を通して作動する神経フィードバックによって調整されています。視床下部は、身体内の主要な温度センサーからの情報を処理します。身体が暑くなりすぎると、いくつかの生理学的変化が起きます。体温が三七度を超えると、皮膚表面に近い血管へのびる神経が、皮膚へと流れる血液量を増し、血管を膨張させます。これは血管拡張と呼ばれ、皮膚内の小さな毛細血管へ、より多くの血液を届けます。身体の血液の最大三分の一が、皮膚内を循環し、周囲の空気によって皮膚表面で冷やされます。発汗することで、体表面から水分を蒸発させて、身体を冷やします。

数時間登ったあと、天候が急変しました。雲が出て、空気は冷たくなり、雪が降りはじめました。三人はみな寒くなり、セーターを着ました。体温の低下を防ぐため、先ほどの汗で湿ったTシャツは脱いで乾いた服を重ね着しましたが、残念ながら三人は、満足な暖かさを得ることはできませんでした。さらに、彼らは雨具を持っていなかったため、わずか数分のうちに彼らのセーターは冷たく湿った雪でずぶ濡れになりました。

視床下部は、体温が下がると熱を節約するよう働きます。追加の熱を生産する機能と共に、自動的な熱節約反応が開始されます。寒さへの通常の反応は、ストレスホルモンのアドレナリン（エピネフリン）、ノルエピネフリン、チロキシンの分泌です。これらが筋肉を引き締め、震えを引き起こします。筋肉は震えることで急速に収縮し、体熱を生産します。

ストレス反応中の神経は、血管の筋肉壁も収縮させますが、これは血管収縮と呼ばれます。これによって、身体の芯から皮膚、とくに手足へと流れる血液量が減少し、熱の損失を最小限に抑えます。

この若い男性三人のうち一人は、慢性的なストレスを抱えていたため、いつもの処方薬を、その日の早い段階で服用していました。この薬は、ストレスホルモンの血中濃度を下げるものでした。そのため、彼の身体は湿った雪による極寒の環境の中でも、通常のストレス反応を引き起こすことができませんでした。彼は震えることができなかったのです。彼の血管は収縮せず、動脈と毛細血管は拡張したままで、さらなる熱の損失を防ぐために皮膚への血流を減少させるようには働きませんでした。

朝服用した薬のために、彼は環境の変化に適応できず、体温は急降下しました。低体温症は、心停止を引き起こします。最終的に彼の心臓は機能しなくなりました。この男性は、天候の変化に対して、身体が通常の方法で適応できなかったので、若くして命を落とすことになってしまいました。

これは、本来であれば自分を守るために適切に反応する身体の働きを、化学物質が妨げてしまい、危機的状況に対して起こるべき反応を止めてしまった、警告に満ちた物語です。

誤ったニューロセプションを引き起こすその他の原因

私は、先に生物のシャットダウン反応について説明し、それが生き残りの可能性を高める価値があることについて述べました。ライオンが、カモシカなどの被捕食動物の喉に顎をかけたとき、被捕食動物の自律神経系は、避けられない死に直面し、戦うことも逃げることもできない中で、シャットダウン状態に入ります。獲物が動かなくなると、捕食動物はその獲物に興味を失うことがあり、ときには、捕えられた動物の命を救うことにもなります。

対照的に、高度に文明が発達し、複雑な現代社会で生きる我々は、サバンナで生きるカモシカのように捕食動物に追いかけられて喉を噛み切られるというような、劇的な危機は体験しません。しかし我々は、身体的に脅かされることはないかもしれませんが、感情的に、あるいは精神的に脅かされ、さらに、その危機的状況は、数秒、あるいは数分では終わりません。人間関係や、経済的な問題、あるいはがんの末期の家族の世話といった大変なことを抱えているかもしれませんし、仕事の企画を締め切りに間に合わせる必要があるかもしれません。状況はめまぐるしく変わっており、なんとかバランスを保つために、適切なことをしたり言ったりして、行動する必要があります。いつもただ海辺に座って、のんびりとリラックスしているわけにはいきません。

野生動物は、通常、危険が過ぎ去るとすぐに、自身のトラウマを振り払います。しかし、人間はなかなかこうはいきません。理想的には、神経系を「リセット」して、新たなスタートを切ることができれば一番よいのですが、トラウマ的な出来事の影響は長く続くことがあり、衝撃的な体験から長いことたったあとでも、しばしば私たちを立ち往生させます。意識的な記憶と無意識的な記憶は、何か月も、何年も、あるいは一生、神経系に留まることがあります。トラウマを振り払わないと、不適切な行動を繰り返したり、ストレスとシャットダウンの身体症状を継続させたりして、長い間苦しむことになってしまう可能性があります。

トラウマを体験すると、そのときに体験した特定の刺激によって、あとあと、同じように異常に反応してしまうことがあります。トラウマの記憶は、ストレス反応かシャットダウン反応を起こす心理的な引き金は、人によって異なります。たとえていえば、地雷のように地中に埋もれており、数年後、兵士や、ひどいときは無防備な子どもが、それを踏んでしまうようなものです。意識的にあるいは無意識的に、何かがトラウマを思い出させ、反応が引き起こされてしまいます。

アンタイオスの物語

アンタイオスとヘラクレスの戦いは、古代からルネッサンスにかけて、多くの彫刻に残されています。アンタイオスは、海の神ポセイドンと大地の女神デメテルの息子でした。彼は現在のリビアにある砂漠の端に住んでいた、と古代ギリシャ人は信じていました。アンタイオスはあらゆる通りすがりの人にレスリングの勝負を挑んでは殺し、その頭蓋骨を、父に捧げる神殿を建てるのに使いました。アンタイオスはヘラクレスと出会うまでは、あらゆる敵を打ち負かしました。

ヘラクレスが彼を叩きのめすたびに、アンタイオスは起き上がり、さらに強くなって戻って来ました。ヘラクレスは、アンタイオスを大地に投げても打ち負かすことはできないと、すばやく理解しました。アンタイオスが大地、つまり彼の母とつながると、力を取り戻し、さらに強くなるという、アンタイオスの力の秘密を、ヘラクレスは知りました。

そこでヘラクレスは、アンタイオスの腰のあたりをつかんで抱き上げ、アンタイオスの大地とのつながりを絶ちました。それからヘラクレスは、巨大な力を使って、熊のように抱きしめて、彼を押しつぶしたのです。

アンタイオスの物語は、グラウンディング〔しっかりと地に足がついていて心身ともに安定している状態〕を失うと危険であるということを象徴しています。ヘラクレスは、「動揺」しても、再びグラウンディングすることで心理的、精神的強さが甦るということを教えてくれています。

自身の身体を感じる

一九五七年、私が一六歳のとき、初めてゴルフを学びました。そのとき、初期のアメリカ・ゴルフ界のチャンピオンで、最も偉大なゴルファーの一人といわれていた、ベン・ホーガンの本を買いました。『モダン・ゴルフ』という本です[22]。ホーガンは、「良いショットを打ちたいなら、そしてあなたが右利きなら、クラブを振るときに左手の小指への気づきを保つこと、それがすべてである」と書きました。

それを読むまで私は、できるだけ強くボールを打とうとしたり、あるいはできるだけ速くクラブを振ろうとしたりしていました。ベン・ホーガンが書いていたことの意味は理解できませんでしたが、とりあえずやってみました。そして、左手の小指を感じるようにするたびに、飛距離が増しました。さらに、もう一つ良いことがありました。ほぼ毎回ボールはグリーンに向かってまっすぐ飛んでいきました。これが、身体を感じる力に関する、私の初体験でした。

今日、ピラティス、ヨガ、武道、マインドフルネス瞑想を含め、身体感覚を回復するのに役立つ多くの方法があります。クライアントが自身の身体を感じるのに、すでにこれらの方法を用いているようなら、私はそれを使うようにと言います。もし、こういう経験がなかったら、私のほうでやり方を教えます。

顔の皮膚は、第V脳神経の神経支配を、そして顔の筋肉は第Ⅶ脳神経の神経支配を受けます。顔を軽く撫でると、私たちは落ち着きを取り戻し、ストレス状態から出るのに役立ちます。人はよく無意識に顔を撫でています。

私がタッチングをする場合、私の手が触れている身体の場所に注意を向け続けるようクライアントに頼みます。これはとくに、引きこもりや解離状態にある人々にとって重要です。彼らが身体感覚を取り戻すことは、私の最優先事項です。実際のところ、ほかに必要なことはないのです。彼らに手で触れる瞬間、私は何かを修正したり、筋骨格に変化をもたらしたりしようとはしません。筋肉を緩めたり、関節の動きを自由にしたり、脊椎を調整したり、結合組織を解放したりしません。代わりに手を同じ場所に置き続けます。

セラピストとしては、ただ手をクライアントの身体に置き、肌に軽く触れるだけで十分です。それからクライアントに、「気づきと共に私の手を感じてください」と依頼します。クライアントは、ただ自身の身体がどこにあって、そこで何が起こっているかを感じるために、精神的、感情的混乱から離れて心をクリアにするのが望ましいのですが、最初はこれをやるのに時間がかかる可能性があります。ですから私は、このプロセスを何回か繰り返します。これは、クライアントが自身の身体をグラウンディングさせるためのリソースとして、自身の感覚を使うのに役立つ、単純な方法です。

私は、クライアントに自分の身体を感じるよう促しますが、そのとき、私自身も自分の身体を感じます。そして、自身をさらにグラウンディングさせ、自身の意識をオープンにして手足を感じるようにするのですが、私はこの感覚が好きです。

自身の身体を感じ、グラウンディングして留まることは、腹側迷走神経状態に留まるのに役立ちます。身体への気づきは、誤ったニューロセプションを引き起こすような感情にハイジャックされないように、私たちを助けてくれます。

第4章　迷走神経腹側枝をテストする

顔の観察による簡単な評価

ポージェス博士によると、社会交流には見る能力と聴く能力の両方が必要です。誰かと話していて、相手がどのくらい自分を見ているか、相手がどのくらい自分の話を聴くか、そして相手がどのくらいよく自分の言っていることを理解できるか、によって、相手が社会的に交流しているかどうかを感じることができます。相手の顔の筋肉を読むことによって、その人が、自分のことを見ているか、聴いているかを判断できます。相手は、少なくともときおり、あなたの顔を見、あなたと目を合わせますか？　相手の目は開いていますか？　相手はあなたが言っていることを聴き、理解していますか？

顔の筋肉は、目の開口部、鼻孔、口のまわりにあります。詳しくは、付録の「顔の筋肉」を参照してください。これらの平らで丸い筋肉が緊張すると、開口部のまわりの皮膚が閉じます。平らな長方形の筋肉が丸い筋肉に密着し、丸い筋肉がより開くよう引っぱることができるので、目により多くの光を入れ、鼻により多くの匂いを入れ、口により多くの空気を入れることができます。感情的に反応するとき、私たちはこれらの開口部を開閉するので、顔の表情が変わります。

誰かがわずかに眉を上げたとき、目はリラックスして開いていますか？　目を取り巻く平らな丸い筋肉は、「眼輪筋（*orbicularis oculi*）」と呼ばれています。***orbicularis*** は顔の開口部のまわりの筋肉を指し、***oculi*** は目に関連することを意味します。この筋肉を緊張させることで、目のまわりの開口部を閉じ、まるで旧式の反射式カメラの絞りがレンズを通してフィルムに至る光の量を減らすのと同じ方法で、光の量を減らします。

まぶしい光にさらされたとき、視覚的な入力を減らしたいとき、感情的に見たくない何かがあるとき、あるいは外的な感覚刺激から離れてじっくり考えたいとき、私たちはこの筋肉を緊張させて、目を細めます。この筋肉を緊張させるとき、私たちは現在の視覚刺激から離れ、今・ここから離れます。過去の出来事を思い出したり、さらなる可能性を視覚化したり、あるいは瞑想状態に入るかもしれません。

眼輪筋の上下にある平らで長方形の筋肉が緊張するとき、それは眼輪筋をさらに開いて引き寄せるため、より多く光が入ってきます。「目を見張るような」何かに出会うと、この筋肉が緊張します。この平らで長方形の筋肉の物理的な緊張は、驚きの感情表現を統合する部分です。感覚的な情報をさらに取り入れ、まわりで起きていることに対してより注目することを助けます。

不思議なことに、目がより開いているときは、耳でもより良く聴くことができます。視覚と聴覚に関する神経の間には、神経学的なつながりがあります。学生は講義を聴いているとき、よく聴こうとして、目をわずかに見開きます。

他者と目を合わせるときは、相手の顔の真ん中三分の一である目の下から口の上までの自然な顔の表情を観察します。この部分の小さな動きは、社会交流しているか、あるいはしていないかの指標であり、相手の感情反応の柔軟さの指標でもあります。

顔の表情には二種類あります。誰かに何を感じているかを示すために意図的に作る表情と、自然に起きてくる表情です。後者を、それがどのくらい続くかによってさらに三つのタイプに分類することができます。

無意識的な顔の表情の一番目のパターンは、慢性的な緊張パターンで、これは長年にわたって続くことが多く、深いしわと共に顔に刻み込まれ、このパターンに特徴的な感情の状態を示します。

二番目のパターンは、感情的な緊張の表情で、そんなに永続的ではなく、最近の気分を表現します。このパターンは、感情的な緊張が続く間表出します。また、その人がどう感じているのか、他者にも見て取れるくらいの時間、継続します。

三番目のパターンは、目と口の間に位置する顔の筋肉が、一秒間に数回という速さで、緊張状態をすばやく変化させます。通常、この自然で微小な変化は、赤ちゃんや子どもに見ることができます。大人は、自らのアイデンティティに気を取られたり、自分の気分を感じることに意識を向けているため、このような微細な表情の変化を見ることは稀です。このすばやい変化が見られるとき、これがどのような感情を表しているのか判断するには、変化が速いので、認知的に読み取ることができません。しかし、私たちは、人がこうした表情の変化を見せるとき、その人は、心を開いており、怖れがない状態であるという感覚を持ちます。

ある二人の人が、互いに一緒にいて安心を感じ、目を見合わせ、お互いの何かを変えようとしたりせず、ただお互いの感情が揺らいで変化していくのに任せているとき、こうした表情のすばやい変化を観察することができます。これは、人が心を開いている理想的な状態を示しており、そのとき、顔の表情は、思考と同じくらいすばやく変化します。これは、写真のためにポーズをとったり、肯定的な様子を見せようと、取ってつけたような微笑みを浮かべることとはほど遠いものです。

誰かの顔に感情の流れを見ることができますか？　彼が幸せだったり、満足していたり、怒っていたり、イライラしていたり、怖がっていたり、不安だったり、悲しかったり、落ち込んでいたりするのがわかる、わずかで、すばやく変わる表情を読み取ることができますか？　それとも、彼の顔は平坦で、変化がなく、一つの感情表現に凝り固まっていますか？　彼が話すとき、声の表現の中に旋律的な変化、つまり、韻律を感じますか？　それとも彼の声は平坦で、話す言葉は単調ですか？

私たちは、人のアイデンティティは不変だ、と考えます。しかし、他者との相互作用は気分に影響され、そのときの自律神経系の状態に影響されています。

ストレス状態にいる人々は、威嚇するように私たちを見るかもしれません。また、彼らの態度は攻撃的かもしれません。私たちが何を言っても、聴いていないかもしれません。たった一つの言葉に反応し、カッとなって話を途中で遮ることもあるでしょう。「ちょっと待ってください、私はそんなことは言っていませんよ！」と訂正する必要があるかもしれません。

怖れを感じている人は、目を合わせようとせず、あるいはほんの一瞬目を合わせてから、目を背けるでしょう。呼吸は浅く、胸の上部の肋骨しか動かず、吸ったあと、息を止めるかもしれません。

抑うつ状態の人は、無表情な顔で頭を前に突き出すか、頭を垂れているように見えるでしょう。動きはゆっくりで、エネルギーが欠乏しているのが見て取れます。熱意がなく、会話に加わろうとしません。抑うつ的な人は、何かをしたり、言葉を発する前に、息を吐くか、ため息をつくことがあります。

迷走神経機能のその他のテスト

私のクリニックでは、こうした身体的特徴を観察するのに加えて、迷走神経腹側枝の機能をテストします。すべての治療は、まずこの段階を踏みます。クライアントが、第Ⅰ部の初めのリストで説明した、「ヒドラの頭」の症状を持っていて、さらに腹側迷走神経枝の機能をテストした結果、機能不全であることがわかったら、第Ⅱ部で説明するエクササイズや手技を使うと、そうした症状がしばしば改善されます。

それから、クライアントに基本エクササイズをやってもらうか、私が手技を施したあと、もう一度、腹側迷走神経系の機能をテストします。この章の後半部分で、この手順を説明しますが、これは他者に用いて役立つのと同様、自己診断や自己治療にも役に立ち、臨床現場ではなくてはならないものです。

小さい子ども、自閉症の人、あるいはその他の難しい状況にいる人をテストする場合は、のちほど説明するように、喉の奥を見て、その人に「ア、ア、ア」と言ってもらうことに加えて、もう一つのテストを使用することをお勧めします。たとえば小学校二年生のクラスで、私が小さな懐中電灯を取り出して、子どもの喉の中を覗き、「ア、ア、ア、」と言うように頼んだら、みなで笑い出すかもしれませんから。

この、もう一つのテストの原理は、一九世紀のマイヤー、トラウベ、ヘリングの、脈拍と血圧は呼気時より吸気時に速く、強くなるという観察に基づきます。つまり、腹側迷走神経系が良好に機能していれば、この、呼吸と脈拍の関係性が観察できるからです。多くの人を治療する体験を積むにつれて、他の誰ともまったく異なる特徴を持った人がいることに気づくかもしれません。基本エクササイズをしたあとのほうが、する前より呼吸に伴う脈拍の違いが大きくなった、と感じるかもしれません。

私は、自分の臨床経験から、吸気中と呼気中で、脈拍が大きく異なる人は、通常、身体的にも心理的にもより強健で健康だと感じています。

もちろん、私がクリニックで使うこれらのテストは、科学的な研究目的としては限界があります。私の個人的な観察に基づいており、迷走神経腹側枝が機能的かどうかを主観的に判断するだけです。迷走神経の機能レベルを定量化することはできておらず、個人差もあるでしょう。迷走神経機能をテストするその他の選択は、以下のようなものがあります。

心拍変動（HRV）を通して迷走神経機能を客観的に評価する

自律神経系に関する科学的な研究の中でも、とくに、迷走神経機能を評価する方法としての「心拍変動（HRV）」への関心が高まっています。

神経系が最適に機能し、社会交流しているとき、心拍の鼓動の間隔の長さに違いが生じます。これは、呼吸、血圧、ホルモン、感情に対しての反応として、自然に心拍が変化するためです。HRVは、この差の測定値です。心臓の鼓動の間隔の変動がより大きいときは、高HRVと呼ばれます。

HRVは一般的な健康の指標としても用いることができます[23]。自律神経系の活動を計測するための最も有望な評価方法の一つといってもよいでしょう[24]。迷走神経腹側枝が適切に機能しているとき、HRVは高くなります。HRVが高いと、健康状態が良く、長寿が期待できると報告する研究が増えています[25]。

一方、腹側迷走神経系の機能レベルが低下しているときは、前の章で説明したように、自律神経系は、ストレス状態か背側迷走神経系が優位な状態になります。この場合、心拍の間隔の違いは、より小さくなるか、あるいはまったく見られなくなります。これは低HRVと呼ばれます。

HRVが低いことと、さまざまな身体的、心理的問題に相関が見られるという研究報告も増えています。

たとえばＨＲＶは感情的な状態と関係し、急な時間的プレッシャー、ＰＴＳＤ、感情的な緊張、不安が高まった状態などではＨＲＶが低下することが明らかにされています[26]。さらに、日常的な心配事で心を煩わせる頻度が高く、その期間が長い人ほど、ＨＲＶが低くなることが知られています[27、28]。

ＡＤＨＤの子どもたちは、集中力と運動抑制能力の欠如の両方が見られるといわれていますが、低ＨＲＶは、これらの症状にも関係しています[29]。ＰＴＳＤのある人は、ＨＲＶが低いということも報告されています[30]。

低ＨＲＶは一般的に、健康を維持するのに好ましくない、否定的な影響があることを示す指標であると考えられています[31]。肥満、糖尿病性神経障害、迷走神経背側枝の活動、乳幼児突然死症候群（ＳＩＤＳ）への感受性、未熟児の生存率の低下といった健康上の問題の多くが、低ＨＲＶと関連していると推測されています。

肥満に苦しむ人は一般的にＨＲＶが低くなります[32]。太り過ぎの原因は、食べ過ぎ、運動不足、行動を変える動機の欠如だ、と思うかもしれませんが、太り過ぎの人がダイエットを続け、飢餓状態になっていても、体重が減少しないことがあります。減量を望む人のなかには、自身の自己イメージを変えるために、心理学者やヒプノセラピストの元で減量プログラムに取り組む人もいます。私は心理学者ではありませんが、一つ提案したいことがあります。減量プログラムにＨＲＶの評価を含めたら、どうなるでしょうか？　減量を望む人たちの社会交流神経系が基本エクササイズで改善したら、どのような結果になるでしょうか？

性機能障害を持つ人の多くは、医師の治療を受けたり、精神科医か心理学者の助言を求めます。

女性の性機能障害は、ＨＲＶと密接に関連しているという研究が、最近発表されました。[33] 男性の勃起不全に関しても同様の結論が得られ、「自律神経系の一般的な不均衡は、勃起不全の原因の一つである」と論じている研究もあります。[34]

ＨＲＶの研究が進んだ結果、心臓に損傷を持つ人々にしばしば低ＨＲＶが見られることがわかりました。[35] さらに冠動脈性心疾患の危険が高まることと関連があることが明らかになっています。[36] ＨＲＶの減少が見られると、心筋梗塞（心臓発作）後の死亡率が高くなるともいわれています。[37]

低ＨＲＶは、心臓の問題に加えて、慢性閉塞性肺疾患（ＣＯＰＤ）などによる早期死亡と関連します。二〇一四年、アメリカで、ＣＯＰＤは、心臓病とがんに続く三番目の死因でした。[38] 通常の横隔膜呼吸以外の呼吸パターンは、身体的、心理的健康レベルが低いことを示し、横隔膜呼吸と、高いレベルのＨＲＶには関連があります。[39] 私のクリニックでは、ＣＯＰＤの診断を受けたクライアントは呼吸横隔膜の動きがとても小さく、彼らをテストすると腹側迷走神経系の顕著な活動を示さないことがわかっています。

ＨＲＶテストは、貴重な診断情報をもたらす可能性があり、自律神経系の活動を評価するための、迅速なスクリーニングツールとして役立つ可能性があると思われます。

もし、科学的研究が進められ、心理的な問題に自律神経系の状態が関与していることが明らかになったら、従来の心理的介入や処方薬にすぐに頼るのではなく、心理的な問題が生じたときに、まずＨＲＶと迷走神経腹側枝の機能を改善する可能性を探ってみるのもおもしろいかもしれません。この話題に関する詳細は第６章を参照してください。

迷走神経機能のテスト――初期の体験

迷走神経機能のテストは、非常に重要です。私の臨床経験を、ひとつお話しさせてもらいたいと思います。クラニオセイクラル・セラピーの勉強を始めたころ、先生が言いました。「私が教えた一連の技術をそのまま教えるなら、人々がストレスから解放されるのを助けることになるだろう」。しかし、その先生は生理学的状態を調べることについては教えてくれませんでした。したがって私は、どうやってこれらの技術に効果があるとわかったのだろうと不思議でした。おそらく彼は、ただ彼の指導者からそれを聞いて、鵜呑みにしていただけなのでしょう。

それは三〇年ほど前のことで、私がアラン・ゲインに学ぶ前であり、ポリヴェーガル理論を知るずっと前でした。当時普及していた唯一のストレスの理解は、旧来の自律神経系のモデルに基づいており、人間にはストレスかリラックスの二つのうちのどちらかの状態しかない、という考えに囚われていました。

慢性的ストレスが不健康であることは誰でも知っています。ストレス管理に関する本や教室などがあり、それぞれがストレス解消ができると約束しています。しかし、そのどれも、ストレスを生理学的にテストする方法を示していませんでした。今日、私は、セッションの前後にすべてのクライアントをテストします。誰かが言ったことを、ただ鵜呑みにして、それを信じるようなことはしません。

その最初の先生の教え方に基づいてセッションをしたとき、私は標準となる一連のテクニックを実施しました。そして、自分の仕事は終わったと思い込んでいました。クライアントは、ストレスから解放されて、リラックスして家に戻る準備ができた、とばかり思っていました。しかし、クライアントが治療後に、すっきりと明晰な意識に戻るのが難しいことがよくあり、もう数分ベッドにいても良いか、と尋ねられることがしばしば起きました。一〇分、一五分そのまま横になっていてもらい、起きてもらおうとしても、まだ寝ていたがりました。そして、私は、次のクライアントが来るので、ベッドを開けてもらうことが必要だと説明しなければなりませんでした。彼らは、私の都合を配慮してくれ、しぶしぶ起き上がり、靴を履きました。何人かのクライアントが、「このまま車を運転して帰っても大丈夫でしょうか」と聞いたことを覚えています。私は大丈夫だと請け合いました。

次の予約でやって来たとき、彼らは時々、前のセッション後、あまりにリラックスしたので、道端に車を寄せて、目を閉じて数分眠らなければならないほどだった、と語りました。ときには二回も三回も、車を道端に寄せなければならなかったと言いました。彼らは熱心に、「そこまで深くリラックスした」ので、すばらしいセッションだった、と語りました。翌日になっても、朝起きて仕事に行きたくない感じがした、ということもしばしば聞きました。

今になって振り返ると、私のセッションが、彼らを背側迷走神経系の状態に突き落としてしまっていたようです。彼らはリラックスしたのではなく、解離して、抑うつ的な行動を示したのです。今ではセッションのときは、腹側迷走神経機能が回復しているか注意し、クライアントが帰るときに、社会的に交流できているかを確認するために、腹側迷走神経系の機能をテストします。彼らが落ち着いて、しかし同時に目覚めており、ストレス状態でも背側迷走神経系が活性化した状態でもなく、腹側迷走神経優位な状態でいるのを確かめ、そのうえで帰ってもらいます。もしあなたが、ボディセラピスト、心理学者、あるいはその他の分野のヘルスケア専門家なら、セッションの前後に自律神経系の状態をテストすれば、すばらしいことになるでしょう。自分のセッションの効果があったかどうかの評価ができるのです。

ポリヴェーガル理論の発見

一九八〇年代初頭、私は、喘息を患っているクライアントの多くが、迷走神経の機能不全を抱えていることに気づきはじめました。私が彼らの迷走神経機能を改善する手助けをすると、喘息の症状は軽減するか消失しました。

これはおもしろいと思いました。高価で、ときに否定的な副作用を持つような処方薬に頼るより、腹側迷走神経機能を改善するための手技によって、喘息に苦しむクライアントを助けることができるかもしれないのです。私は、ぜひこの点について科学的研究をしたいと望んでいました。

同時に私は、初期の心拍変動（ＨＲＶ）の考え方に基づいた、迷走神経機能のテスト法を考案しました。クライアントの脈拍と血圧を監視し、これらを呼吸と相関させました。この方法は、一九八二年から一九八三年にかけて、ロルフィングの師であるマイケル・サルベソンとゲイル・オルグレンから学びました。師匠たちはそれを、トラウマセラピー分野の一流の教師であり著者であるピーター・ラヴィーン博士から学びました[40]。同様にラヴィーン博士は、ポージェス博士に触発されていました。ラヴィーン博士とポージェス博士は数十年来の友人です。マイケル・サルベソンとピーター・ラヴィーン博士も、一九八〇年代初頭にカリフォルニアのバークレーで行われていた、自律神経系の機能に焦点を当てた、ロルファーと他のボディセラピストたちによる小さな勉強会のメンバーでした。

私が使った方法は、呼吸と脈拍の観察をする方法です。脈拍が吸気時に速く、呼気時に遅いなら、これは良好な腹側迷走神経機能があることを示唆します。その差が大きいほど、腹側迷走神経機能はより良い状態であることがわかります。私はクライアントの手首の動脈の上に指を置くことで、脈拍をモニターすると同時に、呼吸のパターンを観察しました。この方法の背後にある考え方は、トラウベ・ヘリング・マイヤー波といわれる血圧変動の発見による、一八九〇年代からの自律神経系の研究にさかのぼります。

この方法は、私自身が個人的にクライアントを理解するのには役立ちましたが、科学的研究の観点からは、十分とはいえませんでした。私は、指の下に感じる脈拍と、目に見える呼吸の様子について主観的な印象を持つことができましたが、客観的な迷走神経機能の計測方法は知りませんでした。科学的な目的のためには、もっと正確に計測することが望ましいのです。今日では、迷走神経機能を計測するために使える、多くの機器があります[41]。

二〇〇二年、私は、ポージェス博士に、喘息を持つクライアントに私の手技を用いた成果について、科学的な研究を行うのを手伝ってほしい、と依頼したいと考えていました。私は当時、まだポージェス博士とはお会いしたことがありませんでした。呼吸困難と喘息の診断を受けた数人のクライアントが、私の元に来ていました。これらのクライアントに対し、最初のセッションを行う前に、ロルフィングのクラスで学んだ、自律神経機能の診断方法を使ってテストしてみました。すると彼らはみな、迷走神経の機能不全を持っていることがわかりました。そして、手技を行ったあと、再び迷走神経機能のテストを行うと、彼らは一様に良くなっていました。同時に喘息の症状が消え、呼吸は正常化しました。ポージェス博士なら、このような状態を計測する、科学的に妥当な方法を開発するのを手伝ってくれるに違いないと希望を持っていました。

私は科学者の友人であるジム・オシュマン(42)に、ポージェス博士を知っているかどうか、彼に会わせてもらえるか尋ねました。幸運なことに、私はそのときフィラデルフィアにいる家族を訪ねるため、アメリカへ行くことになっていました。ちょうどそのころ、ポージェス博士が、ボルチモアで、アメリカ身体心理療法士協会のための講演をする予定でした。ジムはワシントンD.C.にいたので、私たち三人はみな、ボルチモアの会議で落ち合うことにし、夕食を共にすることができました。

私はポージェス博士に、喘息治療に関する研究をしたいと語りました。そして、手技を行う前後に、自律神経系の機能を計測する方法について、何かアドバイスがあるか尋ねました。私は、どこに行ったらハードウェアとソフトウェアを手に入れることができるか、きっと博士なら教えてくれるはずだと、ワクワクしていました。ところが、ポージェス博士は、話題を変えて、ポリヴェーガル理論について私たちに語ったのです。私にとっては新しい情報でした。おもしろいと思いました。

翌朝、ジムと私は、ポージェス博士と一緒に朝食を取り、彼はその朝食の席でさらに、ポリヴェーガル理論について語りました。

その朝食のあと、ポージェス博士は、会議で基調講演をしました。テーマはポリヴェーガル理論で、このときはスライドを使った説明でした。私は、二四時間の間に三回、ポリヴェーガル理論の説明を聞き、そして、この理論の真価を理解したのです。

彼は、「リスニング・プロジェクト・プロトコル」[43]と呼ぶ研究で、その介入を受けた自閉症の子どもたちの、コミュニケーションと行動におけるいくつかの改善を示す、ビデオドキュメンタリーを発表しました（第7章参照）。子どもたちは、コンピュータでモジュレーションをかけた独特の音楽を、特別なヘッドフォンを通して、五日間にわたって一日四五分聴くという治療を受けました。結果、被験者の半数以上において、聴覚過敏が改善し、多くが双方向の言語コミュニケーションに自発的に参加しはじめ、より社会的になったのです。

ビデオの中で、子どもたちは、年齢層に合った遊びに参加するように誘われていました。セラピストはシャボン玉を吹いていました。「リスニング・プロジェクト・プロトコル」で、音楽を聴くセッションを受ける前は、ある一人の子どもは多動で、じっと座っていられず、グルグルと走り回り、大人にもシャボン玉にも興味を示しませんでした。別の子どもは、うなだれて座っていました。多動でグルグルと走り回っている子どもとは対照的に、その子は、崩壊して、自身の世界の中にたったひとりでいるように見えました。この子は、シャボン玉にも大人にも気づいていないようでした。

五回目のセッションのあと、二人の子どもたちは交流して、より自然に行動しているように見えました。以前は多動だった子どもは、大人の前に立ち、目を合わせ、シャボン玉で遊びました。シャットダウンを起こしていた子どもは、混迷から目覚めたように見え、大人とふざけあって関わり、やはりシャボン玉で遊んでいました。子どもたちは微笑み、笑い、目には光が宿り、好奇心に満ち、リラックスして心を開いた状態でした。

それまでは、自閉症の人が自身のコミュニケーション技術を改善し、より社会的になるのを助ける、科学的に検証された手順を誰も開発しえなかったことを考えると、これは信じられないほどの成果です。「リスニング・プロジェクト・プロトコル」は、この自閉症の症状の改善に効果を持つ可能性を示していました。

驚いたのは私だけではありませんでした。会議場は一五〇人のセラピストでいっぱいでしたが、二人の子どもたちに劇的な影響を与えた、この介入方法を見たあと、涙しないセラピストは、一人もいませんでした。

そのときまで私は、自閉症スペクトラムの子どもを治療したことはありませんでした。私は、何年にもわたって治療してきたクライアントのことを考えました。多くはストレス状態か背側迷走神経優位の引きこもり状態で、私のクリニックを尋ねてきました。そしてセッションのあとには、彼らは微笑み、目に光を宿し、明らかに自身と一緒にいて平和な状態になり、帰っていきました。彼らの変わりようを見ると、私は、自分のセッションは効果を示したのだ、と思うことができました。

私の手技がこのような成果を上げてきたことから、バイオメカニカル・クラニオセイクラル・セラピーの技術を使って、自閉症のクライアントに改善をもたらすことができるのではないか、と考えはじめました。ポージェス博士の講義を聴くまでは、私の手技によってどのような心理的、生理的変化が訪れたのかを説明するモデルがありませんでした。それまでの私は、ストレスかリラックスの二つの状態しかないという旧来の自律神経系のモデルしか知りませんでした。私が知っていた神経系のモデルは、「シャットダウン」あるいは背側迷走神経枝の活動によって特徴づけられるどんな状態についても説明していませんでした。ましてや、迷走神経の腹側枝と背側枝の区別などありませんでした。

私は、ポージェス博士の講義にすっかり触発されました。当初は、クラニオセイクラル・セラピーで喘息を治療するための研究をしたいと思っていましたが、博士の発見を聞いて以来、自閉症スペクトラムの子どもたちの治療方法を研究したいと考えるようになりました。

私は、自律神経系がどのように機能するかについての新しい理解も得ました。私の治療の焦点は、ただ迷走神経機能を改善することではなく、社会交流に必要なほかの四つの脳神経の機能も改善することへと拡大していきました。その後私は何年もかけて、ポリヴェーガル理論を学び、自身のクリニックでの実践と私の教育にそれを適用していったのです。

アメリカを発って、デンマークの我が家に帰ったとき、私は、ポージェス博士が行っていた迷走神経機能のテストをするための研究室を設立することはできず、彼のテスト方法を用いることも、聴覚刺激のプロセスを利用することもできませんでした。そのかわり、私は、新しいポリヴェーガル理論の知識をもとに、社会交流に必要な五つの脳神経の機能を改善するための技術を含んだバイオメカニカル・クラニオセイクラル・セラピーの手技を用いて、自閉症スペクトラムのクライアントのために働くことを決心しました。

私は、クラニオの手技を用いて神経系の機能を改善することによって、自閉症スペクトラムを持つ人々が、コミュニケーション能力を獲得し、人とより良く関われるようになる手助けができるはずだ、と考えました。

私の手技は、自閉症のクライアントのほとんどに、機能の改善をもたらしました。彼らはよりコミュニケーションができるようになり、孤立した状態から、人と関わって社会的に責任を持てるような状態へと変化していきました。ポージェス博士が用いた方法とは異なる方法を使いましたが、私の手技は、ポージェス博士のポリヴェーガル理論に基づいていました。

私は、ポリヴェーガル理論について聴いて、すぐにその重要性が理解できましたが、すべての人をテストすることの重要性を理解するまでには数年かかりました。最初私は、難しいクライアントが来て、結果が出ないことに悩んだときだけ、そのクライアントの迷走神経機能を計測しました。すべてのクライアントに取り入れるまでには、時間がかかりました。

筋筋膜リリースの治療をしても期待した効果が得られないと、壁に突き当たりました。普通はうまくいくのに、なぜ今回はうまくいかないのだろう？　そこで私はもっと懸命に手技を行い、同じ方法を何度も繰り返し、セッションの時間を延長しました。それでもまだ、思うような結果を得られず、セッションの終わりには、ますます欲求不満になり、満足できませんでした。

しかし、迷走神経機能のテストを行ってみて、その謎が解けました。うまくいかなかったのは、そのクライアントに適した方法を選びそこなったわけでもなく、また、その手技に効果がないのでもなく、クライアントの神経系の受容性が欠けているからだ、ということが明らかになったのです。クライアントの自律神経系が、比較的うまく機能している場合は、手技を行うと所定の成果を収めることができました。つまり、クライアントの自律神経系の状態に関する情報をあらかじめ得ておくことが役立ちました。

私は、なかなか結果が出ない、難しい症例があったとき、もはや自分のセラピストとしての能力には疑問を持つことがなくなりました。私や、私の技術に問題があるのではなく、クライアントの自律神経系が、介入を受容できない状態にあるのです。セッションのはじまりの時点で、彼らの自律神経系の問題について、あらかじめ情報を得て、まずそれに対処したら、どうなっていたでしょう？　そこに気づいた私は、クライアントの自律神経系の状態をテストすることを始めました。

その結果は、目覚ましいものがあり、あらかじめ迷走神経腹側枝の機能をテストすることは、きわめて重要であるという結論に至りました。クライアントが背中や腰の痛みに苦しんでいても、あるいは五十肩で腕が動かなくても、あるいは、私が「ヒドラの頭」と呼ぶさまざまな健康問題を抱えていても、私が最初にやることは、これから説明する迷走神経咽頭枝の機能テストを実施することです。セラピストとしての私の目標は、彼らの迷走神経機能を改善することですから、まず、その機能を把握します。

クライアントの腹側迷走神経系が機能不全を起こしており、ストレス状態か引きこもり状態にある場合は、クライアントに基本エクササイズをやってもらいます（第II部参照）。その後、再びテストします。このエクササイズを一、二回やってもらうと、迷走神経は本来の働きを取り戻します。

それから、私は特定の症状をやわらげるために、それに必要な手技を行います。

適切な腹側迷走神経機能がないと、セラピーによる介入は行き詰まってしまうことを学びました。そして、迷走神経機能が回復すると、クライアントは人生のいろいろな領域での改善を体験します。彼らは、治療を望んでいた健康問題が改善するだけではなく、仕事、家庭、他者との社会的関係に関しても、改善してきたことに気づくのです。

もしあなたが、指導者、ボディセラピスト、心理学者、精神科医、あるいはコーチなどの仕事をしている場合、対象者の社会交流の機能をテストすることは価値あるものになるはずです。もしあなたに子どもがいて、大学に進学させたいと望んでいるなら、子どもの自律神経系が良く機能しているかどうかを確かめるのも、役に立つでしょう。そして、もし子どもの自律神経系がうまく機能していないことがわかったら、ぜひ、機能の改善に努めるべきです。そうすれば、あなたとあなたの子どもが費やす時間や資源が、それに見合った肯定的な成果を生むことになるでしょう。努力が実って、最高の結果を出すことができるように、自律神経系の状態を整えておくことは、良い考えだと思います。子どもがストレス状態か引きこもりの状態にあるようなら、この本のエクササイズや介入方法を用いてみてほしいと思います。きっと良い成果が得られることと思います。

迷走神経機能のテスト――コッティンガム、ポージェス、リヨン

もしあなたが、ソマティックなセラピーを行う専門家であったり、人々の健康と幸福、目標達成

やより良い人間関係のために役立つ何かをしているのなら、自律神経系の状態が、あなたの仕事の成功の鍵を握っていることに気づいていただきたいと思います。

ポージェス博士は、ロルファー〔ロルフィングのセラピスト〕であるジョン・コッティンガム、トッド・リヨンと共に、一九八八年の研究の成果を専門誌『理学療法』(44)に発表しました。彼らは、自律神経系の評価が、手技治療セッションの成功のレベルの正確な予測因子になりえる、と論じました。その後の数年の経験を経て、私は、自律神経系の評価を行うことは、たんにソマティックなセラピーの分野だけでなく、人と人とが関わるあらゆる分野に影響を与えると確信を持つようになりました。

この三人の専門家は、男性の実験参加者に対し、自律神経系の状態をテストし、その後、ロルフィングの筋筋膜リリース・テクニックを用いた手技を行い、自律神経系の状態と手技の効果との間に関連性があるか否かを検証しました。

ジョン・コッティンガムは、実験参加者に、「骨盤リフト」と呼ばれるロルフィングの手技を行いました。骨盤リフトは、セッション中に起こったさまざまな解放からくる結合組織の変化を統合し、バランスをとるために、ロルフィングセッションの最後に仙骨に働きかけるために使われます。

骨盤リフトを受けるとき、クライアントはマッサージテーブルに仰向けに横たわります。ロルファーはクライアントの仙骨の下に手を入れ、仙骨に触れます。クライアントの身体が手のひらの上でくつろぐのを確認し、ロルファーはクライアントの足に向かって、ごく微細な力で、やさしく安定した形でそっと牽引します。骨盤リフトがうまく作用すると、背中の筋肉は緩み、背骨は伸び、脊椎の並び方が改善します。骨盤リフトはクライアントの姿勢を良くし、腰椎の柔軟性を増し、幸福感が増す状態を作り出します。

これは科学的な実験であるため、すべての研究参加者が均一な介入を受けることが必要でした。そこで、施術者はジョン・コッティンガムだけとし、すべての実験参加者に対し、同じ手技を実施しました。

ジョンは、骨盤リフトの効果があったかどうかを確認するため、介入前後の脊椎の柔軟性をテストしました。実験参加者はリラックスして立ち、それから脊椎を屈曲させ、前にかがみます。ジョンは、骨盤リフト後、実験参加者の身体がより柔軟になったか、変化がないか、あるいは柔軟性が減少したかを計測しました。身体を前に曲げてもらったときに、実験参加者の指先が、どれくらい床に近づいたかを、骨盤リフトの前後で計測しました。

また、ジョンは彼らに、骨盤リフトを受けたとき、どのような感じがしたか、結果として何を体験したか、尋ねました。同じ施術者が同じ手技を実施したのですが、聞き取りの結果、幅広い感想があることが明らかになりました。

一般的に若い男性は、施術後に前屈したときのほうが、より身体の柔軟性が高まっていることが明らかになりました。一方、年配の男性は、それほど柔軟性が増すことがなかったため、年配者と比べると、若い人たちのほうが、骨盤リフトの恩恵をより多く受けているように見えました。彼らは、骨盤リフトを受けるのは心地よい体験だったと報告し、介入後、より気分が良くなったと答えました。

年配の男性グループの結果はまったく異なりました。ジョンの訓練を積んだ高い技術と、心を込めた施術にもかかわらず、年配男性に対しては、ジョンの手技の成果はあまり見られませんでした。年配男性の多くが、骨盤リフトのあと、身体はより硬くなり、可動域が減少していました。身体を前に曲げてつま先に触れようとすると、骨盤リフトを受ける前に比べて、手が床から遠く離れてしまいました。また、多くの年配男性が、手技を受けてもそれほど心地よくなかったと言い、彼らの気分は、施術後に悪化していました。彼らの多くは、ひどく不機嫌で、始める前よりも、もっとイライラしている人もいました。

ロルフィングは、年配男性より若い男性のほうが効果が出やすい、と結論付けるのは簡単です。しかし研究者たちは、年齢以外の要因に興味を持ちました。分析の結果、自律神経系の状態が、手技の成功を予測する、最も関連の高い指標であることが確認されました。

この実験では、ジョンは介入前に、被験者の心拍変動（ＨＲＶ）を計測しました。実験参加者の皮膚にセンサーを取り付け、隣の部屋に配置された迷走神経緊張の監視装置に接続しました。このようにして、彼は心拍の変化を正確に記録し、それを呼吸のパターンと関連づけて分析しました。

ジョンは、手技を行っている間は、ＨＲＶの測定値を見ることができませんでした。どの被験者がＨＲＶが高く、どの被験者が低いかを知らなかったので、ＨＲＶの測定値の認識が、彼の介入に影響を与えることはありませんでした。ほとんどの若い実験参加者と、年配男性の数人は、適度に高いＨＲＶを示していました。対照的に、多くの年配男性と、ごく少数の若い男性は、低いＨＲＶを示していました。

コッティンガム、ポージェス、リヨンがデータを分析すると、年齢と手技の成果の関係性よりも、HRVと手技の成果のほうが、より高い関係性を持っていることがわかりました。つまり、年齢が高いか低いか、ということよりも、HRVが高いと、手技の成果もより高いことが明らかになったのです。これは、重要なポイントで、このあと詳細に説明します。

迷走神経緊張の監視装置でHRVを計測することは、定量的測定が必要な科学的研究において、非常に役立ちます。

しかし、臨床において、特別な設備を必要とせず、時間もかけずに迷走神経機能を評価する方法があるのです。私は長年、この方法を使っており、クリニックでの臨床においては、このやり方で十分です。

迷走神経咽頭枝の簡単なテスト

腹側迷走神経系にはいくつかの神経枝があります。鼻孔と口のすぐ後方、食道と咽頭の上には、喉の一部を神経支配する、咽頭枝と呼ばれる神経枝があります。迷走神経咽頭枝からの神経線維は、軟口蓋《なんこうがい》と咽頭に接続しています。この神経は、嚥下と発声に関与しています。腹側迷走神経系の機能を測るには、この神経枝をテストします。

ギリシャの医師クラウディウス・ガレノスは、迷走神経咽頭枝の機能について初めて説明した最初の研究者で、迷走神経咽頭枝が咽頭内の筋肉に運動神経を提供している、という記述を残しています。彼は、首にけがをして声が出なくなった剣闘士の治療に当たったときに、これを発見しました。ガレノスは、迷走神経咽頭枝が、けがをした剣闘士の首の片側で切断されていることを発見しました。観察の妥当性を調べるために、彼は、解剖学上、人間と非常によく似た構造を持つ豚を用いて実験をしました。彼は、豚の咽頭神経を切断すると、鳴き声が出なくなることを発見しました。

迷走神経腹側枝の機能を調べるため、私はさまざまな方法を試みましたが、最終的に、咽頭枝に焦点を当てた方法を編み出しました。この方法は、解剖学や生理学のやや古い教科書のいくつかで説明されており、デンマークの医学部で今でも教えられています。アラン・ゲインも、喉の奥を観察することで迷走神経機能をテストする方法を教えていました。それは、私のクラニオセイクラル・セラピーの仕事にも、大変役立ちました。

このテストでは、「口蓋帆挙筋」と呼ばれる、咽頭枝に神経支配される筋肉の一つの動きを評価します。私は、この神経枝の状態を見ると、腹側迷走神経系のほかの神経枝の機能についてもある程度予測できることを確認しました。

迷走神経咽頭枝の機能が改善すると、横隔膜の機能も改善します。クライアントの「口蓋帆挙筋」が機能不全であると、彼の呼吸は不規則で、浅く、速いことが同時に見て取れます。そして、クライアントに基本エクササイズをしてもらうと、この神経枝が再び機能するようになり、その結果、クライアントの呼吸が改善されて、よりゆっくりと深い呼吸ができるようになります。

私はクライアントに、迷走神経腹側枝が適切に機能していることの重要性を説明します。絵を見せて、彼らの喉の奥の軟口蓋の動きに関して、私が何をテストしているのかについて説明します。

クライアントの多くは、施術前に迷走神経機能をテストし、施術を行い、さらに迷走神経機能をもう一度テストするというアプローチを取ることを歓迎します。彼らは自身の自律神経系の状態をテストして、もし迷走神経腹側枝が機能不全を起こしているなら、手技を受け、機能が正常な状態に戻るのを確認できることを喜ぶのです。

咽頭腹側枝の機能をテストする方法

まず、クライアントにいすに楽に座ってもらいます。そして、クライアントの前に立ち、喉の奥が見えるよう、口を開けてもらいます。口蓋垂《こうがいすい》(喉の奥に垂れ下がる小さな球根状の構造)とその両側にある軟部組織のアーチを観察する必要があります。室内の明かりで十分見えることもありますが、もし暗かったら、小型の懐中電灯を使ってください。iPhoneの懐中電灯アプリも便利です。もし、クライアントの舌が邪魔して口蓋垂とアーチがよく見えなかったら、クライアントに、自分の指を舌の後方において、口の下床まで舌を押し下げるよう頼みます。そうすれば、より良く軟口蓋を見ることができるはずです。医師は舌圧子を使いますが、人によってはこれによって吐き気を感じることがあります。本人の指を使ってもらうと、吐き気を催さずに済みます。

口蓋垂については、付録の図を参照してください。「口蓋垂2」では、軟口蓋のアーチは、「口蓋帆挙筋」が適切に機能することによって、両側で持ち上げられます。「口蓋垂3」では、片側が持ち上げられ、もう一方は持ち上げられていません。これは、持ち上げられない側の迷走神経腹側枝の機能が不全であることを示します。

これらの図には、口蓋垂の両側にある軟部組織の中に埋め込まれた「口蓋帆挙筋」も描かれています。これらの筋肉は、迷走神経咽頭枝の運動線維に神経支配されています。これらが収縮すると、軟口蓋のアーチを持ち上げます。アーチは耳と喉の間の耳管にも接続していて、嚥下行為の際に耳管を引っぱります。このため、何かを飲み込んだ拍子に、空気が中耳腔に移動して圧が均等になり、耳が「ポン」と鳴ることがあります。

嚥下するとき、軟口蓋を持ち上げ、食物が食道を通って胃に入ると共に、食物が喉頭と肺に入るのを妨ぐため、これらの筋肉が収縮します。「ア」という声を出すときも、これらの筋肉は収縮します。歌唱の訓練を受けた歌手は、歌い出すときに、この筋肉を使って喉の奥を持ち上げます。

迷走神経機能をテストするために、私はクライアントに「ア、ア、ア」と言ってみてもらい、その間口蓋垂の両側のアーチを観察します。この音は短く切って発しなければなりません。すばやく、はっきりした破裂音を連続して発声してもらいます。「アーーーー」という長く引っぱる音では、しっかりと機能を観察することができません。腹側迷走神経系の左右の咽頭枝の両方とも良好な機能を見せている場合は、これらの筋肉は、クライアントが「ア、ア、ア、ア、ア、ア」という声を出しているとき、はっきりとそれに同期して、軟口蓋のアーチが両側とも均等に持ち上がり、左右対称に緊張します。

一方、片側の迷走神経腹側枝の咽頭枝に機能不全があれば、機能不全を起こしている側の「口蓋帆挙筋」への神経支配が生じておらず、そちら側の軟口蓋のアーチは、「ア」と言ったときに持ち上がりません。

この腹側迷走神経機能のテストは、深い意味を持っています。今まで述べてきたように、ある人が脅かされていると感じている状態なら、自律神経系の中でも、腹側迷走神経枝以外の二つの回路のどちらかの活動が優位になっており、その場合、「ヒドラの頭」にたとえられるさまざまな問題を抱えて苦しんでいるはずです。

ポージェス博士は、脊髄交感神経系と背側迷走神経系の活動に対し、腹側迷走神経系が抑制効果を持つことに注目し、「ヴェーガル・ブレーキ」という概念を導入しました。

もし人が安全を感じるようになったら、何が起こるのでしょうか？　脊髄交感神経鎖や背側迷走神経枝の代わりに、腹側迷走神経回路の活動が回復した場合は、どのようになるのでしょうか？

本書で紹介するエクササイズや介入方法は、人をストレスやシャットダウン状態から連れ出し、腹側迷走神経優位な状態を作り出すことができます。セルフ・エクササイズをやるか、本書で紹介している手技を受けたあと、再び腹側迷走神経系の機能のテストをすると、改善していることがわかるはずです。軟口蓋と口蓋垂は、左右対称に持ち上げられているはずです。

「トラップ・スクイーズテスト」は、迷走神経腹側枝の機能を検証するために私が使っている、もう一つのやり方です。このテストについては、第5章で説明します。セラピストの指示を理解して、それに従うのが難しい、子どもや自閉症スペクトラムの人に用いるのに最適です。

セラピストは触れることなく迷走神経機能をテストできる

二〇〇八年一月にニューメキシコ州のサンタフェで、私はポージェス博士と共に、大勢の心理学者とボディセラピストを集めたセミナーで教えました。そこでは、ポージェス博士がはじめに講演し、誰もが博士のポリヴェーガル理論に触発され、人間の正常な行動と異常な行動の違いを理解するためのモデルとして、この理論がいかに有用であるかを理解しました。

心理学者は、言語を使ってクライアントと面談します。セッションで、彼らがクライアントにどのような働きかけを行うことができるか、ということは、法律によって決められています。アメリカのほとんどの州では、彼らがクライアントに触れることは許されていません。クライアントに触れると、ライセンスを失うことになります。一方、ボディセラピストである私は、クライアントに触れることが仕事です。そして私の生徒たちは、ソマティックなワークを行っているセラピストたちで、私から手技を習いたいと望んでいます。ですから私の授業は、「手で触れること」から始まります。

クライアントに触れることができない心理学者たちに講義をすることになった前夜、私は考え込んでしまいました。「セミナーに申し込んだ心理学者たちは、クライアントに触れることができない。彼らが臨床で用いることができるものを、どうやったら彼らに与えられるだろうか?」と、私は思案しました。答えが出ないままに眠りにつきましたが、翌朝起きたとき、答えがひらめきました。心理学者たちは、クライアントが「ア、ア、ア、ア、ア」という声を出している間、喉の奥を観察することで、クライアントの自律神経系の状態を診断できます。このことは、前の項で説明しました。

私は、セミナー参加者に小さな懐中電灯を提供し、お互いの喉の奥を観察してもらうことにしました。セミナーの間中、演習で、彼らは他のセミナー出席者の喉の様子をテストしていました。私は、彼らが臨床に戻ったときに、介入の前後で、クライアントが社会交流しているかどうかを見分ける力を養ってもらおうと考えたのです。このテストは、彼らがポリヴェーガルの観点から、クライアントの行動的、感情的状態をより良く理解するのに役立つでしょう。彼らは、クライアントが自律神経系の機能を改善することが必要かどうかも評価することができます。さらには、ポリヴェーガル理論の観点から見て、自身の介入が成功したかどうかも評価できます。セッションの前後にテストするというアイデアに、セミナー参加者は強い興味を示しました。

私はセミナーで、自身のボディセラピーの仕事について語り、さらには、ポージェス、コッティンガム、リヨンが実施した実験的研究についても説明しました。セラピストがクライアントに触れなくても、クライアントが自分の手を使って、自身の自律神経系の変化を促進できる手技を身に着けてもらうことで、慢性的な脊髄交感神経系か背側迷走神経系の活動が過多となっている状態から、社会交流ができる状態へと彼らを導く可能性についても論じました。

もしポージェス博士のヴェーガル・ブレーキを介入の中に持ち込むことができたら、つまり、心理学者が、クライアントの腹側迷走神経枝が適切に機能するようにサポートして、交感神経系か背側迷走神経系の過剰な活動とその有害な影響に「ブレーキをかける」ことができたら、これはクライアントの行動、感情、思考にどんな影響を持つでしょう？

迷走神経腹側枝は、背側迷走神経系や脊髄交感神経系の活動を抑制しますから、腹側迷走神経優位な状態をもたらすことは、ストレス過多や、うつ病と診断される状態に対処するのに効果的である可能性があります。

クリニックではクライアントに社会交流の状態をもたらすために、手技を利用しましたが、ポリヴェーガル理論を理解する心理学者たちは、その原理をもとにして、クライアントが自身の手を使って同様の結果を達成するよう教えることができました。このような方法はまた、クライアントが必要に応じて自身の自律神経系を調整するために、将来、セッションが終わったあとでも、自分でその手技を使えることも意味します。

これが、私が基本エクササイズを開発した原点でした。この簡単なエクササイズをするための指示は、第Ⅱ部を参照してください。

これは私がこのエクササイズを教えた最初のセミナーでした。私は、教えたことが成果を上げられるか、気になりました。セミナーには約六〇人の心理学者が参加していました。演習の場で、基本エクササイズをする前に腹側迷走神経系の機能のテストをしてみましたが、彼らの半数は、迷走神経が機能不全であることを示しました。演習では、セラピスト役の人は、クライアント役の人に、手を触れませんでした。クライアント役の人は、自身の手を用いてセルフタッチを行いました。その結果、全員、腹側迷走神経機能が改善したのです。彼らの自律神経系に変化をもたらすのに、わずか数分しかかかりませんでした。

セミナー後、私はセミナーに参加していた心理学者の一人から、メールを受け取りました。その心理学者は「セッションのはじまりにはすべてのクライアントにテストをしている」と書いていました。彼女は、テストの結果、クライアントが迷走神経の機能不全を抱えていることがわかったら、エクササイズのやり方を説明するようにしているとのことでした。そして、エクササイズのあとで、もう一度テストすると、腹側迷走神経系の機能が改善していることがわかるのだ、と彼女は報告してくれました。基本エクササイズは彼女のクライアントを、うまく社会交流状態に戻してあげることができたようです。彼女は、まずクライアントを腹側迷走神経系の機能が改善した状態に持っていき、そこから通常の言語による心理学的介入を行うようにしているそうです。彼女は、このやり方を行うようになってから、クライアントの状態が良くなっているのを、クライアントとともに喜んでいる、と書いていました。

このセミナー以来、私は、自分のクリニックに戻ると再び臨床活動を行いましたが、その際に、クライアントが身体的、あるいは心理的な問題を持っているかどうかを聞くことにしました。そのうえで、彼らの腹側迷走神経系が機能しているかどうか調べました。それから基本エクササイズを教えました。喉の奥をもう一度チェックしてみると、基本エクササイズをわずか一回やっただけで、すべてのクライアントの腹側迷走神経系の機能が改善していました。

もしクライアントの半分が腹側迷走神経優位な状態へと移行することができたら、それだけでも満足だったことでしょう。ところが実際は、すべてのクライアントを助けることができたのです。私が検証した八五人のクライアントは、全員肯定的な結果を出しました。私はそれ以来、このエクササイズをメインに用いることにしました。さらにクライアントたちは、セッションの終わりだけでなく、次の週にまた会ったときも、それまでとても良い状態で過ごしたという報告をしてくれました。

第5章　ポリヴェーガル理論――ヘルスケアの新しいパラダイム

一般的に、西洋医学のアプローチは、生化学的であり、外科的です。健康に問題があって医師のところへ行くと、医師は私たちが問題について説明するのを聞き、診察し、必要があれば検査をし、診断し、薬剤の処方箋を書き、ときには外科的処置を勧めます。

喘息を患っていたら、医師は喘息の薬を処方します。片頭痛なら、片頭痛の薬を処方します。消化に関する問題があると、消化管の特定の場所に効果のある薬を処方します。診断名の付けられたあらゆる状態に、それに対処するための薬があり、品揃えが豊富な薬局なら、何千種類もの薬剤があるでしょう。

しかし従来のアプローチでは、医師は何かを見落としている可能性があります。たとえば、自律神経系の機能不全は、喘息、片頭痛、慢性閉塞性肺疾患（ＣＯＰＤ）、そして他の多くの健康問題を引き起こす要因でもあります。

最近では、一つの診断を下して、それに対して一つの薬剤を用いて治療しようとするよりも、併存症への意識が高まっています。併存症とは、一つの病気がある場合は、それと同時に複数の不調や病気がある、ということです。もともとの疾患に伴う不調、あるいは不調群は、行動的あるいは心理的問題かもしれません。

自律神経系は内臓器官の機能を監視して調整し、感情的状態を決定する主要な要因です。しかし、医師は通常その機能をテストしません。医師たちは、自律神経系の状態を疾病の原因とはあまりみなしておらず、そのために、処方薬を使用せずに自律神経系の状態を整える方法については、訓練を受けていません。

私は、自分の臨床経験から、クライアントの迷走神経腹側枝が適切に機能するように整える手助けをすると、多くの健康問題を軽減でき、ときにはそのつらい状態が消失することもあることがわかっています。

こうした自律神経系の機能不全は、生命を損なう多くの身体的、行動的状態を引き起こす根本原因であると私は信じています。本書を読み終わったあと、このアプローチのより深い部分を探求するようおすすめします。あなたが、一般読者であろうが、ヘルスケアの専門家やソマティック・セラピストであろうが、私と同じようにこの考え方を理解し、やり方を身に着けることができるはずだ、と確信しています。

心理的・身体的状態へのポリヴェーガルのアプローチ

多くの人は、ストレスにばかり焦点を当て、自分の不調が迷走神経背側枝の慢性的な活性化によって引き起こされているということに気づきません。背側迷走神経系が過活性を起こすと、身体的なエネルギーの欠如、低血圧、失神、COPDによる気道狭窄に起因する呼吸困難、線維筋痛症と診断される筋肉や関節の慢性痛などが現れます[45、46]。

第2章で説明したように、背側迷走神経系の慢性的な過活性は、抑うつ的な行動、社会的孤立、絶望感と無力感、無関心、共感の欠如、悲しみ、悲嘆、そしてPTSDや不安障害などの症状の要因となりえます。

ポリヴェーガル理論が発表される前は、これらの一般的問題の本質に迫ることができるような生理学的モデルがありませんでした。ポリヴェーガル理論が示す自律神経系の新しい理解は、これらの機能不全の根底にある神経学的要因を理解する生理学的モデルを提供します。迷走神経腹側枝の機能を改善すれば、交感神経系の慢性的活性化か背側迷走神経系の機能不全に起因する、数多くの健康問題が解決される可能性があります。

ポージェス博士は、自律神経系が、精神、身体、感情面に与える影響について概説してくれました。ポージェス博士は、自律神経系やホルモンレベルなどの生理学的要因が、心理的状態、そして最終的には行動を決定するという仮説を打ち立てました。自身の心理的状態や行動パターンを変えたい、あるいは他の人が変えるのを助けたいと望むなら、まず自律神経系の状態を整える必要があります。

ポージェス博士が提唱したポリヴェーガル理論は、多くの新しい治療方法を開発していく起爆剤にもなりえます。私たちは、高価で、望むようには作用しないことが多く、場合によっては深刻な副作用を引き起こす抗うつ剤や他の気分を調整する薬剤に頼るべきではないのです[47]。

ポリヴェーガル理論に基づく手技の開発

ポージェス博士に出会う前の一五年間、私は脳神経の機能を改善する整骨手技である、バイオメカニカル・クラニオセイクラル・セラピーを用いてきました[48]。バイオメカニカル・クラニオセイクラル・セラピーのアプローチは、脳神経の機能を改善するために、頭蓋の縫合部、つまり、骨の接合部にある問題を取り除くと共に、脳神経の機能テストも行います。

二〇〇二年にポージェス博士と出会ったあと、私は、アラン・ゲインが教えていた技術のいくつかを選んで、「クラニオセイクラル・セラピー・プロトコル」を開発しました。このプロトコルに盛り込まれた技術は、社会交流に必要な迷走神経腹側枝とその他の四つの脳神経が適切な機能を取り戻すように作用します。私はこのプロトコルを、デンマークとノルウェーで五〇〇人以上のクラニオセイクラル・セラピストに教えました。そして、このプロトコルは彼らのクライアントの自律神経系の調整に大いに役立ったというフィードバックを得ています。それも、非常に良い成果を上げており、副作用に関する報告はありませんでした。

私は、この技術に興味を持つセラピストたちに、この技法を教えることをとても楽しんでいました。こうした手技は、少人数のクラスで、先生から生徒へと直接伝授されます。また、生徒が技術を学び、習得するには長い時間がかかります。

本書を書きはじめたときは、まずポリヴェーガル理論を紹介し、その後クラニオセイクラルの技術について説明するつもりでした。しかし、クラニオセイクラルの技術や知識を持っていない人に、本を通してこれらの高度な技術を教えるのは難しいことに気づきました。

そこで私は、その代わりに、クラニオセイクラルと同じ結果をもたらす、いくつかの新しいエクササイズと手技を開発しました。私は、どんな人であれ、その人の社会交流システムを司る神経系の機能を改善することができる技術に絞って開発することにしました。さらに、誰もが簡単に学べて、簡単に実施できるものでなくてはなりません。

私は、直観が優れているのかもしれません。本書で紹介したエクササイズと手技は、実際にほとんどの人に社会交流状態をもたらす作用をしますし、誰でも簡単に実践することができます。

多くの人に効果があるエクササイズ

本書は、ヘルスケアの専門家ではなく、一般の人を対象にして書かれています。さらに、既存の治療法では自分の健康問題が解決しなかった人のためにも、本書は役立つでしょう。さらに心理学者、精神科医、手技を使うソマティックなセラピスト、医師、その他のヘルスケアの専門家など、クライアントに肯定的な変化をもたらす新しい方法を探している臨床家であれば、誰でも本書の恩恵を受けることができます。本書で紹介しているアプローチは、その他の治療の代替として用いることもできますし、あるいは補完的な使用も可能です。

私たちの多くは、医療費がかさむのは避けたいですし、さらには、副作用の懸念のある薬剤などは使いたくありません。本書で紹介している技術とエクササイズは、安全で、自分でできます。いったん本書を購入すれば、あとの治療費は無料です！

警告：医師に処方された薬を服用していて、服用量を減らすか薬の服用を完全に止めたい場合は、医師と協力してプロセスを始めてください。医師に相談することなく薬の服用量を変更したり、服用を止めないでください。これらのエクササイズはけっして医師による医療に取って代わるものではありません。私はこれらの方法が、あなたがより健康になるのに役立つことを願っています。

ポリヴェーガル理論の治癒力

迷走神経の機能不全は、さまざまな病気や症状に関係しています。私は、呼吸困難（COPDなど）、片頭痛、自閉症スペクトラム障害など、さまざまな問題を抱える人を治療してきました。以下には、私の介入がうまくいった成功例をあげたいと思います。

これらの物語を読めば、あなたは、ポリヴェーガル理論がヘルスケアのためにすばらしい可能性を開いたのだということを実感するでしょう。本書の後半では、ストレス、うつ病、さまざまな精神的診断を含む、もっと広範な身体的、心理的問題の症例についてお話しします。これらの症例は、ポリヴェーガル理論に基づいて、腹側迷走神経優位な状態をもたらすために、私が使用した手技に対して、クライアントが良い反応を示した事例です。

私は、きわめて簡単なセルフ・エクササイズを開発しました。これらのセルフ・エクササイズを実施すれば、セラピストの治療に頼ることなく、同じ成果を上げることができます。ですので、専門家としての訓練を受けていない一般読者は、本書に説明してある内容をよくお読みいただき、ご理解ください。そして、セルフ・エクササイズのやり方についても、マスターしていただきたいと思います。これらのエクササイズは効果的で、なおかつ安全です。自分でもできますし、ほかの人にやってあげることもできます。そしてこれらの技術を用いれば、良い結果を導きだすことができます。

臨床現場で働くセラピストなら、まずクライアントの自律神経系をテストしてください。それから、セルフ・エクササイズをやって見せ、やり方を教えてあげてください。その後、自律神経系が望ましい状態になったかどうかを確認するために、再度テストをしてください。クライアントに、必要に応じて、これらのセルフ・エクササイズを実践するように提案してください。

慢性閉塞性肺疾患（COPD）と裂孔ヘルニアの緩和

比較的最近になって、慢性閉塞性肺疾患（COPD）のことが取り上げられるようになってきました。COPDは、世界で最も一般的な非感染性の健康問題です。COPDは、呼吸の状態が悪く、息切れ、咳などを特徴とする病状です。この問題を抱えている人は、思うように身体を動かすことができなくなり、呼吸困難が増悪します。

ＣＯＰＤは、喫煙や環境内の有毒物質への暴露など、多様な原因で発症します。ＣＯＰＤは、こうした因子に反応して、身体が細気管支と肺への気道をふさぐ余剰線維を作り出すことによって引き起こされるといわれています。この気道の閉塞が、呼吸困難の原因ではないかと推測されています。

ＣＯＰＤに罹患すると、仕事を継続することが難しくなり、生活を支えることができなくなってしまうため、彼らはしばしば財政面で先の計画を立てることができなくなります。また仕事以外の活動を維持することも難しくなり、生活の質が低下します。[49]

ステロイドと吸入器は一時的に呼吸を改善しますが、薬が切れるとすぐ問題が再発する可能性があります。そして吸入器とステロイドは長期間使うと否定的な副作用を持つことが多いので、通常短期間の使用のみが勧められます。さらに、ＣＯＰＤを患っている世界中のほとんどの人が、吸入器とステロイドを買う余裕がなく、その恩恵を受けることもできません。さらにいえば、ＣＯＰＤにはまだ有効な治療方法がなく、状態は着実に悪化していき、余命も短いのです。

多くの場合、ＣＯＰＤは時と共に悪化し、生命を維持できないところまで呼吸が制限されます。したがってＣＯＰＤの人は平均余命が短いです。世界中で三億二九〇〇万人、つまり人口の五％近くの人がＣＯＰＤの診断を受けています。さらに、ＣＯＰＤの診断をしてもらえない人も多く、実際の有病率は、さらに高いともいわれています。二〇一二年にＣＯＰＤは心臓病とがんに次いで、三番目の死因に位置づけられ、一二年だけでも三〇〇万人以上がＣＯＰＤにより死亡しました。[50]

毎年、ＣＯＰＤの研究費には何兆ドルも費やされていますが、それにもかかわらず、いまだにこの広範囲に広がる病気をうまく治療できません。それはなぜでしょうか？　じつは、間違ったところに答えを探しているのではないでしょうか？　私が知るかぎり、これまでCOPDの治療に成功した人はいません。

おそらく薬や外科手術に基づかない解決策があります。とりわけ以下の症例での成功から、COPDの根本的な問題は、自律神経系の機能不全にあると考えられ、したがってCOPDはポリヴェーガル理論から得られる洞察を使ってうまく対処できるかもしれないのです。

医師や病院は、前にも増してさらに精密で費用がかかる検査を行いますが、通常、自律神経系の機能の評価を見落としています。多くの身体機能に影響している腹側迷走神経枝の機能を、すばやく安価に評価できる方法があるにもかかわらず、このような事態であることは残念なことです。

私は、COPDの治療に成功していますが、迷走神経の機能を回復することが鍵になっています。医学界では、人の呼吸を効果的に改善できる医学的治療はない、という信念が受け入れられていますが、私のクリニックでは、呼吸を改善することでCOPDと診断されたほとんどの患者を助けることができました。

自律神経系をより良く機能させることによって、私は、対症療法であろうが代替療法であろうが、とにかくあらゆる治療法を試しても助けることができなかった広範囲の慢性疾患を抱える人々を助けることができました。私は、多くの異なる種類の健康問題に働きかけてきましたが、COPDと診断されたクライアントの呼吸能力を改善することができたことについては、とくに満足しています。クライアントがセルフ・エクササイズを実践し、私の手技を受けることで、呼吸能力が改善し、それによって、血液中への酸素の取り込みが増しました。

症例――COPDと裂孔ヘルニア

私のクリニックには肺活量を正確に計測する設備はありませんが、COPDと診断されたクライアントが訪れます。そのうちの一人は、私のセッションを受ける前、病院で肺活量を計測したところ、七〇%でした。セッション後に、再び病院で計測を受けると、一〇二%に改善していました。肺活量は、年齢層と体重を調整したグループの平均値に対して計測されます。したがって、同年齢で同様の体重の人の平均値を上回る人もいます。ですから肺活量が一〇〇%以上になる場合もあります。

このクライアントは、肺と気管支の画像スキャンを受けました。そこには、白くなっている部分があり、医師は過剰な線維の蓄積があると診断しました。医師は、十分に酸素を吸収できないのは、この線維のためであると告げたとのことです。私は、呼吸時の肺の動きを改善したら、やがて過剰な線維は吸収されるかもしれない、と考えました。このクライアントは、最近またセッションを受けに来ましたが、彼の酸素吸収率は、さらに一五%改善していました。

私のクリニックは、コペンハーゲンの古くて美しい街並みの中の、古いビルの二階にあります。エレベーターはありません。ある日私は、新規クライアントを待っていました。彼は四四歳で、呼吸困難を抱えているとのことでした。予約を取る電話で、彼は、COPDの診断を受けたと話していました。

ドアがノックされたので、私はドアを開けました。すると、この新しいクライアントは、階段の一番上で、片手で手すりにすがりつき、息も絶えんばかりに喘いでいるのです。彼は、次の息を吸い込むために、戦っていました。彼は、二階まで上がってくる間に、呼吸を整えるために、二度立ち止まらなければならなかった、と言いました。

彼は、COPDに罹患するまでは、大の運動好きだったようです。彼はさまざまなスポーツを楽しみ、とくにクロスカントリースキーに情熱を燃やしていました。彼は、私のところに来る前まで、二人の子どもと一緒にスイス・アルプスでスキー休暇を過ごしていました。しかし彼は、今回はスキーをしませんでした。レストランのテラスで、毛布にくるまって座り、子どもたちが自分抜きで斜面を下るのを見ていたのです。

彼は、医師たちが肺のスキャンを行い、過剰な線維が広がっている白い大きな領域があることを見つけ、彼の呼吸困難はその過剰線維が原因であると説明した、と私に語りました。スキャンした画像に白い領域があるのは事実です。しかし、私は、これが呼吸困難の唯一の原因だ、という医師たちの説明には、賛同できませんでした。私は、彼の筋骨格系に問題があることを認めました。そして、彼の肋骨と横隔膜を正常に動かすことができたら、エックス線写真に線維が映っていたとしても、彼の呼吸は改善するはずだ、と確信しました。

長年にわたる臨床経験から、私は、内臓器官に機能不全があるとき、たとえば彼の場合は肺ですが、その器官を司る自律神経系の不調が影響していることがわかっていました。交感神経系と同様に、迷走神経の腹側枝と背側枝は、心臓と肺を神経支配しています。背側迷走神経系も、横隔膜より下の内臓器官へと伸びる、横隔膜下迷走神経枝への経路を提供します。

迷走神経背側枝は細気管支を収縮させ、空気の流れを減少させます。ストレス反応と関係がある交感神経系は、細気管支を拡張し、空気の流れを最大限にします。迷走神経腹側枝が適切に機能しているとき、細気管支は緩み、空気が適切に肺に出入りする流れを作ります。

この息切れに苦しむクロスカントリー・スキーヤーの治療を始める前に、私は彼に、呼吸をするとき、どこに動きを感じるかと聞きました。彼は、吸気時には胸の上部が持ち上がり、呼気時にはそれが下がっていくと答えました。私は、彼が何を言っているのか理解できました。彼は、ほとんどいつも喘いでいて、呼吸は浅く、速く、胸を持ち上げて呼吸していました。

この胸の動きは、呼吸横隔膜を持ち上げている動きではありません。むしろその動きは、上部肋骨を持ち上げるために、首と肩の筋肉を緊張させていました。やがてこの緊張は、彼の頭を前傾姿勢にさせていたため、それがさらに呼吸を制限していました。頭部の前傾が呼吸に与える影響については、のちほど詳しく説明します。

私は彼の後ろに立って、両手を彼の胸の下の脇あたりに軽く当て、最下部二本の肋骨に少しでも動きがあるかどうか、確かめました。呼吸横隔膜が適切に機能しているときは、吸気時に収縮して最下部二本の肋骨を下方、横方向に押し広げます。男性は、右側では肋骨の横方向へのごくわずかな動きがありましたが、左側では横方向での動きを検出できませんでした。

私は、クライアントに、自身の呼吸の状態に気づいてもらうのを望んでいます。術前に、クライアントにあらかじめ胸と腹のどこに動きがあるかを感じてもらい、術後にどのような変化があったか感じてもらいます。変化がわかれば、クライアントも満足します。私は彼に、息を吸うときに、胸のどこに動きを感じるか、感じるように促しました。肋骨の脇が動いていることを感じられるか尋ねてみましたが、彼は、どんな動きも感じられないと言いました。

私は、彼の迷走神経腹側枝の機能をテストしました。このテストについては、第4章で説明しています。テストしてみると、彼の迷走神経腹側枝が機能不全だということが明らかになるのに、三〇秒もかかりませんでした。基本エクササイズを行い、彼の腹側迷走神経系に調整を施すことで、呼吸に何らかの改善が見られるのではないか、と私は考えました。

私は彼に、マッサージテーブルに仰向けに寝るよう頼み、基本エクササイズのやり方を教えました。基本エクササイズや、その他の介入方法に関する説明は、第II部にあります。このクロスカントリー・スキーヤーは、即座に呼吸が改善しました。彼は、よりゆっくり、より深く、緊張なく呼吸できるようになっていました。息を吸うとき、肋骨は脇に拡がるようになっていて、これは彼自身も感じることができました。これは、呼吸困難でCOPDに苦しむ人にとっては、大きな改善を意味します。私は再び迷走神経腹側枝の機能をテストしました。すると、腹側迷走神経枝の機能も、正常になっていました。

医師や研究者は、肺活量計を使用して肺を検査します。しかし、テストされていると思うと緊張してしまい、かえって呼吸が制限されることがあります。私は呼吸を機能的に評価したいと思っています。このクライアントは、階段を一階上がるのに非常に苦労しており、それは彼の日常生活においても、多大な悪影響を及ぼしていることがわかりました。

治療後、彼は、以前よりずっとリラックスしているように見えました。立ち上がったとき、より深くゆっくり呼吸ができ、顔色も良くなっていました。彼自身も、気分がかなり良くなったと感じる、と言いました。迷走神経の機能をテストし、基本エクササイズをやり、もう一回テストするのに、全部で六分かかりませんでした。これなら悪くないでしょう。

次の目標は、彼の呼吸横隔膜の動きを改善することでした。右側での肋骨の横方向の動きは増しましたが、左側の下部肋骨の触知可能な横方向の動きは、まだほとんどなく、私は、左側の何かが横隔膜の動きを阻害している、と感じました。多くの患者との体験から、これは裂孔ヘルニアが原因かもしれない、と思いました。

裂孔ヘルニアとは何でしょう？ 胃は通常、呼吸横隔膜より下の腹部の左側にあります。食道は、口の奥から胃の上部までをつなげる弾力性のある筋肉のチューブで、呼吸横隔膜の丸い開口部（隙間）を通過します。裂孔ヘルニアの典型的な医学的理解では、迷走神経の役割は考慮されていません。しかし、迷走神経腹側枝は食道の上部三分の一を神経支配し、その筋線維が長さを変えて胃を上げたり下げたりするのを可能にします。

迷走神経が適正に機能していれば、横隔膜が吸気で収縮するときに、食道はリラックスして伸び、腹部の中へと落ちていきます。理想的には、横隔膜は食道に沿って自由に上下し、胸部の中身は胸部（横隔膜上）に留まり、腹部の中身は腹部（横隔膜下）に留まります。しかし、迷走神経が機能不全である場合、食道の上部三分の一は緊張して短くなり、呼吸横隔膜の底に向かって胃を引っぱります（付録の「胃2」を参照）。

極端な場合、食道は緊張して短くなり、横隔膜に向かって胃を引き上げ、その開口部を拡げ、胃の一部を胸の中へと引き上げてしまうこともあります。これが裂孔ヘルニア（hiatal hernia）と呼ばれます。*hiatus* という言葉は「裂け目、あるいは中断」を意味し、hernia は組織の開口部からの突出を意味します。

裂孔ヘルニアの人は、呼吸困難に加えて、よく逆流性食道炎を起こします。これは胃酸が上がってきて食道や喉の奥に炎症を起こす現象で、胸やけとも呼ばれます。他の症状には、食後の膨満感や、そして日に三回の食事の代わりに、少量を数回に分けて食べたがる傾向があります。

通常の呼吸では、横隔膜が上下に動きます（163頁の「横隔膜呼吸」を参照）。私は、喘息や冷たい肺（別名COPD）のような呼吸困難の場合、短くなった食道が呼吸を阻害する要因になることを発見しました。実際は、それが多くの呼吸不全の根本原因だと確信しています。胃が横隔膜の中に引っぱられると、横隔膜は吸気時に自由に下がることができません。

基本エクササイズで迷走神経を治療し、それから食道を長くして緩めるために内臓オステオパシーの技術を使うと、通常、呼吸困難はただちに消え、クライアントは楽に深く呼吸できるようになります。多くの場合、必要なのはそれだけです！

裂孔ヘルニアを治療する

以下は、裂孔ヘルニアの治療のための、オステオパシーの内臓マッサージ技術です。簡単なセルフ・エクササイズとしても効果があります。

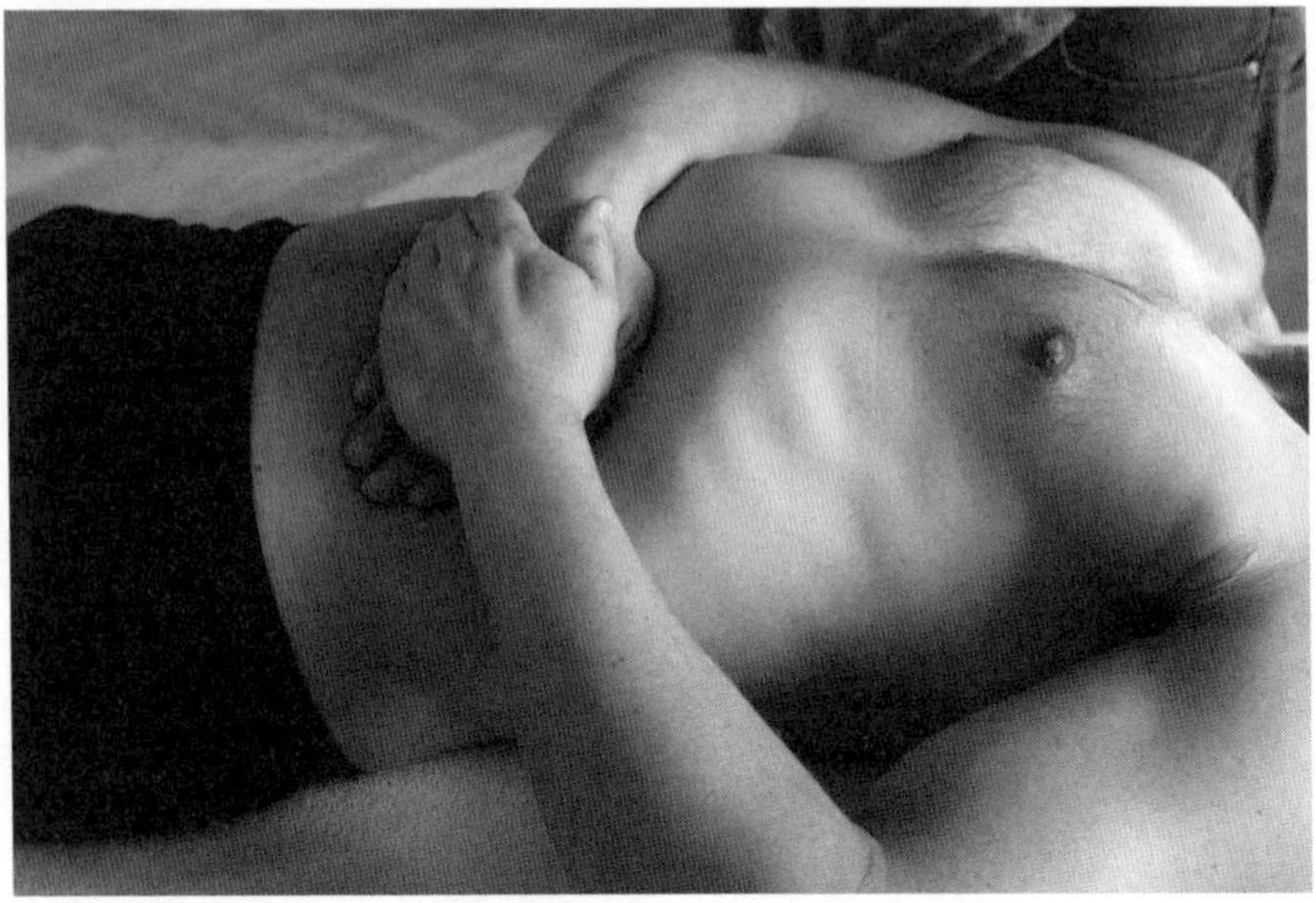

図1　裂孔ヘルニアの治療

最初に、クライアントに基本エクササイズ（第II部参照）をやってもらいます。次に簡単なオステオパシーの技術を使って、胃を下に引き、食道を伸ばし、長くして、緩めます。私は、クライアントがこの方法を自分でできるように教えます。私はこの方法で、喘息、肺線維症、息切れなどの診断を受けた多くの患者を助けました。

胃は腹部の左側、肋骨のすぐ下にあります。胃がありそうだと思う場所の上部に、軽く片手の指先を置きます。胃は柔らかいですが、触知できます。腹部の筋肉の中へゆっくりやさしく指先を伸ばせば、胃を感じることができるはずです。胃の表面を感じようと思うだけでわかります。いかなる状況においても、クライアントが痛いと感じるようなタッチは避けてください。痛いと言われたらすぐやめてください。

三、四センチ、胃をやさしく足方向へ引き下ろします。通常、そのあたりで最初の抵抗を感じるでしょう（図1）。微かに抵抗を感じる部位に留まり、食道が緩むまで待ちます。食道を伸ばすなら、胃を引き下げればよいと思うかもしれませんが、ここでは、どんな力も加える必要はありません。胃の最上部に指を置くと、神経に信号が送られ、食道が長くなり、胃が腹部に落ちて、呼吸横隔膜が吸気時に下りる余裕を作るようになります。

このように介入して、リラックスを感じると、通常クライアントは、ため息が出たり、つばを飲み込みます。この時点で、まるで胃が引き下げられていることへの筋肉の抵抗が溶けていくように感じます。そしてクライアントの呼吸が楽に、深くなります。

私は、このクライアントのために、この簡単な自分でできる手技を教え、彼は胃をやさしく引き下げることで、食道を伸ばし、より楽に呼吸できるようになりました。食道が緩むとともに、胃はより良い位置、つまり横隔膜より三〜六センチ下へと移動しました。そうなると彼の横隔膜は、食道の表面を滑って、自由に上下に動くことができるようになり、そうなると、吸気時に十分下に下がることができるようになりました。下部肋骨も、両側で横方向に拡がる動きが出てきました。呼吸はより深く、ゆったりしてきました。彼は、一息ごとに、今まではるかに多くの空気を吸い込み、吐き出せるようになっていました。

さあ、これで次のテストをする準備ができました。私のセッションルームは、二階にあります。私は彼に、階段を四階まで上がり、降りてくるように言いました。彼は、言われた通り階段を上り、戻ってきました。激しく呼吸していましたが、呼吸はより深くなっていました。彼は微笑んで、

「上りも下りもずっと走っていました。一度も止まる必要がありませんでした」と言いました。この人は、セッションを受ける前には、二階へ上るのに何回も立ち止まらなくてはなりませんでした。

このクライアントは、その後も私とのセッションを続けています。裂孔ヘルニアを治療することに加えて、ほかにも呼吸を妨げる可能性がある内臓器官の緊張に働きかけました。彼は基本エクササイズ、裂孔ヘルニアのための自分でできる手技と、その他の内臓マッサージをやり続けました。私は、いくつかのエクササイズも教えました。彼の兄はデンマークのトライアスロン・チャンピオンですが、彼は三か月後には、この兄と、数時間自転車に乗ることができました。最後に彼と話したとき、彼の呼吸は改善し続けていて、今度は兄と、スイスの山での自転車でのツーリングを計画していると語りました。私とセッションを始めてから、わずか六か月後のことでした。

彼は、このあと再度病院で肺のスキャンを受けました。まだ白い部分があり、線維が残っていることが明らかになりました。しかし、この線維は、呼吸を制限しているようには思われませんでした。線維は、たしかに肺組織の酸素吸収率を低減します。しかし彼の肺機能がそれを上回っているため、多くのアスリートより高いレベルで運動することができるようになっていました。

私は、COPDを治療するにあたり、専門家は間違った地図を使っていると考えています。彼らは、迷走神経の機能不全が関与していることを考慮に入れていないのです。私は、COPDの原因は、迷走神経背側枝の過活性と、迷走神経腹側枝の低活性に関連していると考えています。

背側枝は細気管支を収縮させて、肺に十分な空気を取り入れるのを難しくします。この収縮はシャットダウンの不動化状態でもあります。たとえば、ワニは、大きな獲物を食べたあとは、消化するためにじっと横になっている必要があります。しかし、日常生活で、この収縮が起きていることが理解されないと、活動したくてもできないことになり、またその原因がわからないままになってしまいます。

食道のストレッチを組み合わせた基本エクササイズは、数分しかかかりません。処方箋は必要なく、ただちに効果がみられ、否定的な副作用はありません。私が治療した、クロスカントリー・スキーヤーの男性は、病院で撮影してもらった肺のエックス線写真を私に見せ、この白くなっている部分が、過剰な線維の蓄積を示しており、それが呼吸機能を低下させていると説明された、と話しました。しかし、私が一〇分ほど介入したあとすぐ、彼の呼吸機能は回復しました。ということは、呼吸困難のすべての原因は線維である、とはいえないわけです。線維は、たしかに呼吸機能を低下させますが、それだけが呼吸困難の原因ではない、ということが、この男性の例でもわかるでしょう。

この男性は、ＣＯＰＤを患っていましたが、彼の腹側迷走神経機能を改善し、頭部を前方位置から戻し、呼吸横隔膜の機能を最適化することで、呼吸機能が回復しました。このことは、病院の検査により、数値で確認されています。

横隔膜呼吸

適切な横隔膜呼吸ができることは、社会交流の重要な要素です。私のクリニックで診たクライアントのうち、ストレス状態か背側迷走神経が過活性な人にはすべて、呼吸の乱れがあります。

正常な呼吸が行われているときには、横隔膜が上下に動きます。これが起きているかどうかを確認するには、肋骨の一番下の二本の横の部分に手を軽く置きます。横隔膜呼吸が正常であれば、両側の最下部の二本の肋骨は横方向に動いているはずです。しかし、裂孔ヘルニアが起きているときは、右側には横方向の動きを感じられますが、左側はほとんど何も感じられません。

横隔膜が下に下がったときに息を吸うことができないときは、肺を膨らませるための空間を作るために、代替的な方法が取られます。しばしば見られるのは、肩と上部肋骨を持ち上げることです。これは、胸式呼吸と呼ばれます。この呼吸パターンは怖れ、不安、パニックの感情と関連しています。

横隔膜を使った呼吸ができない場合は、腹部の筋肉を使って息を吸うこともしばしば起きてきます。息が浅いと、腹部は膨満し、柔らかく、たるむことが多いです。腹部の筋肉は柔らかすぎるため、たるんで腸が下がり、肺を下に引っぱります。これは「腹式呼吸」と呼ばれ、息が腹部へ落ちていくため、良い状態であると考える人もいます。しかし、実際には、呼吸横隔膜の緊張がありません。したがって、この方法で呼吸する人は、吸気時に腹部の筋肉を緊張させます。彼らの腹部の筋肉は硬く感じます。この呼吸パターンは怒りと関係しています。

理想的には、呼吸の際に腹部と胸部が、同時に、かつ、リズミカルに拡張し、収縮することです。下部二本の肋骨（第十一と第十二肋骨）は拡張と共に横、下方、そして後方に動きます。さらに、上五本の肋骨（第六から第十肋骨）は、横に張り出します。この横方向の動きは「バケツの持ち手」にたとえられます。その上の肋骨の次のグループ（第五から第一肋骨）は、胸骨に沿ってまっすぐ上方に持ち上がり、これは「ポンプの持ち手」にたとえられます。

横隔膜が最適な緊張を失うと、筋骨格系全体の適度な緊張も失われます。こういう状態の人は、身体の中に落ち込んでいく傾向があり、シャットダウンして抑うつ的な行動を見せます。すると、呼吸もそのようなパターンを示します。一方、怒りっぽい人は、全身も、呼吸横隔膜も緊張して、横隔膜が腸の中に押し込まれる状態になります。

迷走神経は、感覚線維と運動線維の両方を持っています。これは呼吸に影響を与えますし、また呼吸から影響を受けます。迷走神経の呼吸枝の中の感覚神経線維は、求心性、つまり内向きに情報を伝達します。そして、運動神経線維は、遠心性、つまり外向きに情報を伝達します。そして、感覚神経線維は、運動神経線維の四倍あり、つねに呼吸横隔膜の機能を監視しています。

迷走神経の運動線維が適切に機能していると、リラックスした状態で効果的な呼吸ができます。呼吸横隔膜が適切に働かず、吸気時に下降しないと、脊髄交感神経鎖か背側迷走神経回路のどちらかが過活性になったときに特徴的な、筋肉の使い方がなされます。そして、その特徴を持った呼吸のパターンが起きます。そして、横隔膜を適切に動かすことができなかった、という信号は、感覚線維を通して伝達されます。これは、危険であるとか、生命の危機が迫っているという信号を脳に送ることになります。このように、脳神経の感覚枝からのフィードバックは、自律神経系の状態に影響を与えます。

肩、首、頭の痛み――第XI脳神経、僧帽筋、胸鎖乳突筋（SCM）

第XI脳神経（「脊髄副神経」）は五つの「社会交流」神経の一つであり、さらに、特別な筋肉機能を持っています。第XI脳神経は、首と肩にある二つの大きな筋肉である、僧帽筋と胸鎖乳突筋（SCM）を神経支配しています（付録の「僧帽筋」と「胸鎖乳突筋」を参照）。これらは、顔と頭より下位にある骨格筋のうち、唯一、脊髄神経に神経支配されていません。そのため、もしこれら二つの筋肉が慢性的に緊張するか弛緩していたら、マッサージ治療やエクササイズに対して、身体のほかの筋肉とは異なる反応が出ます。

肩は、筋骨格系の中でも、最も問題が起きやすい部位の一つです。第XI脳神経の機能不全によって、首と肩の痛みと強張《こわば》りを招くことが多く、ときには、たんに基本エクササイズを用いて第X脳神経と第XI脳神経の機能を改善することで、この領域の痛みと、可動域の制限を解消することができます。基本エクササイズをしたあと、これらの筋肉に起因する問題を治療するための、その他のエクササイズも試したくなるかもしれません。たとえば、第II部で説明される片頭痛のセルフ・エクササイズを見てください。基本エクササイズをすると、多くの人たちにおいて、社会交流に必要な五つの神経すべての機能が、瞬時に改善されます。

僧帽筋と胸鎖乳突筋に話を戻しましょう。第XI脳神経の機能不全、そして、僧帽筋と胸鎖乳突筋の適切な緊張の欠如は、首と肩の痛みと強張りだけでなく、その他の多くの健康問題に関係しています。たとえば、片頭痛、頭部前方姿勢、呼吸困難、慢性的な脊髄交感神経鎖の活性化、慢性の背側迷走神経状態などを引き起こすこともあり、また、平均余命も短くなります。

僧帽筋と胸鎖乳突筋は、脊椎の形と健康状態を決定する要素でもあります。さらに、片側の胸鎖乳突筋が慢性的に緊張しているときは、側頭骨（耳の後ろの皿のような頭蓋骨）の上の筋肉が絶えず引っぱられるために、頭の片側が平らになってしまい、このため後頭部の形が変わってしまう可能性があります。私が治療した、自閉症スペクトラム障害を持つ子どもたちは、全員、この後頭部の形の歪みがありました[51]（「後頭部を丸くするテクニック」は第Ⅱ部参照）。

頭を回すには、止まったり、引っぱられたりせず、均等でなめらかなカーブを描くような動きが必要です。頭は九〇度、またはそれ以上回転できるはずです。頭を片側に回旋させるときに、可動域が狭くなっていたり、首や肩の強張りや痛みを訴える人がいます。頭を回旋させる方向と反対側に痛みか強張りがある場合は、回旋させている側の僧帽筋か胸鎖乳突筋のどちらかに問題があるはずです。痛みが回旋と同じ側にあれば、第Ⅺ脳神経や僧帽筋、胸鎖乳突筋の問題ではなく、おそらく肩甲挙筋《けんこうきょきん》のせいです。第Ⅱ部では、横方向の動きに関する首の状態を改善する「サラマンダー・エクササイズ」と呼ばれる一連のエクササイズが紹介されています。このエクササイズは最初は少し痛く感じるかもしれませんが、第Ⅺ脳神経への血流を改善し、僧帽筋と胸鎖乳突筋の機能を改善します。

肩甲挙筋

基本エクササイズとサラマンダー・エクササイズを用いて、脳神経の機能を改善し、頭の左右の回旋の動きを改善できます。しかし、頭の動きには、他の多くの首の筋肉が関係しており、そのどれが緊張しても、頭の回転を妨げる可能性があるので、頭の回転を完全に自由にするには、まだ十分ではないかもしれません。

頭を回転させるのと同じ側の首に痛みがあるなら、第XI脳神経、僧帽筋、胸鎖乳突筋に問題があるのではありません。おそらく、それは肩甲挙筋（肩を上に挙げる作用をする筋肉）から来ています。この場合、第XI脳神経や僧帽筋や胸鎖乳突筋に働きかけても、おそらく痛みや強張りをすべて取り除くことができないでしょう。

ジャネット・トラベル、デビッド・サイモンズ、ロイス・サイモンズは、著書『筋筋膜性疼痛と機能不全：トリガーポイント・マニュアル *Myofascial Pain and Dysfunction: The Trigger Point Manual*』の中で、肩甲挙筋に「首強張り筋[52]」というニックネームをつけました。この一対の筋肉は、首の片側に沿って第一椎骨から肩甲骨へと達しています。

肩甲挙筋を直接マッサージすると、たしかに緩みますが、それは一時的な効果で、筋肉はすぐに機能不全に戻ってしまいます。おそらく、肩甲挙筋の緊張が低いことが問題なのです。トム・マイヤースは、もっと永続的な効果を得るために、肩甲挙筋の状態を改善することに着目し、肩甲骨の上部に沿って位置する棘上筋《きょくじょうきん》のマッサージを提案しました（付録の「棘上筋」を参照）。

ベンジャミン・シールドは他のアプローチを提案しました。彼は、肩甲挙筋に接続している脊髄神経の圧迫を取り除くために、上部頸椎を側屈して第一と第三頸椎の間に空間を作ることを提唱しました。第一と第三頸椎の間に空間を作るには、首を片側へ傾けて、サラマンダー・エクササイズのレベル１を試してみると良いかもしれません。

僧帽筋と胸鎖乳突筋

僧帽筋と胸鎖乳突筋の問題は、たんに痛み、強張り、あるいは片頭痛だけでなく、より深刻な状態を引き起こす可能性があります。この二つの筋肉の機能不全を抱える人は、社会交流せず、第Ⅰ部で、「ヒドラの頭」として説明したあらゆる問題を起こしやすいのです。この二つの筋肉の機能を修正すると、第Ⅺ脳神経の機能が改善し、社会交流状態を回復することができます。

　この二つの筋肉は、脳神経に神経支配されています。残りの六六〇個の骨格筋は、すべて脊髄神経に神経支配されています。ですから、この二つの筋肉は、身体のほかの筋肉とは異なります。脊髄神経に神経支配されている筋肉の場合、そのどれが緊張しても、痛み、可動域の減少、強張りを引き起こしえます。ところが、僧帽筋と胸鎖乳突筋の機能不全は、筋肉の問題とは関連しない、多くの深刻な健康問題の原因となりえます。

　僧帽筋は、首、肩、胴体の後ろの広い領域を覆う、薄くて平らで台形の表層筋です。頭蓋の後方の基底部にある後頭骨をはじめ、頸椎と胸椎の棘突起《きょくとっき》や、肩甲骨の棘突起に付着しています。これは、首から胴体の中まで、つながっています。胸鎖乳突筋は、耳のちょうど後ろの頭蓋の脇に沿って、側頭骨の乳様突起の先端に付着します。それからこの筋肉は二つの「腹」に分かれ、斜めに前後を包み、一部は胸骨の先端に付着し、他の一部は鎖骨の内側に付着します。二つの筋腹は、頭蓋のわずかに異なる場所に付着するので、わずかに異なる角度で頭を引っぱります。また胸鎖乳突筋の胸骨側と鎖骨側の腹は胴体の異なる位置に付着しているため、頭の回旋にも影響しています。

両側の胸鎖乳突筋は、馬の頭の動きを操縦できるようにする手綱にたとえることができます。騎乗者は、片側の手綱を引き、反対側をたるませます。胸鎖乳突筋のどちら側にも慢性的な緊張がなければ、頭は首の上で完全にバランスを取るでしょう。頭は制限や痛みを生じることなく、右にも左にもごく簡単に回旋するでしょう。頭はまっすぐ前を見ながら、自然に休む位置に落ち着きます。

しかし、片側の胸鎖乳突筋の腹の一つが緊張しがちだと、首が強張ります。これによって、首は、片側に回旋できても、反対側は回旋できなくなります。胸鎖乳突筋は、第XI脳神経によって神経支配されているので、ここが強張ると、第XI脳神経の機能不全を引き起こし、そのために迷走神経が機能不全に陥ります。

胸骨に付着する胸鎖乳突筋の腹が両側とも緊張すると、首は短く太くなり、頭は前方に引っぱられます。これは「ブルネック」と呼ばれています。鎖骨に付着する胸鎖乳突筋の腹が同時に緊張すると、頭は後方に引っぱられ、首は薄く長くなります。これは「スワンネック」と呼ばれています。

先駆的なボディセラピストであるアイダ・ロルフ博士は著書『ロルフィング *Rolfing*』[53]の中で、僧帽筋と胸鎖乳突筋は、首の筋肉の外輪を構成している、という点に注目すべきだと述べています。この外輪の内側には、呼吸や嚥下の際に上部肋骨を持ち上げるための頭の繊細な動きを作るのを助ける、たくさんの小さな筋肉があります。

頭を回転させる筋肉の緊張と弛緩の複雑な調整は、正確な筋肉制御を必要とします。これは、その仕組みについて考える必要がないような方法で、私たちの神経系にプログラミングされています。私たちは、何かに注意を引かれると、自動的にそれに目を向けます。頭の動きは目の方向に従い、次に身体の動きが頭の動きに従います。目は関心の対象に合わせ、それを視界の中心に据えます。次に僧帽筋と胸鎖乳突筋の線維を神経支配している第XI脳神経が、その方向に頭を回転するために、これらの筋肉に作用します。

私たちは生まれたときに、こうした、目、頭、身体の動きを調整する能力を持っています。赤ちゃんがうつ伏せで寝ているとき、もし前にあるものが突然動いたり、速度を変えたら、赤ちゃんは、目の焦点を合わせ、まず目で、次に頭で、その動きを追いかけるでしょう。私たちは、音にも同じように反応します。注意を引く音があれば、頭を動かして、音がよく聞こえるように、その音が左右の耳の中央に来るようにします。このすべてが、僧帽筋、胸鎖乳突筋、その他の筋肉の複雑な調整を必要とします。

アフリカ・セレンゲティでの僧帽筋と胸鎖乳突筋の動き

チーターは地球上最速の哺乳類で、最高時速約九〇キロで走ることができます。信じられないスピードで獲物を追いかけて走りながら、チーターは追いかけている獲物に視線を固定し続けます。第XI脳神経が、チーターの頭を動かし、頭が向くと身体が従います。

カモシカは、チーターに狙われてしまったら、何も障害物がない、見通しの良い場所を探します。カモシカの目が、そのような場所を見つけると、頭が目の方向に従い、次に身体が従います。

カモシカはチーターほど足が速くはありません。まっすぐに走れば、チーターは簡単にカモシカを捕えることができます。しかし、カモシカにも武器があります。カモシカには、軽い身体と細い脚があります。つまりカモシカは、すばやく回転できるのです。カモシカは、チーターから逃れるために、ジグザグに走ります。チーターは、そんなにすばやく身体を回転させることができません。成長を終えた健康なカモシカであれば、チーターに追いかけられても、機敏に身体を左右に回転させながら、チーターの追撃をうまくかわして、逃げおおせることができます。カモシカはまた、持久力に優れているため、追いかけてくるチーターより、長く走り続けることができます。

チーター、ライオン、トラ、あるいは他の捕食動物は、獲物を見つけて、すぐに捕えることができないと、一気に体力を消耗するため、再び狩りに出るまでに、数時間は休息しなくてはならなくなります。そこでチーターは、短時間で狩りを成功させるために、獲物の群れを観察し、けがをしていたり、年老いた個体や、母親の近くの長い草に隠れている子どもに狙いを定めます。チーターは、このように長い時間をかけてカモシカの群れを観察します。

狩る側も狩られる側も、ある意味、生き残りは、いかに頭を機敏に回転させることができるか、という能力にかかっています。これを成し遂げるのは、共に第XI脳神経に神経支配される僧帽筋と胸鎖乳突筋です。頭を回転させることは生死を分ける問題なのです。したがって、第XI脳神経は、これらの生き残りの鍵を握る筋肉の、個々の線維を正確に神経支配するために、複雑、かつ高度に発達しています。

赤ちゃんのハイハイと僧帽筋

僧帽筋は、人間が生まれてすぐに使う筋肉の一つです。うつ伏せで寝ている赤ちゃんは、背中を反らせ頭を持ち上げようとします。このとき使うのが僧帽筋です。赤ちゃんが頭を上げるようになると、次に、頭を回転しまわりを見ようとします。このときに使うのが、胸鎖乳突筋です（付録の「腹這いの赤ちゃん」を参照）。

次の発達段階では、赤ちゃんは頭を高く持ち上げ、肩の下に腕を持ってきて、上半身の重さを支えようとします。これで赤ちゃんは四つん這いをする準備ができたことになります。この姿勢では、上部僧帽筋線維を収縮させて、首を伸ばして弓なりに反らし、頭を持ち上げ、顔は前を見ます（付録の「四つん這いの赤ちゃん」）。これをするために、赤ちゃんは僧帽筋の三つの部分の線維すべてを、ほぼ等しく収縮させます。赤ちゃんは下部僧帽筋を使って腰を弓なりにし、中部僧帽筋を使って肩を引っぱり、上部僧帽筋を使って頭を持ち上げ、後ろに傾けます。頭が首の椎骨に支えられてバランスを保つことができるようにするには、僧帽筋に加えて、後頸部で最大の筋肉である頭半棘筋《とうはんきょくきん》の一部を用います。それによって、胸鎖乳突筋は、スムーズに頭を回旋させることができます。

この発達段階では、赤ちゃんは手と膝《ひざ》で体重を支えて、四本足の哺乳類そっくりな動きをします。しばらくたつと、赤ちゃんは、片方の腕を前に出し、もう一方の腕を後ろにやって、ハイハイを始めます。這うときは、腕を交互に動かします。そのためには、僧帽筋を非対称的に使う必要があります。

身体を四つん這いで支えるとき、腕と太ももは胴体に対して九〇度の角度となります。赤ちゃんが腕を前に押し出すと、同等の力が腕を肩関節の受け口にかかります。このとき、肩関節の固有受容神経は、腕と肩は正しい位置にあるのを感じ、バランスが取れているという情報を脳に送ります。

這うことから立つことへ進むときの僧帽筋の使い方の変化

人間の赤ちゃんは、這うとき、四肢すべてに体重をかけて支えます。人間は、神経系の指令を受けながら筋肉と骨を使って動くという点では、四本足の動物と同じ身体構造を持っています。私たちは重力の中で生き、重力はつねに私たちを下へと引き下ろします。四つん這いで這うとき、四肢にほぼ均等に体重を分散させ、それと同じ力が身体内へと押し戻されていきます。これは安定した構造です。

後ろ脚でバランスを取って立つようになると、私たちはまったく新しい方法で筋肉と骨を使う必要が出てきました。筋肉と骨格システムの中の緊張のバランスが、すべて変化します。四つ足だったときは、筋線維内の筋肉の緊張はほぼ均等でした。しかし、二本足で立つようになると、ある筋肉は慢性的に緊張し、他の筋肉は弛緩するようになりました。四本の支えで体重を支える代わりに、立つときは、脚と腰の間の二つの球関節に、重い上半身を完全に預けて、バランスを取ります。四つん這いの姿勢に比べて、非常に不安定です（付録の「立っている赤ちゃん」を参照）。

何十年にもわたって後ろ脚で立つことは、四本足の動物にはない多くの問題を引き起こす可能性があります。最も一般的なのは、加齢と共に頭部前方姿勢（ＦＨＰ）が増すことです（ＦＨＰとそれに関係する健康問題に関しては、以下の項を参照）。

ご購読ありがとうございます。このカードは、小社の今後の出版企画および読者の皆様とのご連絡に役立てたいと思いますので、ご記入の上お送り下さい。

〈書　名〉※必ずご記入下さい

●お買い上げ書店名(　　　　　地区　　　　　　　　　書店　)

●本書に関するご感想、小社刊行物についてのご意見

※上記をホームページなどでご紹介させていただく場合があります。(諾・否)

●購読メディア	●本書を何でお知りになりましたか	●お買い求めになった動機
新聞 雑誌 その他 メディア名 (　　　　)	1. 書店で見て 2. 新聞の広告で (1)朝日 (2)読売 (3)日経 (4)その他 3. 書評で (　　　　紙・誌) 4. 人にすすめられて 5. その他	1. 著者のファン 2. テーマにひかれて 3. 装丁が良い 4. 帯の文章を読んで 5. その他 (　　　　)

●内容	●定価	●装丁
□満足　□不満足	□安い　□高い	□良い　□悪い

●最近読んで面白かった本　(著者)　　　　(出版社)

(書名)

㈱春秋社　電話 03-3255-9611　FAX 03-3253-1384　振替 00180-6-2486[illegible]
E-mail:info@shunjusha.co.jp

郵便はがき

料金受取人払郵便

神田局承認

1743

差出有効期間
2023年12月31日まで
（切手不要）

101-8791

535

千代田区外神田
二丁目十八−六

春秋社
愛読者カード係

*お送りいただいた個人情報は、書籍の発送および小社のマーケティングに利用させていただきます。

(フリガナ) お名前	歳	ご職業
ご住所 〒		
E-mail 小社より、新刊／重版情報、「web 春秋 はるとあき」更新のお知らせ、イベント情報などをメールマガジンにてお届けいたします。	電話	

※新規注文書（本を新たに注文する場合のみご記入下さい。）

ご注文方法　□**書店で受け取り**　□**直送(代金先払い)** 担当よりご連絡いたします。

書店名	地区	書名	冊
			冊

最初に人間が這うようになったとき、僧帽筋は頭を高く上げる働きをしていました。僧帽筋の三つの部分は、一つの筋肉のように、すべての線維をほぼ同程度収縮させて機能していました。ある筋線維は肩を後ろに引き寄せて、共に上部脊椎を支え、他の線維は頭を後ろに持ち上げるために他の方向に引っぱりました。

しかし、人間が立ったとき、僧帽筋の一部は完全性を失いました。もはや以前のように共に肩を後ろに引き寄せ、頭を上に傾ける必要はなくなりました。これらの筋線維は、単一の筋肉として機能するのではなく、いまや上部、中部、下部僧帽筋として見られる三つの機能単位に組織化され、これら線維の三つのグループは、別々の働きを持ちはじめました。ですから、一部は過剰に緊張し、他の部分は緊張が低下する傾向になっています。これは、肩の骨の位置だけではなく、背骨の位置にも関係します（付録の「僧帽筋」を参照）。

人間の背骨は、ウマ、ヤギ、キリンの背骨とは大きく異なる形をしています。四本足の動物は重さの一部を前脚で支えます。しかし人間は、腕が肩関節からぶら下がっており、腕を肩関節の中に押し返す力がかかっていません。

肩に痛みがあるなら、痛みを作り出したのが何なのか、考えてみると良いでしょう。何か重いものを運んだとか、野球のボールのような何かを投げたとか、普段しないようなことをしましたか？もし思い当たらないなら、肩の痛みを生じさせる不均衡は、足だけで直立していたからかもしれません。そして、生涯いすに座り続ける習慣が、人間の筋骨格系の構造にどのような影響をもたらすかは、あまり研究されていません。理学療法士の治療を受ける人の中では、肩の問題を訴える人が一番多いというのは、驚くことではありません。

人間の背骨は、首の強張りや、背中や腰の痛み、肩の問題を起こす可能性がある構造になっています。人間が立って生活するとき、頭と背骨の関係は、四つん這いでいたときとは変化します（付録の「立っている赤ちゃん」を参照）。脚の上でバランスを取るために、僧帽筋の上部はもはや頭を後方へ持ち上げるために配置されておらず、頭は前方に滑りがちです。

直立すると、僧帽筋の中部は、安定の基盤を作るために背骨に向かって肩甲骨を引っぱりません。その代わりに肩甲骨は、前方、脇のまわりへと背中を滑り降りるように位置しています。四本足の動物は、厚く樽状の胸を持っています。しかし、人間の胸上部は落ち込み、腹は垂れ下がります。もし俳優が、舞台の上でこの姿勢を見せていたら、彼は自尊心を失った人の役柄を演じていることでしょう。

僧帽筋の下部が、這っていたときのように機能しないとき、背骨は短くなり、頭は前方位へ動きます。この状態では筋肉の緊張が高まることはなく、かつては重力の一定の引っぱる力に対抗して、頭を持ち上げるために使われた、僧帽筋の三つの部分のバランスの良い緊張が失われます。

ですから、僧帽筋の機能を改善するためには、筋肉に接続している神経を刺激して、僧帽筋の三つの部分すべての筋線維の緊張を改善する必要があります。この、僧帽筋の緊張のバランスを改善するためのエクササイズとして、私は第Ⅱ部で、「ねじりと回転のエクササイズ」と呼ぶ簡単な動きを紹介しています。他のほとんどのエクササイズと違って、このエクササイズは、筋肉を伸ばしたり強化したりしません。筋肉の緊張を強めたり緩めたりすることで、僧帽筋を神経支配している神経を目覚めさせようとしています。筋肉の過度に緊張した領域はリラックスできる一方、必要な領域では筋緊張が増します。

僧帽筋の緊張の非対称性

僧帽筋の構成要素である、上部、中部、下部の三つの筋肉の線維は、つねに緊張度に違いがあります。また右側と左側でも違いがあります。さまざまな部分で筋緊張の度合いが異なるため、左右の肩のバランスが崩れてしまう可能性があります。

僧帽筋は頸椎と胸椎に付着するため、左右の僧帽筋の緊張の不均衡は、胸椎の回旋、前弯、後弯、側弯を増します。これによって、胸部の内部空間が変化し、これが心臓と肺の機能に影響します。

このような不均衡は、脊髄神経も圧迫し、その神経が司る器官にも影響を与える可能性がありま す。脊髄神経の第一～第四胸神経は心臓に、第五～第八胸神経は肺に接続しています。第九胸神経とその下の脊髄神経は、さまざまな内臓器官につながっています。

胸鎖乳突筋の非対称性

両側の胸鎖乳突筋は、頭を左右に回転する主要な筋肉で、胸鎖乳突筋の慢性的、あるいは急性の緊張は肩こりを引き起こします。胸鎖乳突筋に緊張がある赤ちゃんは、仰向けになると頭を片側に向ける傾向があります。子どもが大きくなると、斜頸という診断を受ける可能性があります。

肩こりの人の後頭部を調べると、片側が平らになっているかもしれません。もしそうなら、

269頁の「平らな後頭部を丸くするテクニック」で説明している方法が使えます。これを実施することで、緊張した胸鎖乳突筋が緩むだけではなく、大人であってもある程度、後頭部の丸味を取り戻すことができる可能性があります。

肩こりは、環椎と呼ばれる第一頸椎の回旋を伴い、脳幹への血流を減少させてしまいます（付録の「環椎」を参照）。大人の場合、肩こりは、先に記したように社会交流に必要な五つの脳神経の一つ、第XI脳神経の機能不全を引き起こす可能性があります。ですから胸鎖乳突筋の緊張を解放することで、しばしば楽に社会交流できるようになります。

この考え方は新しいものではありません。何千年も前にこの点について述べた文章があります。聖書の中に「肩こり」の人々に関する驚くほど多くの記述があります。ネヘミヤ記第九章一七節には、「彼らは聴くことを拒否し、あなたが彼らに行った奇跡を覚えていなかった。彼らは肩こりになり、反乱を起こし、再びエジプトの奴隷に戻ることを良しとする指導者を任命した」と書いてあります。

第XI脳神経の新しい絵

頭を回転することは、赤ちゃんが行う最初の動きの一つであり、身体の最も重要で複雑な動きの一つです。私たちは、この動きを当たり前のこととしているので、普通それについて考えたりしません。僧帽筋と胸鎖乳突筋を制御するには、多くの筋線維の収縮と弛緩を絶妙に調整する必要があり、第XI脳神経が適正に機能していなくてはなりません。

第XI脳神経の解剖図のほとんどは、一つの絵でこの神経枝すべてを説明していますが、これがかえって混乱を招いているようです。第XI脳神経の構造の複雑さを明確に説明するため、私はイラストレーターに、いくつかの絵を描いてもらうことにしました。この重要な脳神経である第XI脳神経の三つの部分を、色分けしてもらいました（付録の「第XI脳神経」を参照）。第XI脳神経の一つの枝は脳幹に出入りし、「頭蓋の境界線」と呼ばれます。現在は迷走神経の一部と見なされていて、第4章で説明した咽頭筋を神経支配する枝です。「脊髄副神経」と呼ばれる別の枝は、頭蓋下の首の脊髄から出て、僧帽筋と胸鎖乳突筋の線維に至ります。さらにもう一つ別の脊髄副神経の枝があり、脊髄を出て、共に織り合わさり、大後頭孔を通って頭蓋の中に伸び、頭蓋床を横切って、その後頭蓋底の頸静脈孔を通って出ていく神経枝で構成されています。

多様な経路にもかかわらず、第XI脳神経のすべての枝は、僧帽筋と胸鎖乳突筋のさまざまな部分を神経支配するために、協調して共に機能します。

第XI脳神経と迷走神経（第X脳神経）は、社会交流に必要な五つの脳神経のうちの二つであり、機能的にだけではなく構造的にも、密接に関連しています。付録の第XI脳神経の二つの図の中に、XI脳神経の枝と迷走神経腹側枝が頸静脈孔を通って頭蓋を出たあと、つながり合っていることが描かれています。第XI脳神経からの線維が、頭蓋の外側で、迷走神経線維と数ミリの間接合します。頸静脈孔を出たあと、二つの神経線維がつながり合うことに加えて、第XI脳神経と腹側迷走神経枝は、共に脳幹の中の神経線維の一部である「疑核」から出ます。

ですから、迷走神経の機能が正常であるか否かが、第XI脳神経の機能に直接的に影響していることとは、驚くことではありません。第XI脳神経の機能をテストすることは、第X脳神経の腹側枝の機能をテストするのと同じです。

第XI脳神経と腹側迷走神経枝

「第XI脳神経のためのトラップ・スクイーズテスト」は、たんに第XI脳神経だけではなく、社会交流に必要なほかの四つの神経の機能に関する指標となります。これら五つの神経はすべて共に作用します。一つが機能不全なら、その他も機能不全でしょう。一つの機能を改善したら、他の四つの機能も改善します。

「トラップ・スクイーズテスト」では、第XI脳神経と腹側迷走神経系の機能をテストします。このテストでは、クライアントに、口を開けて「ア、ア、ア」と発声してもらいます。これをやりはじめてすぐ、私は、両側の僧帽筋の緊張にばらつきがあるときは、口蓋垂を上に上げるテストの結果、腹側迷走神経系の機能不全が確認されるということに気づきました。そこで私は、クリニックで、非公式ながら、研究をしてみようと決意しました。

治療のためにクリニックを訪れた八〇人に対して、テストを実行しました。まず腹側迷走神経系の機能をチェックするために、第4章で説明した、迷走神経咽頭枝のための口蓋垂持ち上げテストを行いました。さらに、第XI脳神経の機能を調べるために、トラップ・スクイーズテストを行いました。私が行った実験では、これら二つのテストの結果に一〇〇%の相関が見られました。このような結果が得られたので、私は、僧帽筋のテストは迷走神経の機能の確かな指標になるという結論に至りました。

クライアントが基本エクササイズをしたあと、口蓋垂持ち上げテストとトラップ・スクイーズテスト両方を実施したところ、第XI脳神経と迷走神経腹側枝の両方が改善していました。クライアントたちも、改善を実感していました。彼らは、「エクササイズをしたあと、トラップ・スクイーズテストをすると、両側の感覚がほぼ同じであるように感じます」と言いました。彼らに、頭を回し、頭、首、肩の感覚をチェックしてもらうと、ほぼすべての人において動きが良くなっており、ほとんどあるいはまったく痛みを感じずに、首をスムーズに回転することができるようになっていました。

肩と首のための「トラップ・スクイーズテスト」

理学療法士や、ソマティックなセッションを行うセラピストのところを訪れるクライアントの中で、最も多いのは首の強張りと肩の痛みを抱えている人です。先に話したように、これらの問題は、多くの場合、僧帽筋や胸鎖乳突筋の適切な緊張の欠如が原因です。そのどちらかが慢性的に緊張するか弛緩している可能性があります。

ほとんどの理学療法士、マッサージセラピスト、ソマティック・セラピストは、クライアントの自律神経系の状態を考慮に入れず、緊張した肩の筋肉に直接働きかけようとします。私が首や肩の問題を抱えている人に手技を行うときは、コッティンガム、ポージェス、リヨンの研究をもとに介入します。(54)

彼らの研究で示唆されているように、筋膜リリース、筋筋膜リリース、あるいは筋肉緊張のリリースで結果を出すには、腹側迷走神経系の機能が整っていることが前提条件です。ですから私は、最初に迷走神経腹側枝の機能をテストするか、第XI脳神経の機能をテストするために以下の方法を実施します。迷走神経腹側枝の機能のテストでは、口蓋垂領域の動きを観察します。クライアントに口を開けてもらって、懐中電灯で中を照らし、クライアントに「ア、ア、ア」と言ってもらいます。それよりも、さらに時間を取らず、非侵襲的なテストがあります。

これが「トラップ・スクイーズテスト」で、肩の上の筋肉をつまむだけですので、数秒で終わります。これは、テストをするための協力を得るのが難しい、子どもたちや自閉症スペクトラム障害の人に使うのに最適です。

このテストのやり方をマスターするには、手で正確に動きを感じられるようになることが大切なので、まず何人かに試してみてください。僧帽筋をテストしようとして触ってみても、初めはこれで良いのかどうかわからないことが多いです。数回試せば、その感覚をつかむことができるでしょう。

第XI脳神経のテストは、僧帽筋の上、つまり、肩の上部から首に向かう途中の半分までのところを滑らせ、持ち上げ、回転させ、左側と右側を比べます。僧帽筋は広い領域を覆っていますが、とても薄い筋肉です。

1．片側の僧帽筋を持ち、親指と人差し指で軽くつまむ（図2）。初心者は、筋肉をつかもうとし

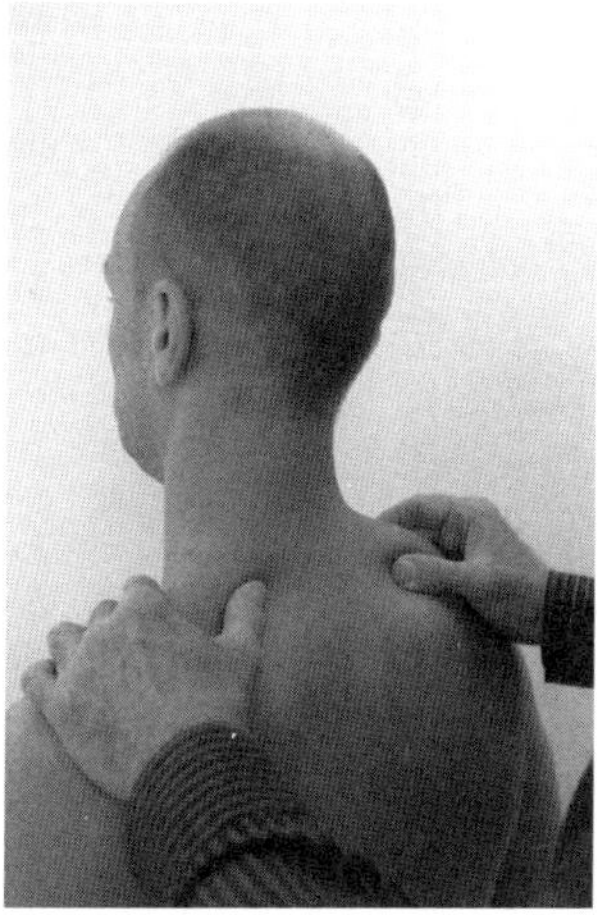

図2　トラップ・スクイーズテスト

ますが、より軽くつまむほうが良いです。

2. 軽くゆっくりつまめば、筋肉をその下の筋肉からわずかに離して持ち上げることができるはずです。

3. 僧帽筋の緊張を、左右で比較します。両側とも同じように感じますか？　あるいは片側が硬いと感じますか？　両方とも、柔らかく弾力があるのが理想ですが、片側は柔らかく弾力的で、反対側が硬いことがよくあります。柔らかいときは、軽い圧でゆっくりつまみ、さらに深く押し込んでも、その筋肉は緩んで柔らかくしなやかなままでしょう。しかし、硬いときは、ごく軽い圧を使っても緊張が増し、硬く感じて、うまくつまめないかもしれません。

4. クライアントに「私が肩の筋肉をつまむと、両側とも同じように感じますか？　それとも違いますか？」と聞きます。もしその人が違うように感じると答えたら、「どちら側がより緊張していますか？」と聞きます。ここで、私の体験上、不思議に思うことがあります。私の感じることと、クライアントが感じることが、嚙み合わないことが半数以上あるのです。どうしてそうなのか、今でもわかりませんが、手技を行えば、問題なく成果が得られます。ですので、これは気にしないで進めてよいと思います。大切なのは、クライアントも私も、左右で違いがあるという点に同意することです。

5．違いがあることがわかったら、第XI脳神経の機能不全が起きていると考えてよいです。自律神経系が社会交流を支持しておらず、ストレス状態か背側迷走神経優位の引きこもり状態のどちらかにいる、と考えられます。ということは、いかなる介入をしても意味がないので、まず、腹側迷走神経系の機能を回復する適切な方法でアプローチします。

頭部前方姿勢に由来する健康問題

後弯症あるいは頭部前方姿勢（FHP）は、深刻な健康問題を引き起こす可能性があります。これは僧帽筋と胸鎖乳突筋の機能不全に関係します（図3）。頭部前方姿勢は、一般的に、姿勢の悪さから発生します。

私たちは、子どものころは姿勢が良いのが普通ですが、歳をとるにつれ、姿勢が悪くなり、呼吸が浅くなり、めまいに悩まされるようになります。この問題は、医学的な問題とは考えられていません。医師は、これは加齢によるもので、改善の手立てはないと言います。こういった症状を治療するための薬も手術もありません。

ＦＨＰになると首がたるむ傾向があり、頭が前方に突き出すようになります。胸の上部が潰れ、心臓と肺のための空間が減少します。ＦＨＰはまた、吸気の間、第一肋骨を持ち上げる筋肉群の動きも阻害し、その結果、呼吸の質が落ちてしまいます。

時を経てＦＨＰが悪化すると、呼吸の能力がますます低下します。ＦＨＰは喘息やＣＯＰＤといった呼吸問題を持つ人たちによく見られます[55]。このような状態だと、疲れやすくなったと感じます。『米国老年医学会誌』で発表された研究は、ＦＨＰを持つ人は、毎日煙草を一箱吸う人より平均余命が短いこと、ＦＨＰを持つ高齢者は、死亡率が高いことを報告しています[56]。

これらの神経機能の低下の問題は、アルツハイマー病、認知症、老衰を引き起こす可能性があります。呼吸機能の低下に加えて、胸の内側の空間の損失は、心臓を圧迫し、心臓につながる血管を密にします。ＦＨＰはまた、頸椎と上部胸椎の間を圧迫し、頸椎と上部胸椎の脊髄神経を圧迫します。

さらに頭部前方姿勢は、頭に血液を運び上げる椎骨動脈を圧迫し、顔、脳の一部、社会交流のための脳神経Ⅴ、Ⅶ、Ⅸ、Ⅹ、Ⅺが始まる脳幹への血液供給を減少させます。このような状態に陥る

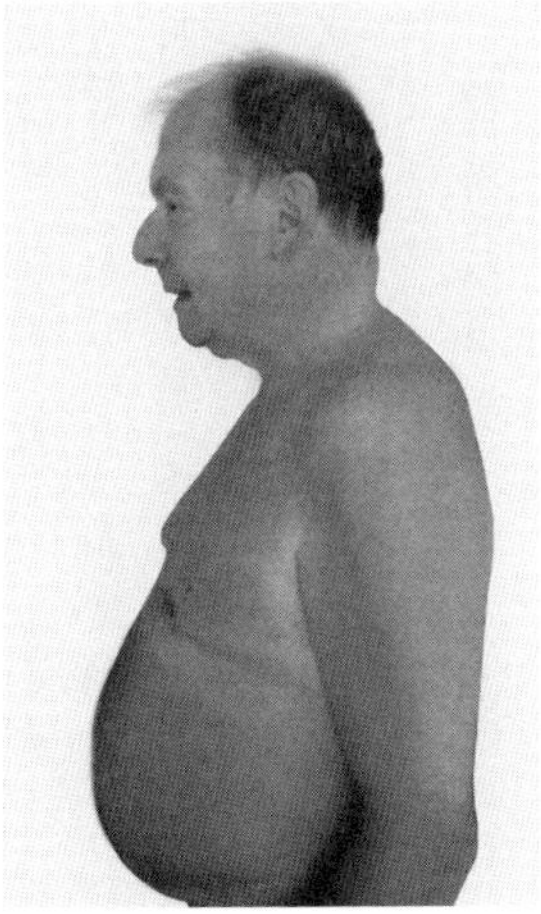

図3　頭部前方姿勢

と、顔色が青白くなり、自然な顔の表情に欠け、社会交流していないように見えます。これら五つの脳神経が十分な血液循環を受けられないと、適切に機能できなくなり、慢性ストレス状態か、背側迷走神経系が過活性な状態に陥りやすくなります。

姿勢が悪化していくにつれて、痛みや強張りが発生します。メイヨー・クリニックのニュースレターによると、「FHPは、長期的な筋肉の緊張、椎間板ヘルニア、関節炎、神経の圧迫を引き起こす」ということです[57]。

脳神経外科医でノーベル賞を受賞したアルフ・ブライグ博士は「首の曲線の喪失は、脊髄を五〜七センチ伸ばし、病気を引き起こす」と述べています[58]。FHPによる特徴的な首の強張りは、背骨全体も硬化させます。脳の研究でノーベル賞を受賞したロジャー・スペリー博士によると「脳への刺激と栄養の九〇%は背骨の動きによって生み出される」とのことです[59]。

後弯症の人は、しばしば、呼吸困難、軽度の腰痛、背骨の圧痛と強張りを併発します。感情的には、周囲に無関心であったり、無頓着になるなど、背側迷走神経系が優位になっている引きこもりのような状態に陥ります。

私たちの耳は、横から見ると、肩中央のまっすぐ上にあるはずです。しかし、歳をとるにつれ、私たちの多くはFHPになり、耳は肩の中央に対して前方に動いていきます。この場合、かがんだ姿勢になり、胸の上部が潰れ、頭は首の上でバランスが取れない状態になります。首の筋肉群は、頭がさらに前に落ちないよう、絶えず緊張を続けなければなりません。

『カパンジー機能解剖学』の中で、A・I・カパンジーは、「頭部が前方に傾く姿勢では、約三センチ頭が前に出るごとに、背骨にかかる頭の重さは約五キロ増加する」と述べています[60]。頭自体が約六キロの重さです。そして、私たちの多くは、頭が六〜九センチ前方に傾いているといわれます。

あるＦＨＰを抱えた男性が、呼吸困難と全身の倦怠感を訴えて私のところに来ました。写真の男性です。彼のＦＨＰは、筋肉の緊張のためではなく、僧帽筋の弛緩のために引き起こされていました。先に述べたように、ＦＨＰは、僧帽筋と胸鎖乳突筋の機能不全によって発生します。僧帽筋の十分な緊張が欠け、一方、胸鎖乳突筋の一部は慢性的に緊張しています。ですから、これらの筋肉の筋緊張を改善すると、頭が、後方のより望ましい位置に収まります。

マッサージや運動は、身体の筋肉に作用します。しかし、僧帽筋と胸鎖乳突筋は、脳神経に神経支配されているので、違ったアプローチが必要です。これら二つの筋肉のどちらかにある緊張を正常化するためには、基本エクササイズをしてもらいます（第Ⅱ部参照）。このエクササイズをすると、たとえ初めてでも、クライアントの頭が後方の正しい位置に戻ることがよく起こります。

ＦＨＰを改善し、頭を真ん中の位置に戻すために、「ねじりと回転のエクササイズ」と「サラマンダー・エクササイズ」も行ってください。これらのエクササイズについては、第Ⅱ部で説明しています。

ＦＨＰを引き起こす瘢痕《はんこん》組織

瘢痕組織は、外科手術後、同じ場所に同じ傷が再度発生することに備えて、身体をより強くするために形成されます。患者は、頭では、まったく同じ場所に、再び切り傷ができる可能性はないとわかっています。ですから、このような過剰な反応はしなくてよいと思うのですが、結合組織はこれを知りません。

手術は、健康を回復するため、あるいは命を救うために必要でした。しかし、筋肉と筋膜の層は、切り傷を治癒するために収縮して厚くなり、この筋膜ネットワークの中の緊張は、この切り傷がある場所を超えて、全身に拡がります。あまり知られていないことですが、外科手術はすべて、この否定的な副作用を持ちます。

表面に瘢痕組織があまり見えない場合でも、皮膚の下の筋肉や結合組織、さらには、より深い筋膜層内に、瘢痕組織が広範囲に蓄積されている可能性があります。

筋肉と結合組織が隣接する層の間には少量の濃い液体があり、そのために筋肉と結合組織が癒着せず、滑って移動するのを可能にしています。しかし、手術の間に、この液体は空気にさらされて乾燥し、各層が癒着します。

また、外科的な切開、あるいはどんな傷のあとも、結合組織細胞は、過剰な膠原（コラーゲン）線維を生産します。これは、筋肉や筋膜の層を、隣接する層と結合させてしまいます。二つの層が癒着したまま回復すると、かつてのように、互いの上を滑らなくなります。多くの外科医は、これを避けるために、時間をかけて、一つの層を縫い合わせ、次に、その上の層を縫い合わせるようにし、いろいろな層が一つに縫い合わされることがないように気を配ります。

しかし、残念ながら、一部の外科医はこの重要性を理解せず、時間とお金を節約しようとして、さまざまな筋肉や筋膜の層を一緒に縫い合わせてしまいます。その結果、筋肉と結合組織は、その縫い合わされた領域での柔軟性を失ってしまいます。瘢痕組織は、より厚く硬く感じられ、表面だけではなく、身体のより深くにも形成されます。

帝王切開では、瘢痕組織は皮膚の表面よりずっと下の子宮まで届きます。胸部か腹部が切開された場合、瘢痕組織は、呼吸のために必要な空間を制限します。

手術後の傷跡は、すべてのものをその部位へと引き寄せます。個々の層は乾いて一緒にくっつき、動きは制限されます。身体前面の結合組織が緊張すると、身体前面が短くなります。そして頭がさらに前方下方へと引っぱられます。ですから胸部か腹部の手術をした人には、瘢痕組織の緊張を解放する技術を持った、熟練したマッサージ・セラピストを見つけることを勧めるようにしています。

瘢痕組織の治療にあたっては、筋肉と結合組織の個々の層にある、動きを妨げる癒着に働きかけます。その緊張と癒着を解放することで、各層が、再びそれぞれ自由に滑ることができるようにします。瘢痕組織を解放すると、頭と首の可動域が広がり、背骨の柔軟性が戻り、姿勢が改善されます。この変わりように、私はいつも驚かされます。

ＦＨＰと後頭下筋の緊張

胸鎖乳突筋と僧帽筋が、首と頭の回旋の大きな動きを提供する一方で、これらの動きの微調整は、後頭骨と首の最初の二つの脊椎の間にある、小さな後頭下筋によって行われます。これらの筋肉のうちの三つは、後頭三角と呼ばれる領域を作っています（付録の「後頭下筋」を参照）。

これらの後頭下筋の筋肉が緊張すると、後頭下神経（付録の「後頭下神経」を参照）と、後頭三角の結合組織の中に埋め込まれている、椎骨動脈の近辺に圧をかける可能性があります。これが、社会交流に必要な機能を持つ五つの脳神経と、脳幹への血液供給を減少させます。

ＦＨＰでは、顎が胸に向かって前方に落ちないようにするために、後頭下筋の筋肉が緊張します。もしこれらの筋肉が、何か月も、あるいは何年も絶えず収縮した状態に置かれると、収縮がさらにひどくなり、ＦＨＰをさらに悪化させ、脳幹への血流も、ますます減少します。

ＦＨＰを抱える多くの人が、これら後頭下筋が位置する首の後ろ、ちょうど頭蓋底の下のあたりの頭痛を訴えるのは、驚くことではありません。後頭下神経への圧は、首の後ろの痛みを引き起こすことがよくあります。頭痛を訴えるクライアントのなかには、まるで頭に十分な血液が上がって来なくて、フラフラするという人がいますが、これは興味深いことです。

私は、喘息患者は腹側迷走神経系の機能が十分ではないと考えます。彼らのほとんどは、つねにＦＨＰでもあります。上部胸椎が硬く、息を吸うとき、胸の後方への拡張が減少しています。ＦＨＰを改善することが、彼らの呼吸をも改善します。

基本エクササイズは、後頭下筋の緊張を解放します。第一頸椎が回旋して、後方の元の位置に戻り、椎骨動脈への圧が減少し、脳幹への血流が増し、社会交流の能力が改善されます。

片頭痛の緩和

「冷たい肺」（ＣＯＰＤ）と違って、片頭痛は平均余命を短縮するようなことはありません。しかし、生活の質を低下させます。片頭痛を緩和するために、手軽に買える薬もたくさんありますが、すべての人に効果があるわけではなく、また、その効果は長続きしません。なかには高価なものもあり、ほとんどが副作用の可能性を持っています。多くの人が、薬を飲まないで済むようになりたいと望んでいます。

アメリカでは、年間、四五〇〇万人が頭痛を訴え、そのうち、二八〇〇万人が片頭痛に苦しんでいるといわれます。[61]片頭痛は、生活の質を低下させ、本来なら働ける時間が、片頭痛のせいで失われてしまうという点から、最も損失が大きい健康問題だといわれています。アメリカだけでも、二〇〇五年の一年で、一七〇億ドルの経済的損失が出ていると推定されています。[62]

「片頭痛（migraine）」はギリシャ語で「頭の片側」を意味します。痛みが頭の片側に位置しない場合、私は、それを片頭痛とは考えません。

片頭痛は緊張性頭痛といわれることもあり、中等度から重度の痛みを伴います。ズキズキと強い痛みがあり、二時間から、長いときには三日続くともいわれます。これはまた、しばしば自律神経系の機能不全の症状を伴います。突然始まり、同じように突然消えることが多いです。片頭痛ではないと思われる頭痛は、鈍い痛みで、頭の両側が痛くなるか、あるいはヘルメットで締めつけられるような感覚を覚えるといわれ、さらに、頭痛が、ゆっくりと始まり、徐々に強さを増し、また徐々に軽減するといわれます。

片頭痛は、視界がぼやけたり、吐き気、嘔吐、倦怠感、そして光や音、匂い、触覚の過敏症といった、他の症状を伴うこともあります。その他には、オーラが見えるような視界の歪みや、めまいが起きることもあります。女性は、月経周期のある特定の時点で、頭痛が起きることもあります。

患者は、片頭痛で医師の診断を受けるときは、頭痛がいつ始まり、どのくらい続くか、そしてどのような随伴症状があるかを詳しく説明します。医師は、それらの随伴症状の種類によって頭痛を異なるタイプに分類し、診断を下します。この情報はクライアントにとって重要かもしれませんが、セラピストとして治療するときには、役には立ちません。私は、片頭痛を治せれば、付随症状も消えることを知っています。片頭痛を効果的に治療するためには、頭のどちら側に痛みが現れるか、首の二つの筋肉の、どれが関わっているのかが知りたいのです。

これを説明するのに、私は、僧帽筋と胸鎖乳突筋のトリガー・ポイントの四枚の図をクライアントに見せます。この図は以下に説明する、ジャネット・トラベル、デビッド・サイモンズ両医学博士の業績に基づいています。図の赤い領域は、この二つの筋肉の緊張から引き起こされている可能性がある領域を描いています。片頭痛を訴えるクライアントには、自分の頭痛のパターンに最も近い図を選び、自身が痛みを感じている場所を正確に示してくれるよう頼みます。

全員が、ためらうことなく、これら四枚のうち、どれか一つを選びます。この情報によって、私はどの筋肉が関係しているかを正確に知ります。まず私は、「痛みのパターン」を調べます。そうすれば、どこを自分の手を使ってほぐせばいいのかわかるのです。そうすれば、クライアントは、片頭痛が起きても、自分で治せます。付録の中の「頭痛」の図に、片頭痛の原因となる緊張のパターン、痛みのパターン、そして、それぞれのパターンにマッチするマッサージ・ポイントを示してあります。

私は、この片頭痛を治療する代替的なアプローチについて、突然のひらめきを得たわけではありません。何年にもわたってクライアントを診てきた結果、このような洞察を得るに至りました。私は、ロルフィングや、その他のソマティックなアプローチを行ってきましたが、クライアントのほとんどは、身体のどこかに痛みを持っているために、私のところにやって来ました。

私はジャネット・グレアム・トラベル博士（一九〇一―一九九七）の本から、筋肉を弛緩させ、痛みを和らげるトリガー・ポイントについて学びました。トラベル博士は、デビッド・G・サイモンズ医学博士とロイス・サイモンズと共に、二巻にわたる『筋筋膜性疼痛と機能不全：トリガーポイント・マニュアル』[63]を共著し、ホワイトハウスの医師として、最初はジョン・F・ケネディ大統領に、次にリンドン・ジョンソン大統領に仕えました。

ケネディ大統領は、第二次世界大戦で海軍に従軍したときに負傷し、そのために重度の腰痛を抱えていました。一九五七年九月、彼は五回目の外科手術を受けました。しかし、彼は外科的処置では腰痛が改善しないことに失望し、これが最後の手術となりました。その後、希釈した塩水をトリガーポイントに注入するという伝統的な療法によって、腰痛が軽減しました。彼は背中を支えるコルセットを着用し、日に数回温かい風呂に入り、公共の場にいるときを除いて、歩く間は松葉杖を使っていました。しかし、トラベル博士は、彼の重度で慢性的な腰痛を和らげることができました。

トラベル博士の研究は、個々の筋肉の緊張が痛みの特定のパターンを作り出すことを明らかにしました。経験の浅いマッサージ・セラピストは、痛いところをマッサージするだけですが、筋肉の緊張はしばしば、身体のほかの部分に痛みやその他の症状を生み出します。緊張の源から離れたところの痛みは「関連痛」と呼ばれます。トラベル博士は、筋肉の特定の箇所を治療することが、その部位の痛みを緩和するだけではなく、関連痛も軽減できることを発見しました。彼女はこれを「トリガー・ポイント」と呼びました。

すべての筋肉にトリガー・ポイントがあります。セラピストは、このトリガー・ポイントに触れると、筋肉のほかの部分に比べ、少し硬く感じる、と言います。クライアントも、その部位が痛いと感じると言います。このトリガー・ポイントをマッサージすることは、局所的なその領域の痛みを緩和することに加え、緊張した筋肉から離れたところで起きている関連痛も緩和します。適切なトリガー・ポイントを押して、首の僧帽筋と胸鎖乳突筋の緊張を緩和すると、片頭痛も和らぎます。

私は、クリニックで使うために、主要な筋肉のトリガー・ポイントを描いたポスターを二枚購入しました。このポスターには、痛みのパターン、関連する筋肉、痛みを緩和するためにどこをマッサージするか、が描かれています。クライアントが痛みを訴えているときは、私は、ポスターを見せて、痛みのパターンに一致するものを指さしてもらいます。トリガー・ポイントは×印がついています。クライアントに指さしてもらえれば、どの筋肉が関与していて、痛みを緩和するためには、どのトリガー・ポイントをマッサージするべきなのかを知ることができます。

片頭痛に関係する筋肉のトリガー・ポイントを治療すると、二〇年、あるいはそれ以上続いていた頑固な片頭痛でさえ消えていきます。

クライアントは、私が、治療する場所をすばやく見つけ出し、他のセラピストが扱えなかった痛みを効果的に治療することに、しばしば驚きます。私はそれらの筋肉を描いたポスターのコピーをクライアントにあげることにしています。そうすれば、痛みが起きたときでも、彼らは自身で治療できますし、あるいはかかりつけのセラピストにポスターを見せて、適切な部位に介入してもらうことができます。片頭痛に苦しむ人たちの、約三分の一は、痛みが解放されるときに、激しい痛みを感じる可能性があります。そのようなときは、横になって休むか、薬を服用する必要があるかもしれませんし、そこまでひどくないときは、この節の後半で説明するエクササイズやマッサージを試してもらうといいでしょう。

片頭痛の治療方法を開発するにあたっては、バイオメカニカル・クラニオセイクラル・セラピーでの経験も役に立ちました。一二の脳神経は、脳幹と身体のさまざまな部分をつなげています。この一二の脳神経は、頭と首の領域を行ったり来たりして情報を交換しています。そのうちの、第XI脳神経は、副神経とも呼ばれており、首の胸鎖乳突筋と僧帽筋の緊張を調整しています。これが、片頭痛の痛みと対応するいくつかの痛みのパターンを引き起こす可能性があります。

第XI脳神経が、頭蓋を出るところで閉塞を起こしている場合、バイオメカニカル・クラニオセイクラル・セラピーは、それを解放する方法を教えています。私は、片頭痛に働きかけるときは、まず、第XI脳神経の機能を改善し、その後、該当するトリガー・ポイントに軽い圧をかけて筋肉の緊張を解放するようにしています。こうすれば、最高の結果が得られることを長年の経験から学びました。このようにして片頭痛に働きかけると、より早く楽になり、効果が長続きします。クライアントは、たった一回の介入で片頭痛が緩和することに驚きます。

第XI脳神経が適切に機能していないなら、迷走神経の腹側枝と第IX脳神経も、機能不全であると考えられます。三つの神経のうちの一つを治療すると、他の二つの神経の機能も改善されますので、三つの神経系に、別々に働きかける必要はありません。基本エクササイズは通常、これら三つの神経すべての機能を改善します。

片頭痛については、さまざまな議論がありますが、一部の人は、片頭痛の根本原因は不明であると信じています。[64] そして原因がわからないことが治療をさらに難しくします。いくつかの研究では、片頭痛は、迷走神経背側枝の過活性、不安症、双極性障害を含む、多くの心理的な状態と関連しているといわれています。[65] ポリヴェーガル理論の観点から、これは興味深いと思います。第6章では、いくつかの心理的な状態について論じます。これらの心理的な問題が起きているときの生理学的側面を観察すると、腹側迷走神経系が優位な状態ではないことがわかります。

片頭痛には、筋骨格的な原因もあるでしょうか？　理学療法士とソマティック・セラピストのなかには、それに気づいている人もいます。しかしそれは、医師や医学分野の研究者には認められていません。『筋筋膜性疼痛と機能不全：トリガーポイント・マニュアル』には、僧帽筋と胸鎖乳突筋の緊張が原因となる、頭の片側の痛みのパターンについて書かれています。片頭痛を訴えるクライアントを観察すると、やはり同様のパターンが見られます。このため、彼らの頭痛のパターンは、片頭痛であることが簡単に特定できます。

私は長年の臨床経験から、片頭痛を解消するには、適切なトリガー・ポイントを使って僧帽筋と胸鎖乳突筋の緊張を解放したあとに、第Ⅹ脳神経と第Ⅺ脳神経の機能を改善することが最も効果的であると確信しました。そして、これにはわずか数分しかかからないのです。物心ついたころから、今までずっと片頭痛に苦しんでいた、という人であっても、このやり方で効果が出ます。

私は、片頭痛が起きたときに自身でできるマッサージのやり方を、クライアントに教えます。基本エクササイズをすると、まず第X脳神経と第XI脳神経の機能が回復します。次に適切なトリガー・ポイントを見つけて、筋肉の緊張を解放します。このやり方であれば、薬も要らず、費用もかからず、副作用もありません。

私は、このようにして片頭痛の緩和に成功しました。そして、ほとんどの片頭痛患者は、鎮痛剤を服用したり、あるいは他の従来の治療を受けるより、基本エクササイズと、第II部で説明する片頭痛のための自分でできるセルフ・マッサージで、改善すると確信するに至りました。

私のクリニックには、何十年も片頭痛に苦しみ、ありとあらゆることを試した、という人がやって来ます。彼らは、市販の薬や、処方薬の鎮痛剤、抗うつ剤、ベータ遮断薬、あるいはてんかん治療薬などを試してみたと言います。これらの薬は、しばしば肝機能障害を引き起こし、最悪の場合は脳のまわりに液体がたまってしまうことがあります。

こうしたクライアントは、あまりにもたくさんの薬を服用しているので、薬を減らしたいと言います。ある四二歳の大工の男性は、一日の最大使用量が八錠と定められている市販の鎮痛剤を、毎日一五〜二〇錠服用していました。彼は、何か良くない副作用が起きるのではないか、と心配していました。彼は、頭痛のあるなしにかかわらず、朝目が覚めたらすぐ、鎮痛剤を服用しはじめました。片頭痛が起きても、薬が効くのを待つ必要がないよう、予防策として薬を服用している、と彼は言いました。一方で、鎮痛剤が必ず効くわけではないことを不満に思っていました。

私は彼に、まず安全で、簡単に覚えられる基本エクササイズで、自分を調整してみることを勧めました（第Ⅱ部参照）。それから、片頭痛に見られる、典型的な四つの痛みの図を見せました。彼は、自分の痛みのパターンと一致する図がどれなのか教えてくれました。これで私は、どの筋肉を緩める必要があり、首のどのトリガー・ポイントの緊張を緩める必要があるか、即座に理解しました。

彼は、一回私のセッションを受けただけで、片頭痛の回数が大幅に減りました。また、片頭痛が起きてしまった場合でも、痛みが大幅に軽減された、とのことです。片頭痛が起きたときは、先に説明したように、私のところに来なくても、自分でマッサージすれば、痛みを軽減できることも学んでくれました。

症例――片頭痛

約一〇年、片頭痛に苦しんでいるという女性が、私のところへやって来ました。彼女は、私のクリニックに来たときにも、片頭痛が出ていました。

彼女は平均して月に一回ほど、激しい片頭痛に見舞われ、たいていそれが三、四日続くということでした。鎮痛剤を飲んでも楽にはならないとのことでした。フルボディの赤ワイン、強い香り、まぶしい日差しなど、一般的に片頭痛の引き金になるといわれるものを避けてみましたが、片頭痛は治らなかったといいます。片頭痛が起きたときは、刺激を避け、静かにベッドで寝ていれば、それほどの激痛にはならないとのことでした。

この女性は、美容に関する記事を、雑誌に掲載しているジャーナリストでした。自宅で仕事をしていましたが、締め切りが迫ってきて、片頭痛に見舞われると、スケジュールどおりに仕事ができなくなってしまうとのことでした。片頭痛が出てしまったら一、二日休み、少し回復したら仕事に戻るということを繰り返していました。片頭痛のせいで、みなで集まるイベントに出席したり、週末を楽しむことはまったくできていないと言いました。

私のところに来る約一年前に、この女性は、テレビに出演する仕事を始めました。自宅で仕事をしていたころと違い、彼女は、いつ襲ってくるかわからない片頭痛を抱えながら、さらにスケジュール調整に苦労していました。片頭痛があろうがなかろうが、撮影スケジュールを変えるわけにはいかないので、もっと効果的な治療法を探していたと言います。

私はまず、第4章で説明したやり方で、彼女の腹側迷走神経系をテストしました。案の定、機能不全を示していました。そこで基本エクササイズをやってもらいました。私は彼女に触れる必要さえありませんでした。彼女を再びテストしましたが、今度は腹側迷走神経系が正常に機能していることが確認できました。

それから私は、彼女に片頭痛の四つの痛みのパターンの図を見せ、彼女は、自身のパターンに適合する図を指さしました。そこで私は、その図に描かれたトリガー・ポイントを自身でマッサージする方法を、彼女に教えました。

私は、彼女に働きかけるにあたり、自分の手を使うこともできました。しかし私は、彼女に自分でやってもらうことを選択しました。もし将来片頭痛が起きたら、自分でどのようにしたらよいのか、それを自分の手と筋肉で、しっかり記憶してもらいたかったのです。私の治療を受けた結果、状態が良くなり、次に具合が悪くなったらまた私のところに来てくれるというのはすばらしいことです。しかし、私やその他のセラピストなど、ほかの人に頼るのではなく、自分で自分を助けることができるようになったほうが良いと私は考えます。

この女性にポスターの図を見てもらい、×印の位置に対応する自分の首の部位を探してもらいました。彼女は自分の指を使って、硬くなっていたり、痛みを感じる筋肉の部位を探りました。もし、×印のポイントが硬くも痛くもなければ、彼女は気づかなかったでしょう。しかし、違和感のある部位を探り当てて、彼女はそこが緩むか柔らかく感じるまで、あるいは痛みが消えるまでやさしくマッサージしました。私は彼女に、どこに手を置いてどのようにマッサージするかを教えました。彼女は自身の手で、自身を治療しました。セッションが終わるころには、彼女の片頭痛は消えていました。

その後、四か月半は、片頭痛が起こらなかったそうです。その後片頭痛が起きそうだと感じたとき、彼女は基本エクササイズを行い、トリガー・ポイントをマッサージするようにしました。すると、違和感はすぐに消えて、本格的な片頭痛に至ることはなくなりました。

第6章　ソマティック心理学的問題

数十年前から、医師たちはいくつかの健康問題は、サイコソマティック（心理身体的）であるという診断を下すようになりました。これは、精神が身体の問題を引き起こすという意味です。また、何人かの精神科医や心理学者は、これとは反対の発想をしました。つまり、ソマティック心理学的な視点から、生理学が精神に影響を与えているのではないか、と考えたのです。

「心理学」という言葉は古代ギリシャ語に由来し、「精神の研究」を意味します。今日、「心理的治療」とは、心理学者や精神科医が、言語的アプローチを多用したセラピーを行い、クライアントの精神や感情の中に解決法を探すことを意味します。

この伝統的でやや古い「心理学」の定義の中では、身体への言及はありませんでした。フロイトが心理的な問題を持つ人々を助けるために精神分析を始めたとき、彼の治療方法は一〇〇パーセント言語的でした。遮ることなく人々をしゃべらせ、治療者はそれを聴きます。対話はなく、目を合わせたり、患者を正面から見ることさえしませんでした。人々は、しばしば週に数回セッションに通い、何年も精神分析を受けました。

精神科医という専門医になる前には、医師になる必要があります。精神分析医になるには、その後、数年間にわたり精神分析のプロセスを経ます。当時このような訓練を受けた精神科医はごくわずかで、ほとんどの人は、彼らの治療を受ける余裕はありませんでした。

心理学者は、古典的な精神分析とは異なる、新しい枠組みを作りました。臨床心理学者は、大学の学部の課程で数年間教育されます〔日本では、国家資格の公認心理師、民間資格の臨床心理士があり、資格要件は、学部の課程のほかに大学院の課程も必要とされる場合など、いくつかのパターンがある〕。臨床心理学者は、クライアントが感情の状態を改善させ、行動を変えるのを助けるために、人間心理の多様なモデルをもとに、さまざまな言語的アプローチを使って対話を行います。通常、特定の問題への解決法を探していきます。精神分析のように長年にわたって高額な治療費を支払う必要はなくても、心理学的な治療もやはり費用がかかり、訓練を受けた専門家から、一対一でセッションを受ける必要があります。

一部のセラピストは、グループセラピーを提供します。これは、セッションの費用を抑えるために、複数のクライアントがセッションの費用を分け合うのです。しかし、グループの構成員は多岐にわたり、全員がその場に同時に参加するため、その流れは予測できない部分があります。

最近多くの人たちは、こうした心理学的なアプローチを取らず、自分の行動や感情の状態を変化させるために、処方薬を使用しています。最初に薬と投与量を選ぶために専門家の相談を受けたあとは、もう介入を受けることもなく、長期間にわたり、ただ薬を服用し続けることもあります。処方薬も高価ではありますが、心理学者や精神科医との一対一のセッションを受けることに比べれば、安く済みます。しかし、多くの人が長期にわたって薬を服用することになると、保険会社や国の経済にも負担が増えますし、結局は個人にとっても費用が高くつくことになっていきます。

精神医学と心理学は、とくに精神に注目しており、最近は処方薬の使用が有効であることがわかり、普及しています。しかし、この健康問題を解決するのに役立つものを、私たちは見落としているかもしれません。費用がかからず、否定的な副作用もない解決方法が、私たちの指先にあるかもしれません。

本章では、心理的、精神的健康問題を代替的、補完的に解決するために、身体の側面から検討しましょう。そして、自分で自分の神経系、感情状態、行動を調整することができる方法を探求しましょう。前向きな変化を起こさせる、安全で効果的なセルフ・エクササイズと手技をご紹介します。

私は、過去一二年にわたり、ポリヴェーガル理論をベースにして身体に働きかけるやり方を実践してきました。その結果、私たちは、自律神経系を自分で調整することができると信じるに至りました。以前は難治性の心理的、精神的な問題と考えられてきたことであっても、克服できるかもしれません。

感情と自律神経系

あなたは、心を開き、友好的で、コミュニケーションでき、協力的ですか？　あるいは、シャットダウンし、抑うつ的で、無関心ですか？　それとも、イライラと怒っていて、攻撃的ですか？

不安で、怯えていたり、引きこもっていますか？　どのように他者に反応しますか？

他者が私たちに反応する方法は、彼らがいる状態と私たちがいる状態の組み合わせに基づいています。感情は、私たちの自律神経系の状態と、彼らのそれとの間の相互作用の中で現れてきます。

哺乳類としての私たちは、社会的動物であるといえます。そして私たちは、他者を必要とします。誰もが、生きるなかで課題や不確実性に直面し、生き残るため、あるいは人生の目標を達成するために、家族、友人、隣人、同僚、あるいは社会的ネットワークの構成員の人々との相互作用に慰めを求めます。ある状況、あるいは特定の人をどう感じるかによって、行動が決まってきます。誰かが助けを必要としていますか？　彼女と過ごす時間を楽しんでいますか？　彼女は、協力的ですか？　あなたは喜んで彼女に協力していますか？　一緒にうまく働いていますか？　安全を感じていますか？　協力し、共有し、友情を分かち合うことができますか？

独身で、今誰かとデートしているなら、パートナーとしてその人を選び、親密になり、長年の絆を結ぶことになるでしょうか？　すでに誰かと結婚していて、関係を継続しているなら、互いに社会交流し、一緒に過ごす時間は十分ありますか？　問題が起きたときは、平時よりさらに、お互いに良い時間を共有する必要があります。

他者とコミュニケーションし、絆を作るためには、五つの社会交流脳神経が適切に機能していることが必要です。これら五つの神経系は、聴覚を豊かにし、声の調子を聞き分け、他者が言っていることを理解するのを助けます。他者を落ち着いてまっすぐ見ることはできますか？　それとも目を背け、視界から締め出しますか？　幸せで安全だと感じているなら、私たちは、会話をしながら相手の言っていることを聴き、お互いに相手にニュアンスを伝える表情や身振りを作り、お互いにそれを見ることができるでしょう。

私は、自律神経系と感情の状態は、同じコインの裏表だと考えます。自分のためにも、相手のためにも、感情の状態を改善したいと望むなら、自律神経系の状態を改善し、背側迷走神経優位の状態かストレス状態から出て、社会交流に入る必要があります。これは、適切な行動を取ることによって成し遂げることができます。

自律神経系を自己調整する

自己調整をするには、心身のバランスが取れていて、社会交流ができる状態にある人と関わることが、一番自然でうまくいく方法です。何か困難に直面しても、友達に聞いてもらうだけで十分なことがよくあります。食事をしたり、一緒にコーヒーかビールを一杯飲むだけでも良いのです。あるいは、一緒に歌ったり、踊ったり、散歩するのも良いでしょう。

自律神経系を自己調整するには、本書で説明されているエクササイズをすることも役に立ちます。また、世界中には、何千年もの間実践され、効果が知られている方法があります。瞑想、太極拳、プラーナヤマといったヨガの呼吸法などがそのよい例です。瞑想するときは、じっと座って、戦ったり逃げ出したりしたいと感じる衝動をすべて克服します。引きこもったり、解離したりする傾向をも克服し、目を覚ましたままでいます。太極拳をするときは、ゆっくり動き、とてもリラックスした状態である動きを再現します。ゆっくり動くことは、自身の身体を感じ、その中に留まることを助けます。

もし、ストレスを感じたり、感情的な引きこもりに陥っても、すばやく腹側迷走神経優位な状態に戻って来られるなら、最適な健康と幸福を達成できるでしょう。人間の可能性を理解し、他者と共にいることを楽しみ、人生で望むことを達成する道を開くことができます。

一般的な心理的診断の新しい見地

私は心理学者でも精神科医でもありませんが、四五年間、ソマティック・セラピストとして、心理学者や精神科医から診断を受けた多くのクライアントとセッションを行ってきました。また、ソマティックなセラピーについて、たくさんのコースを受講しました。しかし私は、クライアントから、最も多くを学びました。

本章では、これらの物語のいくつかを紹介します。物語と私の解説は、何年にもわたる実践からの知識と、ポリヴェーガル理論に基づいた解釈によるもので、これはあくまでも私個人の考えです。読者であるあなたは、訓練を受けたヘルスケアの専門家かもしれません。あるいは、クライアントかもしれません。または、自分を健康にしたいと望んでいたり、愛する人を助けたいと思っている人かもしれません。あなたがどのような立場に立つ人であっても、これから分かち合う物語によって、あなたが新しい視点を獲得し、刺激を受けることを願っています。

私は、精神、身体、感情の間には相互関係があると信じています。ＰＴＳＤ、不安症、恐怖症、自閉症スペクトラム障害などは、それぞれ非常に幅広い問題で、互いに異なっています。しかし、これらはすべてソマティックな側面を持ちます。言いかえれば、心理的問題は、どのようなものでも、自律神経系の柔軟性とレジリエンスの欠如が関係しています。

私は、「心理的問題」といわれるものについて、ソマティックな視点を持ち込むことは、興味深く、また、意義があると考えています。私は、精神的、心理的な問題を解決するにあたり、まず、自律神経系の状態を理解し、それがどのように身体的に現れているかを洞察し、それに対して適切な治療を行うことによって、治癒の可能性が高まると確信しています。

精神と身体と感情が、相互につながっているのであれば、ソマティック・セラピーの技術を用いることで、心理的な問題であると診断された人を助けることができるかもしれません。ソマティックなアプローチが、彼らを、慢性的ストレス状態や背側迷走神経優位な状態から連れ出し、彼らが、より大きな柔軟性を持った自律的な反応ができるように、サポートすることが可能であると考えます。

不安症とパニック発作

一九世紀の終わりに精神医学の研究が始まって以来、焦点は不安障害に置かれてきました。

ときおり不安になることは、誰にでもあります。仕事上のトラブルに見舞われたとき、テストを受ける前、あるいは重大な決断をするときなどは、誰しも不安を感じるものでしょう。しかし、不安障害は、一時的な心配や怖れ以上のものを含みます。人によっては、不安が大きくなりすぎ、頭ではわかっていてもコントロールできなくなり、日々の暮らしが困難になってしまうことがあります。

不安障害では、不安が収まることがないばかりか、時と共に悪化する可能性があります。否定的な感情は、職務遂行能力、学業、人間関係などの日々の活動を妨げてしまいます。最近の調査によると、アメリカでは、一年の間に一八％の人が不安障害による悪影響を受け、三〇％の人が、生涯の間に何らかの不安障害を体験します(66)。

私たちが「恐怖」と呼ぶものは、脅かされた状況に直面した神経系によって引き起こされる、心理的プロセスです。恐怖は、背側迷走神経系の活動を通して、私たちを不動化させたり、交感神経鎖の活動を通して、私たちを闘争／逃走反応へと突き動かす可能性があります。身体的な症状としては、心拍や呼吸の増加、高レベルのストレスホルモンの放出、赤面、会話困難、手のひら、足の裏、脇の下の発汗などがあります。

不安の身体的な症状は、恐怖の症状と似ています。しかし、不安は、必ずしも実際の状況に反応して起こるわけではありません。何かが、過去の出来事を思い出させたり、将来起こるかもしれないことを想起させるのかもしれません。いずれの場合も、脅威は今起こってはいません。にもかかわらず、不安は、「今・ここ」の身体の中に存在します。

不安なときは、他のことに関心を向けられないことに気づきます。他の人が、「心配することは何もない」と言っても、心は静まりません。ときにはさらに動揺させる可能性もあります。安心させようと思っても、かえって、「私の感情が本物ではないとでも言うのですか？」と言われてしまうかもしれません。

パニック発作は、激しい恐怖と不安を覚える体験です。突然起こり、普通は一〇分未満でピークに達しますが、不快感は数時間続く可能性があります。パニック発作の特定の原因がわからないこともあります。ストレス、恐怖、あるいは過度のエクササイズなどによって、パニック発作が引き起こされることもあります。

パニック発作を起こしている人は、明らかな恐怖の兆候を示します。彼らの身体的な症状としては、身震い、震え、錯乱、めまい、吐き気、呼吸困難などがあります。外見も緊張しているように見え、肌は青白く、手のひら、足の裏、脇の下で発汗します。汗には独特の匂いがあります。

イヌやその他の哺乳類は、さまざまな感情状態から発生する体臭に即座に反応します。人も他者の恐怖の匂いに本能的に反応しますが、それに気づかないかもしれません。多くの人は香水や芳香剤、フットパウダーなどを使って、恐怖や不安の嗅覚的兆候を隠そうとします。しかし、誰かと握手すると、冷たくてじっとりした感覚や、グニャっとした触覚を体験することがあります。そのようなときは、相手が恐怖を抱いている状態であることが伝わってきます。

不安症とパニック発作は、交感神経優位の状態か、背側迷走神経系の過活性によって引き起こされている可能性があります。ですから、こうした状態から私たちを連れ出し、社会交流ができる状態に入るのを助けるエクササイズや手技が、不安やパニック発作に劇的な効果をもたらすことがあります。

水がいっぱいで表面張力しているコップに「最後の一滴」を垂らすと、あふれてしまいます。不安症の人は、定期的に基本エクササイズを行うことが大切です。そうすると、パニックや不安の発作の頻度と強度を減ずることができ、場合によっては発作を防ぐことさえ可能です。定期的にエクササイズをすることは、先ほどのたとえの、コップの水の量を減らすことになります。一滴であふれてしまうことがないように、自分を整えておくことが大切なのです。

薬などの物質は、自律神経系の状態を変えてしまいます。不安症は、処方薬の副作用、あるいは薬物乱用によって起きている可能性もあります。

症例——不安症とパニック発作

あるクライアントは、不安症とパニック発作に悩まされていて、赤ちゃんを産みたいと思いながらも、妊娠をためらっていました。彼女はまた、腹部の右側に痛みを感じていました。

彼女の不安症は、一五年前、彼女が一八歳のとき、回盲弁を取り除く外科手術を受けたところから始まりました。回盲弁の問題は、人の身体を衰弱させる可能性があり、しばしば大腸炎、腹痛、鼠径部痛、膨満感、不快な体臭、ガス、腹部の膨満、そして喘息や「冷たい肺」のような呼吸の問題を起こします。

回盲弁は、小腸から大腸への消化粥《しょうかがゆ》の流れを制御しています。消化粥とは、半流動性の塊で、消化されつつある食物と、胃と小腸で作られた分泌物を含んでいます。普通、回盲弁はほとんどの時間閉じていて、消化粥を通過させる短い間だけ開きます。消化粥が大腸に届くと、余分な水分が身体に吸収され、残った繊維と他の廃棄物は、糞便となり、排出されます。

回盲弁が適切に開かないと、問題が起こります。弁が長く開きすぎて、小腸からの消化粥を無制限に大腸に移動したり、あるいは大腸から小腸へと戻したりしたら、それも問題になります。

不安症状に加えてこのクライアントは、腹部右側に時々短期間激しい痛みを感じていました。この部位は、回盲弁が位置する場所であり、彼女の場合、手術前に回盲弁があった場所でした。彼女の担当医は、彼女の痛みを深刻に捉え、手術が適切に行われたことを確認しようと試みました。彼らは数回のＭＲＩと二回の腹腔鏡検査を行いましたが、すべてがうまくいっているように見えました。彼女の痛みの原因を説明するものは、何も見つけられませんでした。

そもそもなぜ手術を受けたのかを聞くと、彼女は痛みのせいだと言いました。しかし、手術の数年後、まだ同じ部位に痛みがありました。そして、彼女は心理的な苦しみを抱えるようになりました。こうした心理的問題が手術後に現れたのにもかかわらず、外科医は、彼女の不安症状に興味を示しませんでした。彼女の自律神経系の機能を調べてみようとする医師はいませんでした。

迷走神経背側枝は、小腸、回盲弁、大腸の上行結腸と横行結腸を含む消化器官のほとんどを神経支配しています。器官自体からの感覚的な入力を受け取り、器官の機能に運動制御を行います。

私が最初にやったことは、彼女に「ア、ア、ア」と言ってもらい、彼女の自律神経系の状態を評価することでした。彼女の場合は、口蓋垂が片側に引っぱられていました。つまり、第４章で説明したように、腹側迷走神経咽頭枝の機能不全が見られました。彼女の僧帽筋の両側の緊張レベルを調べる「トラップ・スクイーズテスト」もやりました（第５章参照）。右側と左側には明らかな違いがありました。

そこで私は、この女性の自律神経系を腹側迷走神経優位な状態にする、ということに焦点を当てることにしました。彼女に、基本エクササイズをやってもらいました。このエクササイズの優れた点は、クライアントが自分でできることです。彼女に基本エクササイズのやり方を教えるのに、二分もかからず、彼女がそれを行うのに二分もかかりませんでした。エクササイズをやったあと、彼女は気分が良くなり、もう不安を感じないと言いました。

緊張した側の僧帽筋の筋緊張も、緩みました。僧帽筋をつまんでみると、筋緊張はどちら側も同じでした。望ましい変化が起きたことを、さらにチェックするために、彼女の喉の奥を確認しました。口蓋垂が両側とも対称的に持ち上げられていました。

私はまた、回盲弁の緊張を緩めるオステオパシーの内臓マッサージを行いました。これは通常、ただちに痛みを解消します。

このクライアントを担当した外科医は、彼女の回盲弁を取り除くという目的においては、手術は成功したと考えました。しかし手術は、彼女の自律神経系を背側迷走神経優位な状態に留め置く、トラウマ的な体験だった可能性があります。この点については、誰も注目しませんでした。彼女は私に会うまで、このような状態の中にいたのです。

このクライアントは、適切な介入を受けて、不安にさいなまれて心身を消耗させる状態から、社会交流ができる、望ましい状態へと移行できました。私は、彼女がすべて自分の力で肯定的な変化をもたらしたのだ、と伝えました。そして、もしまた不安を感じたら、いつでもエクササイズをすればよい、と教えました。

彼女の気分が整ってから、私は再度、過去の不安症に苦しんでいた状態について思い出すように頼みました。私の質問を聞いただけで、彼女は意気消沈し、以前の不安状態へと戻っていきました。彼女は微笑みを失い、息を止め、顔色が青ざめていきました。そこで、彼女に基本エクササイズをもう一度やってもらいました。彼女は、また気分が回復したと言いました。彼女は、前よりもさらにリラックスして見え、顔の血色も良く、呼吸はより深くなりました。彼女も、不安な気分だったが、落ち着いてきたと言いました。

そこで私は彼女に、再度、不安症で苦しんできたことを思い出すように言いました。彼女は、今度は落ち着いた状態を維持することができ、これからも、自分で不安をコントロールできるだろうと言いました。彼女の自律神経系を再度テストしてみましたが、腹側迷走神経優位な状態にいることが確認できました。そして、彼女は痛みを感じませんでした。

この変化は、わずか一回のセッションで起こりました。クライアントは、私と会う前、痛みと不安に苦しんでいたことを考えると、このセッションで起きたことは奇跡だ、と言いました。私も、役に立てたのはとても嬉しかったのですが、外科医が彼女の自律神経系を調べようともせず、内臓マッサージの知識を持っていなかったことは、残念に思えました。

一年半後、この女性からメールを受け取りました。彼女は私の治療に感謝しており、もう不安症に苦しんでいないと書かれていました。私は、彼女が本当の意味で健康を取り戻すには、迷走神経系の機能の改善だけではなく、瘢痕組織に局所的に存在するトラウマの解放を行うことは必須だと考えていました。そこで彼女に、瘢痕組織の中にまだ残っているかもしれない緊張を解放するために、もう一度セッションを受けに来ることを勧めました。

身体の痛みは不安症の原因になりえます。外科手術は意図的に選んだものではありますが、身体にとっては、攻撃であり、全体性の維持が難しくなります。そしてあらゆるトラウマ同様、痕跡を残す可能性があります。

不安状態の社会的調整

協力的な家族、友人、同僚との単純で日常的な社会交流は、私たちの心理的状態を調整するのに役立ちます。チャット、短い会話、そして誰かと一緒に食事したり、一杯のコーヒーを飲んだり、散歩するといった、たわいもない他者との社会交流の力を、過小評価するべきではありません。良い社会的関係性を持つことは、神経系が自己調整するのに役立ちます。

庭に雑草が生えたら抜きます。それと同じで、会うと気分が悪くなるような人との接触はやめるか、最小限にし、協力的で気分を良くしてくれる人と、最大限共に時間を過ごすべきです。

トラウマを受け、トラウマ解放療法を受けて、社会交流し、回復して治療を修了したとしても、その後、再び脅威を感じるような状況に出会うことは十分あります。社会交流の状態を回復させるために、もう一度セラピストの支えを受けることも、良いでしょう。しかし、理想的には、自分自身で社会交流ができる状態を取り戻すための道具を持つことです。立ち上がるたびに、トラウマ的なパターンが私たちに及ぼす影響力は弱まります。私たちは、休息して回復し、エネルギーを蓄え、人生の次の課題に取り組んでいくことができるのです。

社会的なネットワークを十分持っていない人の場合は、マッサージ・セラピスト、カウンセラー、コーチ、心理学者、精神科医といった、健康の専門家の支援を仰ぎ、肯定的な相互作用を体験することも、役に立つでしょう。宗教的な、あるいは、スピリチュアルな指導者に相談することもできるでしょう。また、祈りの中に慰めを見つけたり、物事を見通すのに役立つ宗教的な、あるいはスピリチュアルな本を読むのも、良いかもしれません。

子どもたちの不安症を治療する

子どもが不安を抱えているのを見ると、親や周囲の大人は、「恐れることは何もない」と言います。私たちは、自分を愛してくれる親や、信頼する親密な友人から「大丈夫だ」と言ってもらうだけで安心します。

さらには、大人が「怖いと思うのも、よくわかるよ」と言ってくれるのは、もっと効果的です。これは子どもに、聴いてもらっているという自信と、怖れが他の感情同様、誰にでもある普通の人生体験だという知識を与えます。

その後、子どもに、「恐れることは何もないよ。大丈夫だ」と言ってやり、抱きしめれば、子どもは肯定的な身体接触を体験し、大人の落ち着いた神経系に触れることができます。

恐怖症（フォビア）

恐怖症は、不安障害のカテゴリーの中でも、最も大きな分野です。そして、これは人から生きる力を奪ってしまうほどの影響力があります。恐怖症は、不安状態やパニック発作を引き起こす特定のトリガー（引き金）を伴う、極端な怖れの体験によって特徴づけられます。生理学的には、怖れは、自律神経系のうちの交感神経系の反応から生じるといわれています。

世界の総人口の五〜一二％が恐怖症に苦しんでいると推定されています。[67] 恐怖症を抱える人は、恐怖を惹起する対象と出会うこと、そしてそこから恐ろしい感覚を味わうことを予測します。逃げることを望みますが、不動化します。自分の恐怖症は、不合理であり、実際の危険と怖れの反応が釣り合っていないと、頭では理解していることもあるのですが、それでも彼らは怖れに圧倒されます。[68]

心理学者やセラピストは、高さ（高所恐怖症）、十分な空間がない（閉所恐怖症）、あるいはクモ（クモ恐怖症）といった、怖れの対象に焦点を当てることがよくあります。診断はトリガーに焦点を当てており、トリガーは、人生の中で体験した特定の出来事に簡単に結びつく場合もあれば、原因がわからないこともあります。恐怖症は、恐ろしい人と出会ったとか、生命を脅かされる状況に陥ったなど、過去の体験が原因となる可能性があります。一方で、実際には体験していない出来事、つまり仮想体験からも、恐怖症が引き起こされる可能性があります。たとえば、誰かが話した物語とか、ある映画のワンシーンを目撃したことから起きたのかもしれません。

ウィキペディアには、恐怖症のリストがあります。この項目には、「このリストは不完全で、さらに追加してほしい」という注意書きがついています。それにもかかわらず、頭文字が「A」で始まる恐怖の対象物だけで、二三項目が登録されています。これは私たちに、この問題がどれだけ広範囲かを教えてくれます。ある意味、この世のほとんどあらゆるものが、恐怖症のトリガーになるようです。

何かをより良く理解するために、それを分類して名前を付けることは役に立ちます。しかし、たとえば、洗濯することを恐れる洗濯恐怖症は、騒音を恐れる音響恐怖症とは違うでしょうか。このように、トリガーで分類するという視点を離れて、恐怖症が起きているときの、自律神経系の生理的活動に着目してみてはどうでしょうか。

第Ⅱ部で説明する基本エクササイズを使って、恐怖症の人々を、極度の恐怖状態から、社会交流の状態に戻すのを助けられたら、この大きな問題に解決をもたらすことになるのではないでしょうか。この基本エクササイズは、恐怖におののく子どもを親が抱きしめ、子どもがやがて安全だと感じてリラックスするのと同じような効果があるようです。

親子が身体的に触れ合うのは、自然なことです。しかし、専門的な心理的介入の臨床現場で、セラピストがクライアントに触れることは許されていません。したがってセラピストは、クライアントに基本エクササイズを教えて、これが諸問題を解決する可能性があることを説明し、クライアントが自分で、再び安全を感じられるようになる方法を提供する必要があります。

反社会的行動とDV

私たちは、まわりの人が何らかの行動を取っているときは、彼らは何か肯定的な社会的価値を表現していると解釈します。しかし、ある人が社会的に交流していない場合は、しばしば、他者にとってその人の行動は不可解なものに映ります。

攻撃的な行動を取る人のなかには、自分に何か悪いところがあるとはまったく考えない人がいます。彼らは、自分が攻撃的になるのは、他者が原因であると考え、自身の行動は正当なものであると確信しています。言いかえれば、攻撃的な人たちは、自身の行動を自然な反応だと信じているのです。彼らは、「彼がそうさせた」と言います。また、自身の行動を、他者を助けるためとさえ考えることもあります。「彼女が学ぶにはこの方法しかないのだ」といった具合です。

普通に見える人が、暴力的な犯罪に関わった理由を理解するのは、難しいかもしれません。彼らの行動を観察すると、共感に欠けているが、それだけでは彼らの内面で何が起こっているかは説明できません。何が彼らを駆り立てるのでしょう？　縄張り、力、お金、セックス、嫉妬心、それとも疎外感でしょうか？　あるいは、ただ不快感が強まり、爆弾のように反社会的行動を爆発させるのでしょうか？　多くの暴力犯罪は、計画的ではありません。

私は、デンマークの元受刑者がラジオのインタビューで話しているのを聞いたことがあります。彼は、数回の銀行強盗をはじめ、さまざまな犯罪に手を染め、成人期のほとんどを刑務所で過ごしてきました。刑務所を出たあと、彼は、ヨガ、瞑想、呼吸エクササイズを含むリハビリのプログラムに自発的に参加し、このプログラムによって、自身の感情と行動のコントロールを取り戻すことができたと感じた、と話していました。

このラジオ番組の司会者は、彼に、自分の犯罪の犠牲になった人々については、後悔していないかと尋ねました。彼は、犯罪行為の最中には、何らの後悔もしなかったと答えました。彼は言いました。「戦争では、敵兵には顔がありません」。犯罪行為を止めてリハビリのプログラムに入るまで、彼は、自分のしたことが他の人々にどのような影響を与えたかについては、まったく考えなかったと語りました。

暴力犯罪の加害者は、普通の人が聞いても、もっともだと理解できるような動機を持っているかもしれませんし、持っていないかもしれません。しかしどちらの場合にしても、彼らは、暴力行為をせずにはいられないほど駆り立てられており、心身共に闘争／逃走状態に入っているのです。

「良い奴」は戦争犯罪を犯す

兵士たちは国に仕えるために軍隊に参加し、戦うために訓練を受けます。彼らは、ジュネーブ条約に従って、拷問しない、民間人を殺さない、レイプをしない、盗まないという、戦争地帯での兵士に期待される行動の規則も学びます。

ほとんどすべての兵士は、これらの規則を遵守しますが、ときにはそうではないことが起こります。ある若い兵士には戦友がいましたが、彼が定期的なパトロールを行っていたときに、敵の狙撃兵に殺害されてしまいました。その後、彼の戦友が相次いで殺されたり、道端に仕掛けられた爆弾が爆発したことで負傷しました。この兵士は、突然プッンと切れました。彼は暴走し、数人の罪のない民間人を集め、彼らを縛り、家族の前で女性の一人をレイプし、その後全員を虐殺しました。彼は軍によって裁判にかけられ、有罪となり、長期にわたる刑を宣告されました。

この兵士の両親と友人たちは、ショックを受けました。彼がこのようなことをするとは信じられませんでした。「彼は本当にいい子で、家族もみないい人でした」「彼はそんなことをする人ではない」「子どものころから、彼はいつも前向きで、親切で、友好的でした」と、友人知人は口々に語りました。

「間欠性爆発性障害」という言葉があります。これは、突発的に他者や、他者の財産に対して攻撃をしてしまう現象です。爆発的な行動は、緊張か覚醒の感覚が起こるよりも前に発生すると考える人もいるでしょう。しかし、自律神経系の観点からは、間欠性爆発性行動は、怖れを伴う極端な可動化の例です。不安症と同じように、それは制御できない闘争／逃走行動をもたらします。

小学校に乱入し、子どもたちや教師を狙撃したり、自爆するといった、間欠性爆発性障害によると思われる事件は、時々夕方のニュースで報道されます。私たちは、このようなニュースを見ると、衝撃を受け、そして、なぜ、他者にそのような恐ろしいことができるのか、まったく理解できない、と考えます。

その人の行動は、正当化されないように思えます。どんなわけがあったにせよ、そこまで暴力的な行動を取る理由にはならないように見えます。その人に、なぜこんなことをしたのか、と尋ねても、答えは得られないかもしれません。たとえ答えても、やはりそれは、誰にも意味がわからないでしょう。その人は、犯罪を犯した直後に安堵を感じた、と言うかもしれません。しかし、このような安堵感は、普通すぐなくなってしまい、緊張のレベルが再び上がり、そこから次の犯罪行為へと走ってしまう可能性があります。

症例――進行中のDV

ドメスティック・バイオレンス〔以下DV〕は、戦争で敵と向き合ったり、往来で無差別テロの犠牲になるのとはまったく違います。ただ恋愛関係が悪化しただけで、DVの被害者になる人もいます。

暴力の加害者から被害者に、焦点を移してみましょう。男性と女性は互いに惹かれ合い、より多くの時間を共に過ごします。最終的に一緒に暮らし、家族となります。彼女は彼といて安心を感じます。彼は自身の保護者であるとさえ感じるかもしれません。その後ある日、彼は突然目を吊り上げて怒り、彼女を殴ります。彼女は驚いてショックを受け、泣きはじめます。

事が落ち着いたとき、彼は彼女を抱きしめ、悪かった、と言います。彼女は彼に、二度としないと約束するよう頼み、彼は約束します。しばらくの間、彼らはそれを過去のことだと思います。彼女は最初、用心深くしていますが、彼は落ち着いたように思えます。そして、ほとんどの場合、二人は、以前のように仲良く暮らします。多くのカップルにこのような体験があるかもしれません。

しかし、あるカップルでは、これが繰り返されることがあります。ある日突然、彼は再び怒り、また彼女を殴ります。彼女は身体的な痛みだけではなく、脅かされたとも感じます。彼は怒りが薄れると、後悔していると言います。再び二人はキスして仲直りしますが、このサイクルが繰り返されるにつれ、ある時点で彼女は、安全であるという感覚を持てなくなり、絶えず怖れている感覚へ移行します。彼は肉体的に強いので、彼女は肉体的な戦いで勝つことはできません。彼が寝ている間、彼女は時々フライパンで彼を殴ることを空想します。

彼女は子どもたちを連れて逃げることを考えます。しかし、どこへ行けばよいでしょうか？　どこに住めばよいでしょうか？　子どもを抱えながら、どうやって食べていけばよいのでしょうか？　他の人はなんと言うでしょうか？　彼女は閉じ込められていると感じ、実行可能な選択肢が見えません。しぶしぶ彼女は、彼のところに留まります。しかし、二人が恋に落ちたとき最初に感じていた喜びは、息絶えます。彼は、彼女が彼に対して冷たくなったと気づき、それがさらに彼を動揺させます。「おまえは、いったいどうしたんだ？」と、彼は混乱します。

さらにいくつかの暴力行為のあと、彼女は、反撃したり逃げたりする意志を失います。攻撃されると、まるで自身に何が起きていてもまるで気にしないかのように、ただ耐え、解離するようになります。殴られているとき、自分を遠くから見ている、と感じることさえあるかもしれません。早く終わってほしい、と願います。やがて、そう願うことさえ止めてしまいます。

この女性は、社会交流と愛の状態から、怖れを伴う可動化である闘争／逃走へ、そして最後は怖れを伴う不動化へと、望まない長い旅をしました。彼女は無関心、解離、絶望を伴う、「凍りつき」状態に陥りました。おそらく、彼が彼女を攻撃するときは、逃げることも戦うことも諦めて受動的であることが、生き残るのに役立ったのでしょう。反撃したり、逃げて彼に追いかけられたら、彼女はもっとひどいけがをしていたかもしれません。

彼女は、このことを他の人に話すのがあまりに恥ずかしかったので、ひとりで苦しみます。たとえ人に打ち明けても、かえって非難されているように感じたかもしれません。「そんなに怖かったら、なぜ逃げなかったの？」「なぜ私に電話しなかったの？　あなたを助けてあげられたのに」「なんであなたは、彼がこんなことをするのをずっと許し続けたの？」「何もしないで、されるがままでいたというなら、それは自分の責任です」などと言われてしまうかもしれません。彼女に必要なのは、理解され、安全で支えられていると感じることです。そのようなときに、これらのコメントは、かえって彼女を傷つけます。

実際には、彼女の神経系は、社会交流からストレスへ、そして最後には引きこもりと無関心へと、進化の逆向きをたどって変化していったのです。しかし、多くの人は、それを理解しません。彼女にそうさせたのは、彼女のトラウマを受けた神経系でした。周囲の人たちは、彼女は、以前から知っているように、理性的で、適応的に行動し、上手に社会交流をする人だと思っています。その同じ人が、このような行動を取るとは理解できないかもしれません。人々は、彼女の神経系がたどったような変化の背後にある、本能的で感情的なメカニズムを理解しておらず、彼女を責めるかもしれません。

虐待を受けた女性は、まず第一に、これ以上の暴力を受けないように、守ってもらえる、安全な環境を見つける必要があります。過去の出来事はすでに起こったので、変えることはできませんが、それにどのように反応するかは、変えることができます。

こういった虐待から回復し、普通の生活に戻ることは可能でしょうか？　今説明した女性が、私のところに最初のセッションを受けに来たときには、彼女はすでにDVからは自由になっていました。私は、まず彼女の迷走神経腹側枝の機能をテストしました。驚くことではありませんが、彼女は、背側迷走神経優位な状態でした。最初のセッションの終わり近くに、彼女を再びテストし、彼女が社会交流の状態に入ったことを確認しました。セッションを終える前に、彼女の首と背中に、追加で介入を行いました。そして彼女は、ずいぶん気分が良くなったと感じる、と言いました。

しかし、二週間後に次のセッションに戻って来たとき、彼女は痛み、混乱、引きこもりと無関心の状態に戻っていました。再びセッションを行うと、彼女は介入には前向きに反応し、社会交流の状態に戻ってきました。彼女には、さらに数回セッションを行いました。私のセッション・ルームを出るときはいつも、彼女は社会交流の状態にありました。そして、その効果がしだいに長続きするようになっていきました。数回のセッションを経ると、彼女は怖れ、悲しみ、絶望から自由になることができました。彼女は、社会交流の状態に戻ることができ、つらい感情が湧いてきても、もうあまり影響を受けなくなりました。社会交流ができると、たとえそれが短い時間であっても、神経系を調整してくれることがあります。

このクライアントは、私が基本エクササイズを開発し、効果をテストする前に、私のところへやって来ました。数回のセッション後、私は彼女に、第Ⅱ部で説明する神経筋膜リリース・テクニックで、首の後ろの緊張を解放する方法を教えました。怖れ、怒り、無力感などを持ったときは、そのたびに私のところにセッションに来る必要はなく、自分で調整できることを教えました。彼女はそうやって、自己調整する方法を身に着けました。

DVでは夫が妻を殴るだけではない

男性が女性を殴るだけではなく、夫が妻に殴られたり、子どもが親に殴られたり、親が子どもに殴られることもあります。多くの人は、自分が性被害にあったとか、暴力をふるわれた、ということを話したがりません。自分がDVの被害者であることを簡単には認めないので、DVは、より深刻で複雑な問題です。

私が自分の手技を教えるとき、DVについて話し合うことがあります。そのとき、女性たちは何も言いませんが、顔に強い感情的反応を示すことがあります。彼女らは、何かを思い出しているのかもしれません。父親が、しつけと称して彼女を殴ったのか、あるいは、性欲を満たしたいとしか思っていない恋人から性被害を受けたのか、あるいは、夫とお金のことで言い争いになって暴力をふるわれたのか、それはわかりません。また、彼女たちは、DVの被害者だった女友達、娘、母親か、親しい誰かのことを考えていたのかもしれません。

DV、対人暴力、ストーカーの問題は、どのくらい広がっているでしょう？　アメリカ政府の疾病管理予防センター（CDC）は、継続的に「全米における親密なパートナーによる性暴力に関する調査」を実施しています。[69]彼らはアメリカに蔓延する、暴力、性的暴力、ストーカー行為について調査しました。親密なパートナーからの暴力は、現在や以前の配偶者だけではなく、交際中のパートナーを含め、親密な関係の二人の間で起こります。これには、殴ったり、蹴ったり、あるいは他の種類の身体的な力でパートナーを傷つけたり、傷つけようとしたことも含まれます。このような暴力の頻度は、単一のエピソードから進行中の虐待までの連続体（スペクトラム）として存在しています。

CDCは「全米における親密なパートナーによる暴力――二〇一〇」[70]という報告で、次のように報告しています。

- 女性のほぼ五人に一人（一八％）と男性の七一人に一人（一・四％）が、一生の間に一回、あるいはそれ以上のレイプ被害を体験している。
- 女性の四人に一人（二五％）と男性の七人に一人（一四％）が、親密なパートナーによる「深刻な」身体的暴力を受けている。
- 女性の六人に一人（一七％）と男性の一九人に一人（五％）が、一生の間に一回、あるいはそれ以上のストーカー被害にあったことがある。
- 生涯において、親密なパートナーによる身体的暴力、あるいは加害者を問わず、レイプかストーカー被害を体験した女性は、そうでない女性に比べて、喘息、糖尿病、過敏性腸症候群を発症する率が高い。
- 男女共に、このようなかたちの暴力を体験した人は、体験しなかった人より、頻繁な頭痛、慢性的な痛み、不眠症、活動制限、体調不良、メンタルヘルスの問題を持つ確率が高い。

多くの被害者は、こうした体験について、恥ずかしいとか脅かされていると感じ、警察やヘルスケアの専門家に報告しないことも多く、友人や家族にも相談しないことがしばしばあります。したがってこのような統計は、つねに問題を過小評価している可能性があります。

この被害の大半は、人生の早期に始まります。親密なパートナーからの暴力は、しばしば心理的虐待で始まり、身体的虐待、性的暴行、あるいは両者の入り混じった形態に発展する可能性がありますす。暴力が長く続くほど、心理的影響はより深刻になります。

トラウマ的な体験は、短期的にも長期的にも否定的な結果をもたらします。フラッシュバック、パニック発作、不眠症などの症状が出るかもしれません。被害者はしばしば、自尊心が低くなり、他者を信頼するのが困難になり、人間関係を築くのに苦労します。被害者が感じる怒り、怖れ、引きこもり、無力感は、摂食障害、迷走神経背側回路の過活性から生じるさまざまな症状、そして希死念慮につながるかもしれません。被害者は、喫煙、飲酒、麻薬などの薬物乱用、危険なセックスといった不健康な方法で、自身のトラウマに対処しようとすることがあります。こうなると、親密なパートナーからの暴力は、健康に対して有害な行動に結びつきます。

人が暴力を受けると、神経系はしばしばショックやシャットダウン状態に入り、このような状態だと、加害者が言ったことは何であれ無批判に受け入れるといった、一種催眠的な暗示に脆弱になります。時に虐待の被害者は「もしこれを誰かにしゃべったら、殺すぞ」と脅迫されていたりもします。

このため、被害者に何が起きたかを話してもらうことが難しくなったり、不可能になる可能性があります。もしこのようなケースが疑われる場合、セラピストはこのように聞くことができます。「ただ、「はい」か、「いいえ」、で答えてください。これについて話したら、あなたに危害を加えると脅した人がいますか？」。このように聞いて、もし答えが「はい」であったら、セラピストは問題の核心に迫るドアの鍵を開けたと言ってもよいかもしれません。そう答えてくれたということは、このクライアントは、何があったのかを話してはいけないという恐怖から、少し解放されたのかもしれないからです。

DVで脳は変化する

トラウマを負った被害者と加害者は共に、とくに扁桃体で、脳の構造と機能が変化します。扁桃体は中脳の側頭葉にあります。出来事や情報に感情的にどう反応するかに関与し、潜在的な危険に直面したとき、どうふるまうかを決めるのに関係します。扁桃体をスキャンしてみると、否定的な感情体験の間、活動が増加します。そして、否定的体験が繰り返されたり、長期化すると、扁桃体は肥大化します。肥大化した扁桃体は、ストレス状態やシャットダウンを引き起こしやすくなります[71]。

海馬は側頭葉の中でも、扁桃体の隣にあり、トラウマ的ではない記憶を保存する場所です。危険な体験が繰り返されると、扁桃体が肥大化し、それにつれて、海馬は縮小します[72]。

過去から離れ、将来の夢に再びつながる

トラウマを負った場合でも、生活に意味を与える人生の夢、使命、そして目標を思い出すことができれば、よりすばやく回復することができます。

私は、あるDV被害者に尋ねました。「忘れてしまったかもしれないけど、人生の夢は何ですか？　何をしたいですか？」。彼女は、自身と息子のために、良い人生を創造したいと言いました。この方法で彼女は、過去に起きたことに囚われず、未来を創造することを楽しみはじめました。

私の臨床体験では、単回性のトラウマの場合は、比較的早く普通の状態に戻れます。対照的にDVの被害者は、回復に時間がかかります。あまりにも長期にわたって身体的にも心理的にも、苦しんできたからかもしれません。

DV被害者が安定を取り戻すためには、クライアントが自己調整できるようになり、安定的に機能が正常な状態を保つようになるまで、繰り返し、彼らを社会交流ができる状態に戻していくことが必要です。彼らが、以前抱いていた夢を回復することは、このプロセスで役に立ちます。

心的外傷後ストレス障害（PTSD）

心的外傷後ストレス障害（PTSD）は、時に心的外傷後ストレス症候群（PTSS）と呼ばれます。いずれも、最近では、よく知られる一般的な診断名になりました。イラクとアフガニスタンでの戦争に従軍した兵士たちが、退役後、PTSDを発症することが多く、PTSDはさらに注目されるようになりました。

トラウマと自律神経系

もし、人間がレジリエンスのある自律神経系を持っていれば、トラウマ的な出来事を体験したとしても、しばらくすると、社会交流ができる状態に戻ります。しかし、残念なことに、多くの人々は、そうはいきません。

誰でも、長い人生の間には強烈で衝撃的で苦しい出来事を体験することがあるでしょう。しかし、同じ出来事であっても、人間は異なった反応をします。なかには、すばやくバランスを取り戻し、落ち着いた社会交流の状態に戻ることができる人もいます。また、トラウマ的出来事を体験したあと、変化し、長年にわたってトラウマの影響を受け、しだいに消耗し、最終的にはまったく無力な状態になってしまう人もいます。否定的な影響は、一生涯続くことさえあります。脊髄交感神経鎖が過活性な状態にある場合、PTSDの症状を見せます。

しかし、トラウマ的出来事を体験したあと、誰もが慢性的ストレス状態に置かれるわけではありません。多くの人は、抑うつ行動を伴う背側迷走神経系が過活性な状態に置かれます。こうした、シャットダウンした状態を、PTSDと定義すると、不正確で、混乱を招き、治療の効果を損なうことにつながります。ですから、トラウマ後には、脊髄交感神経系が慢性的に過活性となって闘争／逃走反応を起こしている状態と、背側迷走神経系が慢性的に過活性になっていて、引きこもりやシャットダウンを起こしているという、二つの異なる神経系の状態が起きてくる可能性があります。そこで、この点についてもう少し詳しく説明しましょう。

PTSD／PTSSを抱える人は、社会交流状態を妨げる、この二つの状態を行ったり来たりします。帰還兵の多くがＰＴＳＤと診断され、家に戻りますが、残念なことに、多くの人たちが効果的な治療法を見つけられないことが多く、さらに悲しいことに、平和のために祖国に奉仕した多くの若者が、退役後、社会的に孤立しています。自殺者も驚くほど多いのです。

私は、ＰＴＳＤという診断名は、具体性に欠け、誤解を招き、混乱を引き起こすことが多い、と考えています。ＰＴＳＤというレッテルは、過去の出来事への、身体的、感情的反応が継続中であることを表します。しかし、トラウマの結果、今生じている問題の本質を具体的に説明してはいません。ＰＴＳＤであるということは、何かトラウマ的なことが起こり、その影響が継続中だということを示しているに過ぎないのです。

ＰＴＳＤと診断されて私のクリニックに来る患者の多くは、脊髄交感神経鎖の活性化によって過度のストレス状態にあるのではなく、彼らは、実際のところ、慢性的に背側迷走神経優位な状態にあります。彼らは、闘争／逃走反応を起こそうとして可動化しているのではなく、怖れ、無関心、絶望感の中で不動化しています。ですから、彼らがストレス下にあることを想定して治療しようとする試みは、混乱を招き、逆効果になる可能性があります。

ＰＴＳＤと、「心的外傷後シャットダウン」を分けることによって、もっと明快で役立つ説明が得られます。患者の行動と症状は、交感神経系の過活動の兆候なのか、あるいは背側枝の過活動の兆候なのか？　交感神経鎖が過活性である場合は、いわゆるストレス反応が起きています。一方、背側迷走神経系が過活性である場合は、引きこもり、抑うつ的な行動が見られます。どんな程度のシャットダウンであっても、進化的に古い、迷走神経背側枝の活動の高まりから起こります。このシャットダウン反応は、生物のすべての門、ほとんどすべての脊椎動物に見られ、さらには進化の梯子を下って、ヤツメウナギなどの無顎《むがく》魚類にまでさかのぼって見られます。

ＰＴＳＤを治療する際、セラピストは、トラウマ後の心理的、生理学的問題より、トラウマの出来事それ自体に焦点を当てる傾向があります。体験を思い出し、誰かにそれについて語ることは、たしかにＰＴＳＤを緩和する一つの方法です。しかしそれは唯一の方法ではなく、その人が思い出すことで再トラウマ化することもあるため、治療が逆効果になる可能性も高いのです。したがって、ＰＴＳＤを治療するにあたっては、出来事を思い出すことはむしろ避けて、社会交流ができる状態を回復するために、エクササイズや手技を用いたほうが、より容易で効果的です。

デンマークでは、ＰＴＳＤと診断されたアフガニスタンとイラクの戦争帰還兵のために、治療グループが編成されました。そのなかには、伝統的な心理学者、クラニオセイクラル・セラピスト、さまざまな方法を使うソマティック・セラピストが含まれていました。すべての被験者が、言語的、非言語的セラピーの両方を含むセッションを同じ回数受けました。初めにクラニオセイクラル・セラピーを受け、他のソマティック・セラピーを受ける人もいれば、いわゆる伝統的な、対話形式のカウンセリングから始める人もいました。

結果として、非言語的なクラニオセイクラル・セラピーから始めた被験者は、自分の体験について話すことから始めた被験者より、回復が早いことがわかりました。グループのメンバーの一人で心理学者のマーク・レヴィンは、ソマティック・セラピーを受けて、安全であると感じ、リラックスできたとき、彼らはより自分の力を感じられるようになり、そのため、過去に体験したことについて話したときに、より心が開かれていたのではないか、と考察しました。対照的に、まず一番初めに自身の体験について語った人たちは、その体験の苦しみを手放すのが難しいようでした。そのなかには、トラウマが再び賦活化してしまった人もいたようです[73]。

治療セッションの中でトラウマ的な出来事を思い出すとき、人々は催眠的なトランス状態に入るため、当時の感情が再燃するのかもしれません。セラピストが「それはひどい」といったコメントをすると、それがクライアントの体験の上に刻印される可能性があります。そうすると、それはクライアント自身の信念だけではなくなります。いまや、権威者が自分の悲嘆にお墨付きを与えたことになります。そうなると、さらに苦しみが増してしまうのかもしれません。来たときより悪い状態になってしまう人がいるのは、このせいかもしれません。

背側迷走神経活動とPTSD

PTSDの診断を受けた人々に関しての私の治療目標は、彼らを脊髄交感神経回路か背側迷走神経系の過活性状態から連れ出し、社会交流ができる状態に戻すことです。それができたら今度は、必要なときにこの作業を繰り返すことで、彼らが社会交流状態に留まるのを助けることです。

背側枝の過活性の問題を、純粋に心理的な課題であり、言語的に治療されるべきだと考えるのは、間違っています。これは、心理・生理学的な状態というほうが適切です。医師は背側枝活動の精神症状を、抗うつ剤を使って生化学的に治療することがよくあります。抗うつ剤の多くは、興奮をもたらす作用があり、神経系を覚醒状態にします。これは普通、人々を可動化するのに役立ちますが、望ましい社会行動、あるいは幸せや喜びをもたらすわけではありません。

ストレスと迷走神経枝についての新しい理解は、多くの精神的、心理的問題を治療するのに大いに役立つ可能性があります。背側迷走神経枝を通して、内臓器官の活性化に駆り立てられた生理学的状態は、個人、家族、周囲の人々だけではありません。治療のためには莫大な費用がかかり、社会経済に影響を与え、社会資源を途方もなく消耗し、生活の質を落とします。本書で説明する、簡単で無料の手技とエクササイズを使って、うつ病の人の自律神経機能を最高レベルへと押し上げることは可能である、と私は信じています。

トラウマ後に機能を回復する

自律神経系には、自己調整をする生来の能力が備わっています。環境に対しても、自分の身体の中でも、安全であると感じることができたら、社会的に交流し、リラックスして他者と一緒にいることを楽しむことができます。また、安全であると感じることができれば、休息し、身体を再構築し、再生するために、怖れを伴わずに不動化することもできます。

安全を感じる場所で、他者と社会的相互作用を持つことで、ストレス状態やシャットダウンから、社会交流に戻る能力が回復することがよくあります。しかし、これはつねに起こるわけではありません。恐ろしい状況は終わり、逃げたり戦ったりする必要はなくなっているかもしれません。危険や生命の危機からは、解放されているかもしれません。それでも神経系は、過去に立ち往生し、闘争／逃走、あるいは凍りつきや解離の状態に留まってしまう可能性があります。ＰＴＳＤは、闘争

／逃走、あるいは凍りつきといった生き残り反応が起きたあと、それが十分に身体から解放されないときに起こります。

神経系が機能不全になると、私たちは解離します。自身の身体、他の人々、「今・ここ」とのつながりを失います。そのため無力で脆弱になります。この状態を表す慣用句も、いろいろあります。「上の空」「心ここにあらず」「我を忘れて」などがよい例です。神経系に関していえば、迷走神経腹側枝の機能が失われます。これは第４章で説明した、迷走神経機能テストで確認できます。

迷走神経が自己調整する機能を回復する秘訣は、自身を再びグラウンディングさせ、自身の感覚に戻り、身体の中に入り、「今・ここ」にいられるようにすることです。人によっては、瞑想や祈りが良いかもしれません。あるいは、釣りに行ったり、静かな場所で物事を考え抜くことが役に立つかもしれません。

本書の第Ⅱ部では、いくつかのエクササイズをご紹介します。これは、ほとんどの人が使えて、わずか数分で腹側迷走神経機能を回復することができ、再び自身とのほどよいつながりに戻ることができるものです。また、セラピストがクライアントに施すことができる、神経筋膜リリース・テクニックという手技も説明します。これも、迷走神経機能を回復するのを助けることができます。

私たちのなかには、セラピスト、コーチ、あるいは医師などの助力を求める人もいるかもしれません。

こうしたヘルスケア専門家は、自分が提供する方法論にいろいろな名前を付けたり、その効果を提唱したりするかもしれません。大切なのは、その方法が効果があるか、です。介入前に腹側迷走神経系の機能をテストし、機能不全だということがわかったら、介入後には、同じテストをして、腹側迷走神経系の機能が回復したことがわからなくてはなりません。

社会交流ができる状態に戻すために、神経系の調整機能を回復しようとしているなら、それを指導する人の自律神経系が良く機能していることを、確かめなければなりません。これを評価する簡単な方法は、「彼らと一緒に過ごしたあと、気分が良くなりますか?」と自問することです。私たちはみな、誰かと時間を過ごしたあと、気分が悪くなった体験があるでしょう。

ひとたび自己調整の能力を身に着けると、かつては、一緒にいると気分が落ち込んでしまうような相手と一緒にいても、より大きなレジリエンスを持って接することができるようになっていることを発見するでしょう。その人に影響を受けにくくなり、たとえ多少マイナスの影響を受けたとしても、よりすばやく回復するでしょう。自分を動揺させる人を避けることもできますが、そうもいかないことがあります。ですから、レジリエンスが高まることは役に立ちます。辛抱強くなることも大切です。一回でも、うまく自分を助け、乗り切ることができれば、次回はもっとうまくできるようになります。生きているということは、課題、怖れ、危険に絶えず見舞われます。ですから、自己調整とは、次々と起きてくることに、柔軟に対応する継続的なプロセスです。グラウンディングした状態に留まり、動揺せず、よく機能する迷走神経腹側枝を維持し、影響を受けてもすばやく回復できるなら、新しい課題が持ち上がってきても、より楽に対処することができるようになるでしょう。

うつ病と自律神経系

うつ病は、治療を要する医療のほぼ一〇%を占める障害で、アメリカとカナダでは、医学的障害のなかでも主要な位置を占めています。[74] 近年、医師から処方される抗うつ剤の量は、ますます増加しています。[75] 私が住むデンマークでは、人口の約八・三%が抗うつ剤を服用しているといわれています。[76] うつ病の最も一般的な治療形態は、抗うつ剤の処方で、二〇一三年には、世界で九八億ドル以上の抗うつ剤が販売されたといわれています。[77] アメリカでは、抗うつ剤は、最も売り上げの高い処方薬のうちの三位に位置づけられています。

うつ病と診断された人、あるいは抑うつ状態の人は、かつては楽しかった活動への興味を失います。食欲不振、過食、あるいは、その他の消化器系の問題を抱えます。エネルギーが減少し、不活発、内向的、無関心、無力、非社交的になります。悲しみ、不安、空虚、絶望、無価値感、罪悪感、イライラ、羞恥心、落ち着きのなさを感じるかもしれません。倦怠感、エネルギー不足、目標を持って活動することができない、といった感覚を体験するかもしれません。集中力、詳細な記憶、あるいは意思決定に問題を持つ可能性があり、しばしば線維筋痛症の痛みに悩まされます。自殺を考えたり、試みたり、実際に自殺するかもしれません。これらはすべて、迷走神経背側枝の過活性による症状である可能性があります。

気分が良くないので医師の診察を受けたとします。医師はいくつか質問し、答えを聞いて、うつかストレスだと診断するかもしれません。医師は、この状態が一時的だという可能性を考慮することはなく、むしろ、半永久的だと想定し、薬を処方します。多くの場合、気分が良くなるまで用量を調整する期間があります。その後、数か月、あるいは何年も薬を飲み続けることになるかもしれません。

私のところに来る多くの人が、薬を止めたいと願っています。私はこの望みがかなうように彼らを支援しますが、薬を処方した医師と十分相談してから、減薬、断薬をするようにと言います。また、インターネットで情報を集めることも勧めます。薬の否定的な副作用について学ぶとともに、服用を止めたときに起こるかもしれない離脱症状に関する情報なども知っておく必要があります。

『米国医師会雑誌』に発表された研究によると、軽度のうつ病の場合は、抗うつ剤はプラシーボよりも効果が低いことが明らかにされています。[78] 抗うつ剤が否定的な副作用を持つことは、よく知られています。それでも、抗うつ剤はアメリカで消費される薬として最も一般的で、毎年二億七〇〇〇万件の処方箋が書かれています。[79]

そうなると、いくつかの根本的な疑問が湧いてきます。なぜ医師はこんなにも多くの抗うつ剤を処方しているのでしょうか？　新しい方法を探したほうが良いのではないでしょうか？　私は、この問題の根本的な原因は、自律神経系の本質に関する理解が欠けていることだと確信しています。自律神経系は、本来、柔軟でレジリエンスがあるもので、ストレス要因の影響については、一時的なものであると私は信じます。

医学的な研究は、慢性的なストレスの生理学に焦点を当てており、うつ病の根底にある生理学にあまり注意を払いません。心理学者や精神科医からうつ病の診断を受けて、私のクリニックに来るとき、あるいは彼らが抑うつ的な行動を示すとき、彼らの問題は、迷走神経背側枝の過活性から来ていることは明らかです。

ポリヴェーガル理論以前は、背側迷走神経系が過活性になったときに引き起こされる問題についての、生理学的モデルがありませんでした。そのために、うつの治療のために、薬ではなく、安全で効果的な方法があるとは考えられなかったのでしょう。ポージェス博士のポリヴェーガル理論は、自律神経系、感情、行動の関係性に焦点を当てています。そのためポリヴェーガル理論は、心理学者、精神科医、そして才能があり洞察力があるトラウマ・セラピストたちによって、それぞれの分野での応用がなされ、おおいに注目されたのです。

双極性障害

双極性障害は、活動性の高まり、高揚感、陶酔感などを持つ躁状態の期間と、抑うつ的な状態を示す期間が入れ替わるものとして知られています。

躁状態は、異常に高まったエネルギーレベルと、高揚し、歓喜に満ちた陶酔的な気分が特徴です。低エネルギーとして体験される、迷走神経背側枝の過活性状態に入ると、エネルギーが低下します。その後、躁状態の期間が始まります。躁とうつの期間の間に、普通の気分状態で過ごす期間がある人もいます。しかし、背側枝の過活性と、躁状態が休みなく繰り返される人もいます。双極性障害を持つ人は、身体感覚から解離していることが多く、妄想や幻覚といった精神症状に苦しんでいる可能性があります。双極性障害はアメリカの人口の四%に見られるという説もあります[80]。

ポリヴェーガル理論の観点からいうと、躁状態の期間では、脊髄交感神経鎖が過活性になっています。躁状態では、めまぐるしく活動し、大量のエネルギーを消費します。しかし、その活動を楽しんでいるわけでもなく、その結果に満足を覚えるわけでもありません。

私のクリニックには、心理学者や精神科医から診断を受けた人たちがやって来ます。私は、心理的あるいは精神医学的診断を下す訓練も資格もありません。私の意見は、私がクライアントを診てきた体験に基づいた、逸話的なものです。とはいえ、社会交流を可能にする状態を取り戻すための方法が、双極性障害を含むさまざまな心理学的、精神医学的診断を受けた人々を助けるのに役立つということは、注目に値すると思われます。

症例——双極性障害

数年前、五〇代の女性が、クラニオセイクラル・セラピーを受けに私のところにやって来ました。私は、どのような変化が起きると良いと思っているか聞きました。彼女は、私たちがやっているクラニオセイクラル・セラピーの評判を聞き、「もっとリラックスしたい」と言いました。

さらに彼女は、双極性障害と診断され、過去二〇年にわたって精神病院への入退院を定期的に繰り返してきた、と言いました。彼女は、息もつけないほどの多動な活動期間のあと、無気力に陥ると言いました。

デンマークでは、やや柔軟な体制を持っている精神病院がいくつかあります。患者が入院し、しばらく治療を受けたあと、病状が落ち着いてきて社会生活に対応できると思ったら、精神科医に退院したい旨を告げれば退院が許されます。また、あとで入院が必要だと感じたら、再び入院できます。このクライアントは、つらい抑うつ的な気分が続いたあと、躁状態が訪れたと言います。躁状態のときは、すべてを成し遂げようと、気が狂ったように行動せずにはいられない衝動に突き動かされていた、と語りました。彼女はその後、うつ状態が訪れたときに、自ら進んで入院したようです。

私は、この女性が自身の病歴を説明している間、彼女の身体言語を読み取りました。彼女は解離していることがわかりました。彼女は、自分がグラウンディングして自身の身体に安心して存在しているというより、人生が目の前を通り過ぎるのを外から見ているかのように感じると言いました。この言葉からも、解離している様子がわかります。

多くの女性が産後うつを体験します。この女性は息子を生んでまもなく、双極性障害を発症しました。産後うつが、結婚生活を脅かし、さらに女性の人生を危機に陥れることは珍しいことではありません。妻が背側枝によって引き起こされるシャットダウンとうつ状態に陥った姿を見ると、夫は、もはや彼女が共に愛を育んだ女性ではなくなってしまった、と感じるかもしれません。

このクライアント夫婦は、赤ちゃんの誕生が、当初夢見ていたような喜びをもたらさなかったため、関係が悪化しました。

産後うつは、難産や帝王切開になった場合、悪化する傾向があります。帝王切開が、子ども、あるいは母親の命を救うために医学的な理由で回避不可能だったとしても、帝王切開は、母親の身体にショックを与え、腹部の筋肉だけでなく子宮内にも瘢痕組織を残します。女性が産後うつを克服するのに、何年もかかる可能性があります。不幸なことに、なかには克服できない人もいます。

私はこのクライアントに、私には精神医学的状態を治療する資格がないことをまずはっきりと告げました。それと共に、私は、彼女の自律神経系をより柔軟にすることによって、リラックスできるようにするために、手技を試みるつもりであることを説明しました。私は、ソマティック・セラピストです。ですから、どんな精神医学的問題でも治療できるという誤った印象を与えないよう、いつも注意を払っています。クライアントが精神医学的診断を受けていて、私の力ではそれを適切に治療できないと判断したときは、治療しないことを決断します。あなたがセラピストとして、治療を担当してもよいかどうか確信が持てないときは、クライアントに、主治医と相談してもらうように言いましょう。あなたがそのクライアントに介入すべきか否かについて、あなたの専門性を考慮に入れたうえで、主治医に判断してもらうとよいでしょう。

私は、このクライアントの最初の二本の頸椎が回旋していることに気づきました。そして彼女の迷走神経腹側枝の機能を改善することができれば、彼女の回復に役に立つかもしれないことがわかりました。私は、彼女の頸椎の位置を改善するために、彼女に基本エクササイズのやり方を教えました。その後もう一度、腹側迷走神経系の機能をテストしてみましたが、二本の頸椎の回旋は減少しており、腹側迷走神経系の機能は回復していました。

一週間後、彼女が二回目のセッションを受けに戻ってきたときは、まるで別人のように見えました。彼女は、落ち着いており、しっかりと自分の中心に意識がある状態でした。私は彼女の迷走神経機能と最初の二本の脊椎の位置を調べました。どれも、良い状態でした。最初の治療効果は持続していました。彼女は、今は気分も良く、いろいろなことができるようになっていて、落ち着いて物事に取り組めるようになったと言いました。自信を持って再びやっていく準備ができたと感じると言いました。

私たちは、共同作業の結果、彼女の神経系の問題を解決することができた、と感じました。彼女は双極性障害で、社会交流へと入っていく道を見つけることができず、興奮したストレス状態と、崩壊した背側迷走神経系の引きこもり状態の間を行き来していました。彼女は、今では社会交流ができる状態に留まっており、力強く、神経系は柔軟でした。一時的にストレスを受けたりシャットダウンする可能性はありますが、難しい時期が終わったら、再び社会交流に戻ることができるのを感じさせました。

私は彼女に、また助けが必要だと思ったらいつでも戻って来ると良い、と話しました。また、良い心理学者を見つけ、新しい人間関係の作り方を学び、将来の計画を立てる手助けを得るようにとアドバイスしました。

彼女の息子は成長し、学校に通いながら自立して暮らしていました。彼女は、あまりに長い時間を精神病院で過ごしたため、母親でいる体験の大半を逃してしまったことへの後悔を口にしました。出産以来二〇年以上、彼女自身も、さらなる教育を受け、キャリアを積み、有意義な仕事をする機会を逃しました。彼女はまた双極性障害に苦しんでいる間、その状態に釣り合うような男性と暮らしていましたが、二人の関係性はもう彼女のためにはならないことは明らかでした。

しかし彼女は悲しんではおらず、穏やかで楽天的でした。彼女は自分の状態が、躁でもなくうつでもないことを感じていました。そして、これから有意義な人生を構築していくつもりだ、と語りました。彼女は落ち着いていて、はっきりとした言葉で自らの決意を語りました。

注意欠如・多動性障害（ADHD）と多動

注意欠如・多動性障害（ADHD）の子どもは、交感神経系の慢性的な刺激に加えて身体的な問題も抱えている、と私は確信しています。

私は同じ時期に、ADHDを抱えた五人の男の子を診ていました。彼らは全員、裂孔ヘルニアでした[81]。彼らが絶えず動き回っているのは、彼らの呼吸横隔膜の緊張レベルが変化するためではないか、と私は推測しました。新しい位置で数秒留まってみても、そこも不快になるので、また動く必要があったのです。

私は、二つの技術を組み合わせることで、彼らの症状を緩和することができました。それは基本エクササイズと内臓マッサージです。まず第一に、基本エクササイズで、迷走神経の機能不全に対処し、食道の上部三分の一をリラックスさせました。第二に、胃が、呼吸横隔膜から解放され、通常の位置に下がることができるよう、裂孔ヘルニアに働きかけ、食道をやさしく伸ばしました。

多くの心理学者や精神科医は、自律神経系の機能不全から問題が生じるという可能性をまったく考慮せず、診断を行っているように見えます。腹側迷走神経優位な状態をもたらすことによって、問題が軽減されたり、解消することもあると、私は経験上、確信するに至りました。

第7章　自閉症スペクトラム障害

ＡＳＤ（自閉症スペクトラム障害）という概念は、自閉症、アスペルガー症候群、その他の状態を含みます。ＡＤＨＤは、ＡＳＤには分類されていません。ＡＳＤは、広範な症状を示し、子どもにも大人にも、さまざまな問題を引き起こす可能性があります。ＡＳＤは、発達性の脳障害であるという仮説が有力視されていますが、重大な社会的、行動的、コミュニケーション上の変化を引き起こす可能性があります。さらに、これらの障害を評価するための神経的検査方法はありません。

ＡＳＤには多くの異なった症状があります。障害は千差万別で、程度もごく軽いものから深刻なものまであります。ＡＳＤの人は、いくつかの同じ症状を共有し、他の人々とは異なったやり方で脳の中の情報を扱うように見えます。ＡＳＤの正確な原因は、明らかにされていません。研究では、遺伝子と環境の両方が影響を与えていることが示唆されています。

遺伝子が影響していることに関しては、双子の一人がＡＳＤならもう一方もＡＳＤである可能性が高いといわれています。しかし、何億ドルもの研究費を費やしているにもかかわらず、いまだに、どの遺伝子に問題があるのかを特定できていません。まもなく有力な情報が得られるのではないかと思われますが、現時点では、遺伝子研究に基づいたＡＳＤの治療方法はありません。

ＡＳＤの診断は、心理学者による行動観察に基づきます。しかし、テストをしている人は通常、自律神経系が社会交流しているときの身体的徴候を考慮に入れません。しかし、自律神経系は、ある程度、感情状態を決定し、感情状態は、ある程度、行動を決定します。ですから私は、人の感情状態を変化させれば、行動を変えることができると信じています。

ＡＳＤのいくつかの症例は、自律神経系の障害であるように見えます。ＡＳＤの人は、慢性的な闘争／逃走状態か、背側迷走神経系の引きこもり状態のいずれかにいることが多いようです。時に彼らは、明白な理由なく、一つの状態からもう一方に突然移行し、世話をする人を驚かせます。彼らの行動はしばしば予測不能で、状況に対して不適応的です。

私は、今までの臨床経験に基づいて、ＡＳＤのテストは、彼らの腹側迷走神経系の機能評価を含むべきだ、と考えています。テストによって、腹側迷走神経系が機能不全であることがわかったら、今度は、腹側迷走神経系の機能を最適化することによって、彼らを社会交流の状態に連れてくることができるのではないか、と考えています。そうすることによって、彼らの行動が適応的に変化するのではないでしょうか？　この点については、さらなる研究が必要ですが、私は、これがやがて、標準的な介入方法になると信じています。

ＡＳＤの推移

アメリカでは、毎年、ＡＳＤと診断される人の数が一〇〜一七％増加しており、発達障害の中でも、ＡＳＤが最も急速に増加しているといわれています。ＣＤＣによる「ＡＳＤと発達障害に関する調査ネットワーク」の概算によれば、約六八人に一人の子どもがＡＳＤと診断されています。[82]他の調査では、ＡＳＤは子ども九〇人に一人の割合で該当するといわれています。[83]

ＡＳＤのケアのために、莫大な費用が必要とされており、これは個々の家庭のみならず、社会全体としても大きな負担になっています。アメリカでＡＳＤの人をケアする費用は、一生涯で平均二四〇万ドル[84]で、年間二〇〇億ドルです。[85]別の試算では、アメリカでＡＳＤの子どもを支援する費用は、年間六一〇〜六六〇億ドル、ＡＳＤの大人の場合は、年間一七五〇〜一九六〇億ドルともいわれています。[86]

さらに重要なことに、人的損失もあります。ＡＳＤの子どもを持つ親は、多大な心的負担を抱えています。これはお金に換算できません。子どもが生まれる前、両親は、いわゆる元気な子どもを育てていくことを前提に、楽しいことをいろいろと夢見ています。他の家族を見て、自分たちもこのように楽しい家庭を築きたいと思います。ＡＳＤの人は、仕事につくことが難しく、親になって次の世代を育むことは難しい可能性があります。両親は、子どもが生まれる前に、どのような夢があったにせよ、それは脇において、まったく新しい方法で子どもを世話することを最優先にしなければなりません。

ＡＳＤと自律神経系

ＡＳＤの診断を受けた人の神経系の状態と、生理学的特徴を考えてみると、脊髄交感神経鎖の活動か、または背側迷走神経系の活動のどちらかで説明できます。彼らはまた、身体的器官の機能不全から生じる問題も持っているかもしれません。

家族や介護者は、ＡＳＤの人々は、明白な理由がなくても、怖れやパニックに陥ることがあることを体験しています。感覚過敏があり、他の人々が気づかない環境内の刺激、あるいは彼らに過去の何かを思い出させるものに反応します。しかしまわりから見ていると、彼らの行動には根拠がないように見えます。もしかすると、彼らはただ、何か危険なものを想像しているのかもしれません。

周囲の人たちにとっては、何か動揺するようなことは、まったくないと感じます。

ＡＳＤの人は、闘争／逃走状態かシャットダウン状態に留まるか、あるいはこれら二つの状態を行ったり来たりします。彼らは、あるときはシャットダウン状態で自身の中に入り込み、周囲には無関心になります。しかし次の瞬間には、外に意識を向け、怖れたり、攻撃的になります。ＡＳＤの人の行動の特徴を理解していない人にとっては、ＡＳＤの人は、しばしば非社交的で、奇妙で予測不能に見える行動を取っているように見えます。両親や介護者の多くは、ＡＳＤの人が、まわりには何もないはずなのに、急に感情的な変化を起こすため、このような突然の変化に混乱したり驚いたりします。

ＡＳＤの心理的テストは、行動を評価し、ＡＳＤのなかでも、どの分類に入るかを特定します。しかし、これはポージェス博士がポリヴェーガル理論で論じている自律神経系の機能と生理学的要因を考慮に入れていません。そのため、治療としては、子どもの状態を改善するというより、両親が子どもの行動に適応し、子どもの特別な要求に合わせるようにするための訓練が行われてきました。

ポリヴェーガル理論は、自律神経系の生理学的状態を特定することで、自閉的な行動に結びつく生物行動の新しいモデルを提示します。これによって、ＡＳＤの効果的な治療戦略を開発できる可能性があります。

ＡＳＤの人は、往々にして、脊髄交感神経鎖か背側迷走神経系の活動に影響を受けているか、その二つの間を揺れ動いています。さらにいえば、彼らは社会的に交流していません。ですから、彼らの迷走神経腹側枝と、関連するほかの四つの脳神経の機能を改善し、彼らが社会交流できる状態にし、その結果、より社会的に行動できるようにサポートすることが可能なはずです。治療戦略としては、この点に焦点を当てるべきでしょう。

ポージェス博士は、ＡＳＤの子どもたちに介入し、彼らの行動を改善することに成功しました。彼はこれを、ポリヴェーガル理論が示す神経系のモデルの、臨床応用の有効性を示す証拠であるとしています。私は、ポージェス博士の働きに大いに触発され、私自身も、ＡＳＤの人の状態を改善することに成功してきました。

ASDの希望――リスニング・プロジェクト・プロトコル

ポージェス博士は、ポリヴェーガル理論の中で、中耳内の筋肉を支配する脳神経の特別な機能を示し、適切な聴覚機能が、社会交流を可能にするということを説明しています。そして、その原理を生かし、リスニング・プロジェクト・プロトコルを開発しました[87]。

ポージェス博士は、ASDの子どもたちの約六〇%に見られる聴覚過敏について、新たな持論を展開しました。私はポージェス博士が、ロンドンでのブレス・オブ・ライフ会議（二〇〇九年三月二三～二四日）で、この点について説明するのを聴きました。典型的な難聴では、第Ⅷ脳神経に問題があります。しかし、ASDに関しては、聴覚と人間の発声のプロセスに関連する点が重要であり、これは、第Ⅴ脳神経と第Ⅶ脳神経の機能に関係している可能性があることを、ポージェス博士は明らかにしました。そして、ASDの研究に関しては、聴覚のメカニズムを理解することが重要であると述べました。

ASDを持つ人をケアすることは、両親、指導者、介護者にとって、非常に大変です。ASDの子どもたちに働きかける人は誰でも、彼らがしばしば、他の人々が言っていることを理解しているようには見えず、普通の双方向のコミュニケーションができないことに気づきます。ASDの人々は、自身に言われたことの意味を理解しているように見えず、彼らの多くはまったくしゃべりません。ASDの人たちは通常、言語的コミュニケーションを取ることが難しいので、言語に基づいたセラピーはできません。言語的治療に頼る心理学者や精神科医にとって、これは難題です。

言葉を聞いていないように見えるので、しばしば聴覚検査が行われます。聴神経は、内耳の奥深くに感覚線維を持っている第Ⅷ脳神経です。これをテストして、聴覚が機能しているかどうかを調べます。ほとんどのＡＳＤの人は、聴覚は正常です。このテストは、騒音などのない静かな部屋で行われ、被験者は特定の周波数以外のすべての音を消去するヘッドフォンを装着して、ヘッドフォンから流れる音を聞きます。

このテストの問題点は、それが聴覚のメカニズムの一部しか計測していないところにあります。ポージェス博士は、人々が聴いたり言われたことを理解するためには、他の二つの脳神経、つまり、三叉神経（第Ⅴ脳神経）と顔面神経（第Ⅶ脳神経）が機能していることが必要である、と論じています。話すことを学ぶためには、まず聴くことができ、話された言語が理解できる必要があります。ポージェス博士は、ＡＳＤの人たちの多くは、第Ⅴ脳神経と第Ⅶ脳神経の機能不全があり、それが聴いたり話された言語を理解する能力を阻害していることを発見しました。これらの神経は、脳幹に出入りし、それぞれが異なる機能を持ついくつかの神経枝を持ち、そのうちの二本は、中耳の中の二つの筋肉に接続しています。第Ⅶ脳神経は、中耳の小さな筋肉であるアブミ骨筋に至り、第Ⅴ脳神経は、鼓膜の鼓膜張筋に接続します。

第Ⅶ脳神経はさまざまな機能を持ちますが、アブミ骨筋も神経支配しています。アブミ骨筋が適切に機能すると、人間の女性の声の周波数帯に入らない、上と下の周波数帯の音をカットします。そうすれば、子どもは、母親の声の周波数帯域の音に集中することができます。この筋肉が適切に機能すると、子どもは背景の騒音をシャットアウトして、母親の声を聴き、母親から言語を学び、彼女や他の人々とコミュニケーションの仕方を学ぶことができます。

アブミ骨筋を神経支配する第Ⅶ脳神経には、他の神経枝もあります。その一つは、感情表現を行う、顔の筋肉を制御します。この神経が適切に機能しないと、顔の表情が欠落します。ASDと診断された人は、子どもでも成人でも、表情の豊かさに欠ける特徴があります。彼らは、表情をほとんど変えないので、会話の中で彼らの感情を読むことを難しくします。このため、周囲の人々は、ASDの人は共感に欠けると考えがちです。

聴覚と目を開ける筋肉の間には、神経学的なつながりがあります。目のまわりの平らな輪状の筋肉は、第Ⅶ脳神経に神経支配されており、聴覚に問題を持つ人たちは、しばしば瞼《まぶた》が垂れ下がっています。眉を上げることは、目を見張ることでもあり、聞いたことを理解したというサインでもあります。このように、第Ⅶ脳神経が適切に機能していることが、聴覚にとって重要なのです。

第Ⅴ脳神経の神経枝は、喉につながる耳管の調整に関与する鼓膜張筋の緊張を調整します。鼓膜張筋は、アブミ骨筋に似ていて、中耳の小さな骨である耳小骨《じしょうこつ》の硬さを調整します。耳小骨の鎖の緊張は、鼓膜の緊張を増し、背景の低周波音が、耳に入ってくるのを減じます。

アブミ骨筋と鼓膜張筋は、噛むことで生じるような音を、減少させます。中耳の筋肉が十分に収縮しないと、感知される低周波音の音量がきわめて大きくなる可能性があり、人間の声さえ覆い隠してしまいます。この状態は「聴覚過敏」と呼ばれます。この状態に苦しむ人たちにとって、入ってくる音は不快であり、苦痛さえ感じる可能性があります。ASDの子どもたちのなかには、音、とくに低周波音を防ぐために耳に指を入れる子どもがいます。

　このような状態では、子どもは限られた周波数帯域でしか聴覚情報を処理できません。人間の会話の周波数帯域の音は背景の雑音の中で失われ、一方、耳には低周波音がたくさん入ってきてしまいます。聴覚過敏の子どもたちは、他の人々の声、とくに男性の低周波の声に過剰反応するかもしれません。そして子どもが耳を指でふさいでいるのを見ると、子どもが自分の言っていることを聴きたくないのだと思ってしまいます。しかし、それは誤解で、彼らは雑音が入ってくる苦しさから、身を守ろうとしているだけなのです。

　低周波の音は、掃除機、車、エスカレーターなど、日常のいたるところで聞こえてきます。この騒音は、聴覚過敏の人にとっては、耐えられないほど騒々しく感じます。聴覚過敏ではない人にとってはまったく気にならない音が、聴覚過敏の人にとっては、耐えがたいほどうるさく感じられます。そのため、彼らは話しかけられても、声を聞き分けることができません。

　私のところに、聴覚過敏のある一一歳の少年がやってきました。私のセッションルームから、かなり離れたところには線路があり、そこを時々電車が通ります。彼は、電車が通るときはいつも、騒音が耐えられなくて、耳に指を突っ込みました。私は、一度も電車が通り過ぎる音に気づいたことがなく、他のクライアントも、電車の音に気づく人はいませんでした。

　言われたことを聞き取ったり、理解することができない原因となる、筋肉と神経の機能不全に関しては、聴覚過敏とは正反対の状態が問題を起こしている場合もあります。つまり、筋緊張が不十分であるために、適切に音を増幅することができない、ということも起こります。そのようなときには、話しかけられても、聞こえていないように見える可能性があります。これが誤解を生む可能性があります。身体的な機能不全があるために、聞こえないのに、コミュニケーションや社会的活動に興味を持っていないのだと解釈されてしまい、反抗的であるとか、非協力的だと思われてしまうのです。

この問題を持った子どもたちのなかには、唇を読むことや身体言語を解釈することでコミュニケーションを取っていることもあります。彼らは、ちゃんと会話し、社会的にふるまえるように見えるかもしれませんが、話している人が目の前にいて、唇を読むことができない場合は、困難が生じます。

この問題を抱える大人では、他者の顔が見えなくても、言われていることを理解しようと必死になる人もいます。聴覚に問題のない人は、話しているときに相手の目を覗き込んだり、よそ見をしていたりすることもありますが、唇を読むことで会話をする人は、相手の口元をじっと見つめます。複数の人たちが同時に話しているのを理解するのが難しい人は、パーティーや混んだレストランに行くのを嫌がり、一対一で人に会うのを好むかもしれません。あるいは他者の話を理解できないことが露呈しないように、ずっと話し続けるなど、別の戦略を使うかもしれません。

ASDの子どもたちは、騒がしい教室で他の子どもたちと同じようにふるまうことに困難をきたします。ASDのために聴覚過敏があると、背景の騒音を苦痛に感じます。一方、内耳が正常に機能している子どもたちは、同じレベルの騒音があっても、問題なくいられます。

重度の聴覚過敏を持つ子どもにとって、生活環境の騒音は、逃れられない攻撃となり、絶え間ない苦痛を味わうことになってしまいます。これはまるで、ネズミを檻の中に入れて、ランダムに電気ショックを与えるのと同様のストレスを引き起こすことになりえます。こうした子どもたちは、自身が聴覚過敏を抱えていることを、理解していないかもしれません。聴覚過敏で生まれたら、予測不可能な刺激でトラウマを受けることが普通であり、生きるとはこういうことなのだ、と思ってしまうかもしれません。

もし、映画館に入り、とてつもない大音量が響いていたら、あなたはどうするでしょうか？　俳優は、あなたに向かって叫び声をあげています。きっとあなたは耐えられず、すぐ映画館から飛び出したいと感じるでしょう。両手で耳をふさいで、ほうほうの体《てい》で映画館から逃げ出すかもしれません。でも、もしあなたが、映画館を出られないＡＳＤの子どもだったら、事態はどうなるでしょうか？

ポージェス博士は、ポリヴェーガル理論の有効性を証明するために、ＡＳＤを持つ実験参加者を対象に研究を行い、リスニング・プロジェクト・プロトコルを開発しました[88]。ポージェス博士は、ＡＳＤの子どもたちにリスニング・プロジェクト・プロトコルを体験してもらう実験を実施し、その結果を論文にまとめ、査読を経て専門誌に発表しています。

過去二〇年にわたるポージェス博士の研究とその成果をまとめた論文は、ＡＳＤの治療に新しい基盤を提供しました。ＡＳＤの行動パターンに関係している生理学的パターンを特定することは、ＡＳＤの理解への重要な突破口となり、新しい治療方法を開発する可能性を開きました。彼が開発した方法は、彼らのコミュニケーション技術と社会的行動を改善し、すでに多くの人々を助けています。

ポージェス博士は、ＡＳＤの子どもたちの多くが、言語を介して人と関わることが難しいのは、彼らの中耳の筋肉の神経調整が機能不全の状態にあるからではないかという仮説を打ち立てました。社会交流に必要な脳神経である第Ｖ脳神経と第Ⅶ脳神経は、脳幹から出て中耳の二つの筋肉に接続する神経枝を持っています。

ポージェス博士は、独創的な治療的介入方法を用いて、大勢のＡＳＤと診断された子どもたちを治療しました。ポージェス博士のリスニング・プロジェクト・プロトコル研究に参加した子どもたちは、すべて専門機関によってＡＳＤの診断を受けており、彼らの多くが聴覚過敏を持っていました。子どもたちはみな、広範な聴力テストを受けたあと、五日間毎日、四五分のセッションを五回受けました。

ポージェス博士と彼の研究チームは、コンピュータで変換された音楽を聴かせると聴覚処理能力が改善され、心臓の腹側迷走神経調整を増加させることを明らかにし、その結果をまとめた論文を発表しました[89]。

次にポージェス博士と彼の研究チームは、統制群を設けた実験を行いました。実験1では、統制群の子どもたちには、ただヘッドフォンを装着してもらいます。介入群の子どもたちには、ヘッドフォンを装着してもらったうえで、韻律の聴覚的な特徴を高めるために演算法で処理した、コンピュータで変換された音楽を聴いてもらいました。実験2では、統制群の子どもたちは、コンピュータで変換されていない音楽を聴き、介入群の子どもたちは、コンピューターで変換された音楽を聴きました。その結果、いずれの実験においても、コンピュータで変換された音楽を聴いた介入群においてのみ、有意に聴覚過敏が低減しました[90]。

私もこの特別な音楽を聴いてみました。数分聴いたあと、中耳の筋肉が刺激されエクササイズされたように感じました。鼓膜が痒くなり、中耳の構造はまるで飛び跳ね、踊り、震えているように感じました。さらに重要なことに、聴覚が向上し、言葉をより鮮明に聴く能力が改善しました。

ポージェス博士は講義の中で、介入前後での子どもたちの変化を見せてくれました。彼らが人の話を理解できるようになると、社会的に孤立した状態から出ることができ、他者と関わりはじめます。この様子を収めたビデオはたいへん感動的でした。ポージェス博士は、日々この音響刺激の技術とそれを応用してもらう方法を改善し続けています。これを書いている二〇一六年に、彼はメルボルン、ロサンジェルス、トロントの三か所で、正式に認可された臨床実験を指揮していました。

ASDにおける聴覚の役割

双方向のコミュニケーションを行い、社会交流するためには、相手が話している言葉を聴き、その意味を理解する必要があります。今まで述べてきたように、多くのASDを抱える人たちは、聴覚と言葉の理解の問題を持っています。ポージェス博士は、ポリヴェーガル理論を世に問う中でこの問題を指摘し、私は自分の臨床経験の中で、同様の問題があることを実感していました。ASDにおける聴覚の問題は、聴覚機能を司る第Ⅷ脳神経（聴神経）の機能不全に起因すると誤解されています。しかし、ポージェス博士が発見したように、ASDにおける聴覚過敏は、第Ⅴ脳神経と第

Ⅶ脳神経の機能不全が関与していることが多いのです。

自閉症、アスペルガー症候群、あるいは他の問題を持った子どもが私のクリニックに来ると、私は両親に子どもの聴覚について尋ねます。彼らはいつも、耳の専門の病院で検査してもらったが子どもの聴覚は正常だと診断されたと言います。ＡＳＤの子どものほとんどは、通常の方法で聴力検査を受けます。ヘッドフォンを装着し、ヘッドフォンから聴こえるさまざまな音量と周波数の音を聴いて、反応します。

両親は、聴覚には問題はないはずだと考えていますが、これはＡＳＤの子どもの聴覚の問題の核心部分を見逃しています。聴覚検査が、背景の雑音のない状態で単一の音を聞くというかたちで行われるのであれば、ＡＳＤの子どもは何らの問題も示しません。しかし、本当にテストしなくてはならないのは、背景の騒音の中であっても、人間の声を聴き分けることができるかということなのです。子どもは、背景の音、とくに低周波の雑音を取り除く能力を持っていないかもしれないのです。

ある母親が、九歳の息子を私のところに連れて来ました。学校で攻撃的な行動を取るのが問題になっているとのことでした。このような場合、私は子どもの聞こえ方をテストするために、独自の簡単な方法を行います。子どもに後ろを向くように頼み、私には背中を向けて、私の唇が読めないようにします。それから、たとえば上着を着てくださいといった簡単な課題をやってもらいます。

このテストをやると、親はたいがい不満を口にします。子どもが話し手の顔を見ることができれば、言っていることがわかるのだから、このやり方はフェアではないと抗議します。この母親も似たようなことを言いました。そこで私は彼女に、息子が隣の部屋にいるか、彼女の顔を見ていないときに、何かをやってもらおうとすると、どうなるか聞きました。

この母親は言いました。「彼が、私の言うことを聞いてその通りにしてくれないなら、落ち着いて、もう一度彼に話します」。そこで私は聞きました。「彼がまだ答えなかったら、どうしますか？」すると母親は言いました。「彼には、三回同じことを言います。それでも言うことを聞いてくれなかったら、それは彼が私の言うことを聞きたくないのです。そんなとき、私は腹が立って仕方ないので、彼を平手で打ちます」。

この男の子にしてみれば、彼の第Ⅴ脳神経と第Ⅶ脳神経が十分に機能しておらず、背景の雑音を取り除いてくれないので、何かに夢中になっているときには母親の声に気づくことができません。彼はおそらく、母親が彼に話しかけているのだということさえ気づかないのでしょう。ところが、いきなり母親から怒鳴られ、平手打ちをくらうのです。彼には何が起きたのかわかりません。

母親が彼に何かを三回言ったとしても、彼は彼女が言うことを聴いたり、理解したりできない状況でした。母親にしてみれば、無視され続けて堪忍袋の緒が切れたのですが、彼にとってはまったく警告なしに、いきなり平手打ちされたわけです。彼は、自分の何が問題で、平手打ちされるという事態を招いたのか見当もつきません。もしかすると彼は、母親の一連の行動から、「他の人の注意を惹きたいなら、相手を殴ってからメッセージを伝えるとよい」と解釈するかもしれません。

少年が学校で友達に何かをするよう頼んだとき、もしその子がすぐにそれをやらなかったら、彼は、その子の注意を惹くために警告なく平手打ちしたでしょう。この子が、友達ができなくて苦労したのも不思議ではありません。彼の母親は、意図しなかったこととはいえ、自分自身でこの反社会的パターンを彼に教えてしまったのです。

私のクリニックでは、子どもたちが私に背を向けて、上着を着るようにという私の簡単な求めに反応しないとき、彼らは私の言うことを聴いて理解したけれど、やりたくないのだとは思いません。そのかわり、第Ⅴ脳神経と第Ⅶ脳神経の機能不全を疑います。これらの脳神経が機能不全であったとしたら、ＡＳＤの人たちは他の人たちの言っていることを理解できません。また、他の人たちに理解してもらい、助けてもらうために言葉をどう使うかを学ぶことも難しいでしょう。

聴覚の進化

地球上に生物が現れた初期のころには、恐竜や大型のトカゲを含む身体の大きな捕食動物が大地を歩き回り、小さな哺乳類を捕食していました。これらの恐竜や大型のトカゲをも脅かすことができる巨大な生き物は、歩いたり走ったりするときに大きな足で地面を叩き、太鼓のような低周波音を出しました。そして恐竜は、大きな骨を包む神経終末にこれらの低周波の振動を「脅威」として記録しました。

捕食者が近づいてきたことを知らせる情報は、とくに子孫を保護するために重要でした。一方でこれらの大きな生物は、より高い周波数の音を聴くことができませんでした。古生物学者は、彼らの中耳骨が顎骨《がっこつ》に付着していたことを発見しました。より進化した彼らの子孫では、中耳骨と顎骨は離れています。ですから恐竜は、骨に記録された低周波の振動は、「聞いていた」であろうことが推測されますが、哺乳類が発する高周波の音は聞こえていなかったようです。

哺乳類は、より高い周波数の音を聴くことができるように耳を進化させてきました。顎骨から外れた中耳骨は、空気中の音波をキャッチして振動するようになりました。哺乳類の「声」は、恐竜や大きなトカゲの鳴き声よりも高い周波数帯域にあります。したがって初期の哺乳類は、捕食者である、巨大ですばやく動く生き物たちに気づかれることなく、互いにコミュニケーションを取ることができました。これは生存のための闘いにおいて有利でした。

しかし、もし哺乳類が、非常に高い周波数から低い周波数まで周囲のすべての音を無差別に聞いている状態であったとすると、不協和音が発生し混乱してしまいます。より高い周波数とより低い周波数は、哺乳類の声をかき消してしまうでしょう。人間にとっては、女性の声の周波数帯域に分類される音は重要です。子どもが、生きるか死ぬかの重大な局面に陥ったとき、どんな音も遮断して母親の声を聞き取ることが最優先事項になります。

では、私たちの聴覚はこれらの重要な周波数帯域にどうやって焦点を合わせているのでしょうか？　哺乳類が音をフィルターにかけて要らない音を取り除く能力は、中耳のアブミ骨筋と鼓膜張筋の微細な調整にかかっています。これらの構造は、高い周波数と低い周波数の音の双方を効果的に遮断し、人間の声の範囲内の音だけを残します。アブミ骨筋が適切に機能していると、人間の声の範囲より上下の周波数帯域の音を効果的に取り除くことができます。耳が聞こえなくなるほどの大騒音でさえ、遮断することができます[91]。

一億九〇〇〇万年前に始まった初期の恐竜の時代から、今日の生物の耳の構造と聴覚の進化に関する詳細な流れは、進化生物学の分野で研究されています。哺乳類では、顎骨の三つの小さな部分が顎から分離されました。これらの三つの小さな骨は、一つの集合体として耳小骨（ossicles）と呼ばれます（接頭語の os- は「骨」を意味し、ossicle は「小さな骨」を意味します）。これら三つの骨はそれぞれ形状が似ているため、ハンマー（ツチ骨）、鉄床《かなとこ》（キヌタ骨）、あぶみ（アブミ骨）と呼ばれます。それらは滑膜《かつまく》関節に統合され、柔軟な「鎖」である靭帯によってつなぎ合わされています。

耳小骨の動きは、鎖の両端で耳小骨に付着する鼓膜張筋とアブミ骨筋の緊張を強めたり、弱めたりして調整することで制御されています。これらの筋肉は、さまざまな方法で聴覚に影響を与えています。鼓膜は太鼓の皮のような丸い形をしています。鼓膜張筋は、鼓膜を耳小骨の一つであるツチ骨につなげています。

鼓膜張筋の緊張が強まったり弱まったりすると、鼓膜の振動の大きさが変わります。緊張が増すと、音が大きくなります。鼓膜張筋は第V脳神経の神経枝に神経支配され、耳管の深部にある音響神経の受容体に伝わる音の量を制御する一種の音量調節器官として機能しています。

長さ約一ミリのアブミ骨筋は、身体の中で最も小さな筋肉で、筋緊張のレベルを変化させる脳神経の運動枝に神経支配されています。アブミ骨筋は非常に薄い筋肉でもあります。中耳の骨を囲む小さな空洞から始まり、アブミ骨（三つの耳小骨の一つ）の「首」に入り込んでいます。アブミ骨筋は、緊張したり緩んだりして、ある周波数帯域の音だけを送信します。通常の聴覚では人間の女性の声の音の周波数は簡単に伝わりますが、この周波数の上下の帯域の音はほぼすべて取り除かれます。

人が話しているときに周波数の変化を感じ取るためには、相手の声を聴き、理解し、コミュニケーションするために必要な音だけを抽出して聞き取る力が必要です。このためには、アブミ骨筋が十分に機能していることが必要です。この機能は、子どもが語彙や言語の韻律を学ぶうえで非常に重要です。

ASDの子どもの聴覚を治療する

社会交流している人々は、感情がよく伝わる、韻律が豊かな声を持っています。この声の韻律は、相手に自分のことを理解してもらうのに役立ちます。それに対してASDの人たちは、平板で単調な声で話すことが多く、機械的で、まるでロボットのような声に聞こえることもあります。

彼らの声が韻律に欠ける理由は、おそらく第Ⅶ脳神経の機能不全があるからだと思われます。このため彼らは人々の韻律に富んだ声を聴き分けることができないのです。子どもが、他者の声の韻律を聴き分け、それによって伝わってくる感情を理解し肌で感じることができなければ、自分も声の韻律を使い分け、自分の思いを表現することはできません。

この声の質の問題は、音声器官の問題ではありません。ASDの人々が脳神経の機能を改善し、社会交流ができる状態になると、すぐに彼らの声の質は変化します。彼らの声は韻律を持つようになり、彼らの言っていることがより理解しやすくなります。

基本エクササイズは、第Ⅴ脳神経と第Ⅶ脳神経が出入りしている脳幹の血流を増します。そのため、これで聴覚が改善することがあります。基本エクササイズはまた、第Ⅴ脳神経の核が位置する場所である頭蓋底と、最初の三つの椎骨の間の筋緊張を解放することもできます。神経筋膜リリース・テクニックも、これらの神経を再び機能させ社会的行動を改善する可能性があります。

ポリヴェーガル理論の研究から得られた理解をもとに、私はＡＳＤへの独自のアプローチを開発しました。第Ⅴ、Ⅶ、Ⅸ、Ⅹ、Ⅺ脳神経の機能を評価し、次にバイオメカニカル・クラニオセイクラルのテクニックを使って、これらの脳神経に課されている制限を解除し、適切に機能できるようにします。

私は自身の臨床で、ＡＳＤと診断された人たちのコミュニケーション能力を改善する手助けをしてきました。また私の生徒も、同様の成果を上げているというフィードバックも得ています。ですから私は、ＡＳＤの人たちの状態を改善することは可能であると確信するに至りました。ＡＳＤの診断を受けて私のところにやって来たクライアントの何人かは、私の介入を受けたあと、再び病院で検査を受け、ＡＳＤではないという診断を受けました。

私はいろいろな体験から、ＡＳＤを治したとは言わないほうが良いということを学びました。ですから私は、ＡＳＤと診断された何人かの人が、聴覚を改善させ、より共感的でスムーズなコミュニケーションができるようにサポートすることができた、と言うことにしています。この分野で働く専門家の多くは、ＡＳＤは治すことができないと信じています。しかし、コミュニケーション能力を改善することは可能であるという言い方をすると、受け入れてもらえることが多いのです。

ＡＳＤを治療する

何年にもわたって私は、ＡＳＤと診断された多くの子どもたちや若者たちをサポートしてきました。彼らの多くは社会的行動に問題を抱えています。彼らは他の人々に興味を持っていないようで、他の人々を見たり、目を合わせることを避けます。共感に欠けているようで、むしろひとりで時間を過ごすか、電子機器で遊ぶことを好みます。

彼らの両親は、このような子どもたちが何人か集まって、一定期間同じ部屋で一緒にいたら、そこにいた子どもたちを「友達」と呼ぶかもしれません。しかし実際には、彼らはそこにいるほかの子どもたちとは相互作用しておらず、それぞれ自身の世界に入っており、同じ空間にはいますが、ひとりで遊んでいます。

ＡＳＤの人たちのなかには、言葉によるコミュニケーション能力がなく、意味のある双方向の会話に参加できない人もいます。言われたことを聴いたり理解することができないようで、遊び心がありません。まったく話さない人もいます。話すとき、他の誰かが言ったことをオウムのように繰り返したり、映画の文章を繰り返したりする人もいます。時々彼らは、他の人が会話に応えようと話している間も、被せるように話し続けます。

ＡＳＤの人たちが示すさまざまな行動を細かく観察した結果、彼らは社会交流せず、誤ったニューロセプションを持つ傾向にあるということがわかりました。そして、社会交流ができる状態にすることによって、彼らの何人かを助けることができました。何人かのクライアントにおいては、迷走神経機能を正常に整えることに成功し、社会交流に関与するほかの四つの脳神経の機能をも改善することができました。これにより彼らは、ストレス状態か背側迷走神経優位の引きこもり状態から抜け出し、自発的なコミュニケーションを行うようになりました。

私がソマティック・セラピーを実施してきた中で最も予想外な発見の一つは、ADHDやASDと診断されたクライアントすべてが、右の胸鎖乳突筋に緊張があり、後頭部が平らであるか、あるいは斜頭症と呼ばれる頭蓋骨の変形を伴っていたことです。雑誌『小児科学』に発表された研究によると、この頭蓋骨の変形は通常片側だけに見られ、健常児に比べ、ASDやADHDの子どもたちに、より高い割合で見られます[92]。

胸鎖乳突筋は、頭蓋骨の側面にある側頭骨の基底部に接続しているため、胸鎖乳突筋が慢性的に緊張していると、頭蓋骨の形状が、あるパターンをもって著しく変形します。このクライアント・グループはおもに子どもたちと若者たちで構成されていますが、この頭蓋骨の変形は子どもたちに限定されません。私は、社会交流に困難をきたしている多くの大人たちも診てきました。そして、私が行う介入方法によって、大人たちでも改善を遂げることができています。

頭蓋骨が特徴的に変形していると、頭蓋骨内の特定の血管か神経に、圧力をかける可能性があるでしょうか？　赤ちゃんの頭蓋骨は、丈夫な結合組織でつながれた、いくつかのプレートで構成されています。胸鎖乳突筋の慢性的な緊張によって側頭骨が絶えず引っぱられると、赤ちゃんの頭蓋骨の形が崩れる可能性があります。筋肉の緊張が解放されない場合、子どもが成熟するにつれて頭蓋骨は変形したままになります。

多くの親は、自分の子どもの後頭部が平らであることに気づいていて、私の手技を受けさせようとやって来ます。両親が子どもの後頭部の状態に気づいていない場合は、手技を始める前に親に自分の子どもの頭に触ってもらい、いびつになっていることを感じてもらいます。そして、片側の胸鎖乳突筋の緊張を和らげると、数分以内に子どもの頭の形が著しく改善することがよくあります。

平らな後頭部を丸くするテクニック

まず胸鎖乳突筋の二つの筋肉を感じることから始めます（付録の「胸鎖乳突筋」を参照）。そして、より緊張している側の胸鎖乳突筋に働きかけます。緊張している側の胸鎖乳突筋の上部を、親指と人差し指でしっかり、しかしやさしくつまみます。これは、痛いようではいけません。親に、解放しようとしている側の足を持ち、片手を使って足首関節で子どもの足をやさしく下に曲げ、その後、もう一方の手で子どものつま先を上に曲げるよう頼みます。一、二分後に子どもはリラックスし、胸鎖乳突筋はずっと緩んでしなやかになります。胸鎖乳突筋が、片側の頭蓋骨後部を引っぱらなくなると、平らな部分が膨らみ、丸くなって、両側が対称的になります。この技術の背後にある理論的な根拠は、トム・マイヤースの著書『アナトミー・トレイン』にあり、彼は「スーパーフィシャル・フロント・ライン」について説明しています[93]。

その後、親と私は再び、子どもの後頭部を触ってみます。いつもより対称的になっているはずです。他の問題でセッションを受けるために、この子どもが戻って来たときも、前回のセッションで引き起こした良い変化が続いていることが確認できます。

症例——ASD

私が手技を施した子どもたちの変化を見ることと、彼らの改善について聞くことは、私にとって心躍ることです。しかし、さらに大切なのは、他の人々がこの方法論を学んで同様の成功を収めることができることです。コペンハーゲンの私の学校では、先生のアラン・ゲインから学んだバイオメカニカル・クラニオセイクラルに基づいた二年間のプログラムを提供しました。何年もの間、私は、コースの初日に、私が編み出した神経筋膜リリース・テクニック（第II部参照）を教えました。この技術は、初日に教えたとしても簡単に習得でき、パワフルなのです。

あるクラスで、二日目の朝、初日に学んだ技術をさっそく試してみた生徒がいるかどうか、もしそうなら何を体験したかを尋ねました。すると、トールという若い男性が、自分の成功体験について教えてくれました。彼は初日に学んだ技術を復習しようと考えて、家に帰りました。彼の家には、乳児ASDと診断された弟がいました。弟のウィリアムは、当時一七歳になっていました。トールは、ウィリアムに手技を施しました。

ウィリアムは非社交的で、いすに座ってプレイステーションを見たり、鍵で遊んだりしていました。彼は誰とも話したり目を合わせたりしませんでした。不機嫌である可能性もありました。他の人々には取るに足りないことであっても、彼は何かに腹を立てると自分の中に引きこもり、不機嫌になりました。トールは、ウィリアムが着たくないTシャツを着せられたあと、三か月間ひと言も言葉を発しなかったというエピソードを教えてくれました。Tシャツを一日着ただけだというのに、彼は三か月間不機嫌なままで、黙り込んでいたのです。

トールが彼に神経筋膜リリース・テクニックを施したあと、ウィリアムは腰を下ろし、トールの目を見ました。生まれて初めてのことです。それから立ち上がって、片足でバランスを取りました。ASDの多くの人々と同様、それまでウィリアムは、バランスを取って片足で立つことができませんでした。それから彼は体重をもう一方の足に移し、もう片方の足で立ちました。ウィリアムが社会交流の状態に入るには、その手技ひとつで十分でした。彼は家族や学校のほかの生徒とコミュニケーションを取りはじめ、友達を作りはじめました。

トールは私にもウィリアムを治療するよう頼み、私は彼に四、五回手技を施しました。しかし、彼の神経系への働きかけのほとんどは、ウィリアムが私のところに来る前に、トールが行っていました。

次の数か月でウィリアムは多くの友達を作り、休暇でヨーロッパ諸国に旅行し、演劇に参加し、ヨガのクラスを受講し、デートを始めました。その後、コペンハーゲン大学でメディア研究の学士号を取得し、次に修士号を取得しました。

最後にウィリアムに会ったとき、彼は非常にうまくやっていると私に話しました。やはり難しい診断を下された三人の青年と友達になり、アムステルダムに旅行したと誇らしげに言いました。彼らはすべて自分たちで旅行の企画を行いました。ホテルを予約し、レストランを見つけ、博物館を訪ね、共に良い時間を持ち、旅を楽しみました。ウィリアムは、チェス・マスターとして世界ランキングを獲得し、国際的なチェス・マスターの何人かを打ち負かしました。彼は、ビデオゲームを制作するデンマークのソフトウェア会社の音響デザイナーとして、インターンを始めました。

トールがウィリアムの物語をYouTubeで語っているのを見ることができます（「ASD, William, Stanley」と検索）。

ＡＳＤの子どもの治療における特別な配慮

子どもたち、なかでもＡＳＤの子どもたちに手技を施すときには、特有の課題があります。健常な子どもであっても、マッサージ・テーブルの上で長時間おとなしく横になっていてもらうことは難しいものです。さらに何らかの病歴を持つ人は、医師や病院を何度も訪れ、そこで検査のためにじっと横になっていなくてはならなかったり、痛みを伴う手術などを受けた体験があるはずです。

そのような否定的な体験を持つ子どもが、とくに初めてセッションに訪れたとき、安全を感じてもらうのが難しいことは明らかです。仰向けというのは完全に無力な姿勢です。初めて来た場所で、無防備に横たわっているところに、見ず知らずの大きな男性が立ちはだかって上からかがみこみ、自分の身体に何かしようとしていたらどう感じるでしょうか。当然のことながら子どもは抵抗します。このような状況で子どもたちに安全だと感じてもらうためには、セラピスト側に忍耐、技術、経験が求められます。

さらにＡＳＤの子どもたちの多くは、触れられるのを好みません。子どもがマッサージ・テーブルの上でリラックスし、私が身体の上に手を置くのを許してもらうところに至るまでには、子どもの十分な信頼を獲得する必要があります。ここまでの段階に行くまでの一連のプロセスは、子ども、親、私の即興ダンスのようになることがよくあります。それでもＡＳＤの子どもたちに介入し、成功を収めるのは、非常にやりがいがあります。

ＡＳＤの子どもたちを診るなら、知っておくべきことがいくつかあります。彼らが初めてあなたのセッション・ルームに入ってくるとき、彼らが安全ではないと感じるのは当然です。彼らはあなたを知らず、診察台のように見えるマッサージ・テーブルを見て、怖がることはよくあります。あなたは最高の介入技術を持っているかもしれませんが、彼らはそれを知りません。あなたか彼らの両親が彼らを押さえつけたりしたら、それは逆効果です。子どもはさらに怯え、侵害されたと感じるでしょう。

子どもたちはみな、触れられることを警戒し、見知らぬ人から触れられることについては、とくに警戒する傾向があります。こうした子どもの多くは、頭や首に痛みを持っていて、私はそこに触れたいのです。しかし、私が膝や肘《ひじ》を触るのは許してくれても、頭や首を触ろうとすると、しばしば手をはねのけられてしまいます。とくに、第一回目のセッションを始める段階では、私がこうした子どもたちに触れることができるチャンスはごく限られています。ですから、非常に効果的な技術を用いなくてはなりません。

まず彼らに安全を感じてもらう必要がありますが、これは最初のセッションでは無理かもしれません。子どもにおもちゃを与えて、遊びはじめるまで待つこともあります。あるいは、親に子どもの隣に寝てもらったり、親のお腹の上に子どもを載せてもらうこともあります。子どもと目を合わせ続け、痛みか不快を示す兆候が現れたら、すぐに止め、子どもにリラックスしてもらってから先に進みます。

子どもたち、とくにＡＳＤの子どもたちに介入するときは、どの段階でも、彼らが安全を感じられるようにし、彼らを尊重しなくてはなりません。これは、とくに子どもの神経系に働きかけるための前提条件です。

私のクリニックでは、子どもの新規の予約が入ると、まず両親の一人と電話で話すようにしています。子どもの「問題」を、子どもの前で話すのは、好きではありません。両親に、最初のセッションには大きな期待を抱かないよう伝えます。最初は子どもに触れることさえできないかもしれないし、ましてや手技を施すことができないかもしれない、という点をわかってもらいます。最初のセッションでは、子どもが抵抗したら、それを尊重します。そのようにすることで、私がその子の快適な領域を侵害して入っていこうとすることはない、ということを納得してもらいます。また、私の都合に合わせて、がまんして横になっていなくても良いのだ、ということを知らせます。

私は最初に、頭蓋後方をより対称的に丸くする手技を行います（２６９頁の「平らな後頭部を丸くするテクニック」を参照）。一、二回スムーズにセッションできると、それ以降は、その他の手技も比較的嫌がらずに受け入れてくれるようになり、より長い時間横になってくれて、私がいろいろなところに触れて働きかけるのを許してくれるようになります。私を見ても怖れやパニック反応を示すことがなくなり、私を見て微笑んでくれるようになります。ＡＳＤの子どもたちは、他の人たちを見たり、目を合わせたり、微笑むことはあまりありません。その点を考えても、こうした反応をしてくれるのは重要なことだと思います。

言葉でのやり取りができない状態のＡＳＤの人たちについては、施術を受けることで、どのようなことが期待できるのかを説明しても、理解してもらえません。両親やヘルスケア専門家は、セラピーを受けることで状態が改善することを期待し、その可能性も十分理解しています。しかし、ＡＳＤの子どもたちは、セラピーに連れてこられた理由も、セッションから得られるかもしれない価値も、理解していないかもしれません。おそらく、自分たちに何か問題があることや、自分たちの人生がより良くなる可能性があることさえ知らないでしょう。このような場合であっても、彼らがあなたといて安全だと感じ、さらにあなたの施術を気持ちいいと感じてくれると、彼らの行動が変化しはじめます。

おわりに

ポリヴェーガル理論は、複雑きわまりない感情的、肉体的、精神的状態を改善しようとする試みにおいて、私たちに明晰さと理解の道筋を与えてくれました。ポリヴェーガル理論のおかげで、さまざまな問題について明確な説明が得られましたが、私にとっては、ＡＳＤの人たちに関する洞察を得たことが、最も深遠な体験でした。

ＡＳＤの人々に共通する特徴は、社会生活で触れ合う人々とのコミュニケーションが取れないこともさることながら、彼らを世話したり、治療する人々とさえ、普通にコミュニケーションすることが難しい、ということです。このコミュニケーションの難しさは、彼らの人生の可能性を制限するだけでなく、彼らとコミュニケーションしながら治療することも制限し、その結果、思うような効果が上がらないことになってしまいます。これが、彼らと彼らの家族に苦しみを引き起こします。当然ながら、彼らを世話している人たちは、無力感にさいなまれ、重圧に押しつぶされ、徒労感を抱えます。ＡＳＤの人たちを助けることは、広大で未知な領域への旅です。

介護者やセラピストにとって、ＡＳＤの人たちが示す行動の特異性を把握しようとすると、混乱してしまいます。しかし、ポリヴェーガル理論の観点からＡＳＤの人たちを観察すると、腹側迷走神経機能を改善するだけで、事態が好転する可能性があることがわかります。

人はどんなときも、三つの自律神経状態のうちのどれか一つにいます。ＡＳＤの人たちは、他の人たちにとってはわからない理由で、ストレス状態と引きこもり状態の間を突然移行する可能性があります。脳神経の機能を改善することで、社会交流ができる状態に入るのを助けることができれば、ストレスとシャットダウンの状態を行ったり来たりするのを抑制し、状態を安定させることができます。そうなると、彼らの苦痛を軽減してあげることができる可能性があります。

さらに、第Ｖ脳神経と第Ⅶ脳神経の機能を改善することによって聴覚の問題を修正すると、多くの場合、コミュニケーション、社会的行動、共感の能力が劇的に改善します。このように前向きな変化が起きると、プラスのスパイラルが働きはじめ、さらに好ましい発達を遂げることがあります。

二人の人が社会交流し、顔と顔を見合わせながらコミュニケーションを取るとき、彼らは顔の筋肉の小さな動きによって、自身の感情状態に関する情報を相手に示します。また、自分の顔の筋肉の動きは、自分の状態がどうなっているかを自分自身に伝えます。これがそれぞれ継続的なフィードバックとなり、第Ｖ脳神経と第Ⅶ脳神経は自分と相手の状態についての明確な情報を獲得します。

私たちの社会はますます電子メールなど、書かれた文章のやりとりに依存しています。テレビの司会者は無表情な顔をし、うわべだけを取り繕っていることがよくあります。ますます多くの人たちが、ボトックスで顔を傷つけたり、整形手術で表現力を低下させたりしています。しかし、お互いの顔を見たり、お互いの声の調子を聞いたりせずにコミュニケーションを取ると、交流は非人間的になり、情感を込めて何かを伝えることができなくなります。これでは、話すことはできますが、言葉のみでデータを渡すだけです。

電話は声の表現の変化を捉えることができるため、電子メールよりコミュニケーションの質は少し高いといえます。スカイプやフェイスタイムは声と顔の表情の両方を提供しますが、対面でのコミュニケーションに勝るものはありません。

大人が、旋律のある声と表情豊かな顔を使って十分にコミュニケーションを取る様子に触れることが少ない子どもは、顔の表現に乏しく、発達も遅れます。ＡＳＤ、ＡＤＨＤ、その他のコミュニケーション障害のある子どもたちが増えているのが、不思議ではありませんか？

ＡＳＤの人たちだけではなく健常であるといわれている人たちとの関係においても、コミュニケーションがうまく取れないことがあります。双方がつねに社会交流することができれば、相互作用はスムーズであるはずです。しかし、私たちはつねに腹側迷走神経状態にいるとは限りません。また、相手も同様です。そして私たちは、自分を落ち着かせて社会交流できる状態に入るすべがあることを知っていますし、また、相手を社会交流できる状態に入ってもらうよう助ける方法があることも知っています。

私たちは、ＡＳＤの人たちを助けるためだけではなく、私たちすべてがより良い対人関係を持つことができるように、ポリヴェーガル理論の可能性を探究しはじめたばかりだ、と感じています。

第Ⅱ部　社会交流を回復するエクササイズ

第Ⅱ部では、迷走神経の癒しのパワーを探究します。最適な健康状態は、迷走神経腹側枝が十分に機能していなければ実現できません。現代では、多くの人が慢性的な脊髄交感神経鎖の過活性によるストレス状態か、背側迷走神経系の過活性によるシャットダウンの状態にあるのではないでしょうか。第Ⅱ部で紹介するエクササイズとテクニックは、このような状態から社会交流ができる状態に移行するのに役立つはずです。これらのエクササイズは、迷走神経系由来の問題が発生するのを防ぎ、幸福感を持ちながら人生を楽しむことにも役立ちます。

エクササイズをやりはじめるときは、簡単な記録を取ることをお勧めします。気になる症状や問題について、すべて書き出しましょう。第Ⅰ部のはじめにある「ヒドラの頭」に記載されている症状も確認してください。もう一度そこを読み直すと、さらに項目を付け加えたくなるかもしれません。

また、これらの症状が現れる頻度に注意してください。たとえば、あなたの症状が現れる頻度は「常時」「毎朝」「週に一回」「月に一回」かもしれません。片頭痛が毎日起きるなら、最終目標は片頭痛からすっかり解放されることですが、ちょっとした改善も前向きな結果として歓迎しましょう。

症状がどのくらい強いかにも注意してください。「悩まされますが、なんとか一日を過ごせます」「薬を服用する必要があります」「仕事に行くことも、通常の社会活動に参加することもできないほど強いです」「眠れません」あるいは「朝ベッドから出ることができません」など、さまざまな状態が考えられます。一から一〇までの目盛りを使って、痛みや症状を評価するほうがわかりやすいかもしれません。

エクササイズを終えたら、リストをもう一度見て、たとえば「片頭痛の頻度が少なくなった」「痛みがそれほどひどくない」あるいは「鎮痛剤に費やす金額が減った」といった何らかの変化を確認しましょう。エクササイズがどのように役立ったかに焦点を当てます。症状がそれほど頻繁でなくなったとか、あるいは症状がそれほど重くなくなったなど、何か変化はあったでしょうか。まだ残っている症状があるかもしれませんが、エクササイズをやり続けるにつれて、それらは軽減するか、消失するでしょう。

他の前向きな変化にも気づくかもしれません。以前より良く眠れますか？　以前より呼吸が楽にできますか？　以前より食欲が正常な状態に近づきましたか？　これらすべてが、より良い健康とレジリエンスに貢献します。

基本エクササイズ

このエクササイズの目標は、社会交流を強化することです。第一頸椎（環椎）と第二頸椎（軸椎）を整復し、首と脊柱全体の可動性を増します（付録の「軸椎《じくつい》」「環椎《かんつい》」を参照）。社会交流に必要な五つの脳神経が出入りする脳幹への血流が増加します。これは、迷走神経腹側枝、つまり第Ⅹ脳神経同様、第Ⅴ脳神経、第Ⅶ脳神経、第Ⅸ脳神経、第Ⅺ脳神経に肯定的な影響を与える可能性があります。

基本エクササイズは、簡単に学んで実行でき、効果があるうえに、二分もかかりません。私はいつも、最初のセッションでクライアントにこのエクササイズを教えます。

基本エクササイズをする前後

頭と首の動きの相対的な可動域を評価します。頭を右に、快適に動かせるだけ回旋します。その後中央に戻し、いったん休んでから、左に回旋します。左右それぞれ、どのくらい回せますか？何か痛みや強張りはありますか？

エクササイズのあと、再び同じ動きをします。可動域に何らかの改善はありますか？　頭を回旋したとき、痛みがあったなら、エクササイズを行ったあと、痛みは軽減しましたか？

私が治療した人々のほとんどは、エクササイズをしたあとの、頭を左右に回旋した際の、可動域の改善に気づいて驚きます。首の動きが良くなると、脳幹への血液循環が改善されることが多く、それは次に腹側迷走神経枝の機能を改善します。あなたも、あなたのクライアントも、このエクササイズを繰り返し行いたいと思うはずです。

基本エクササイズの方法

このエクササイズをする場合、最初の数回は、仰向けになります。エクササイズに慣れたら、いすに座ったり、立ったり、仰向けでも行うことができます。

1. 気持ちよく仰向けになって、左右の手の指を組みます（図4、5、6）。
2. 手を後頭部の後ろに置きます。頭の重さが組んだ指の上に心地よく感じられるでしょう。指には頭蓋骨の硬さを感じ、後頭部では、指の骨を感じるはずです。肩が凝っていて後頭部の後ろに両手を持っていけない場合は、片手を使って、指と手のひらを後頭部の両側に着けてみます。これができれば十分です。
3. 頭を所定の位置に保って、目だけをできるだけ快適に動かして、右を見ます。頭を回転させないで、目だけを動かします。右を見続けます（図7）。
4. 三〇秒から六〇秒たつと、つばを飲み込んだり、あくびが出たり、ため息が出たりします。これが自律神経系からのリラックスの合図です。ため息が出たことの目安は、普通の吸気との違いを確認します。普通の吸気は、その後に呼気が続きますが、ため息では、吸ったあと、吐く前に、二度目の吸気が最初の吸気のあとに続きます。
5. 目を戻して、まっすぐ前を見ます。

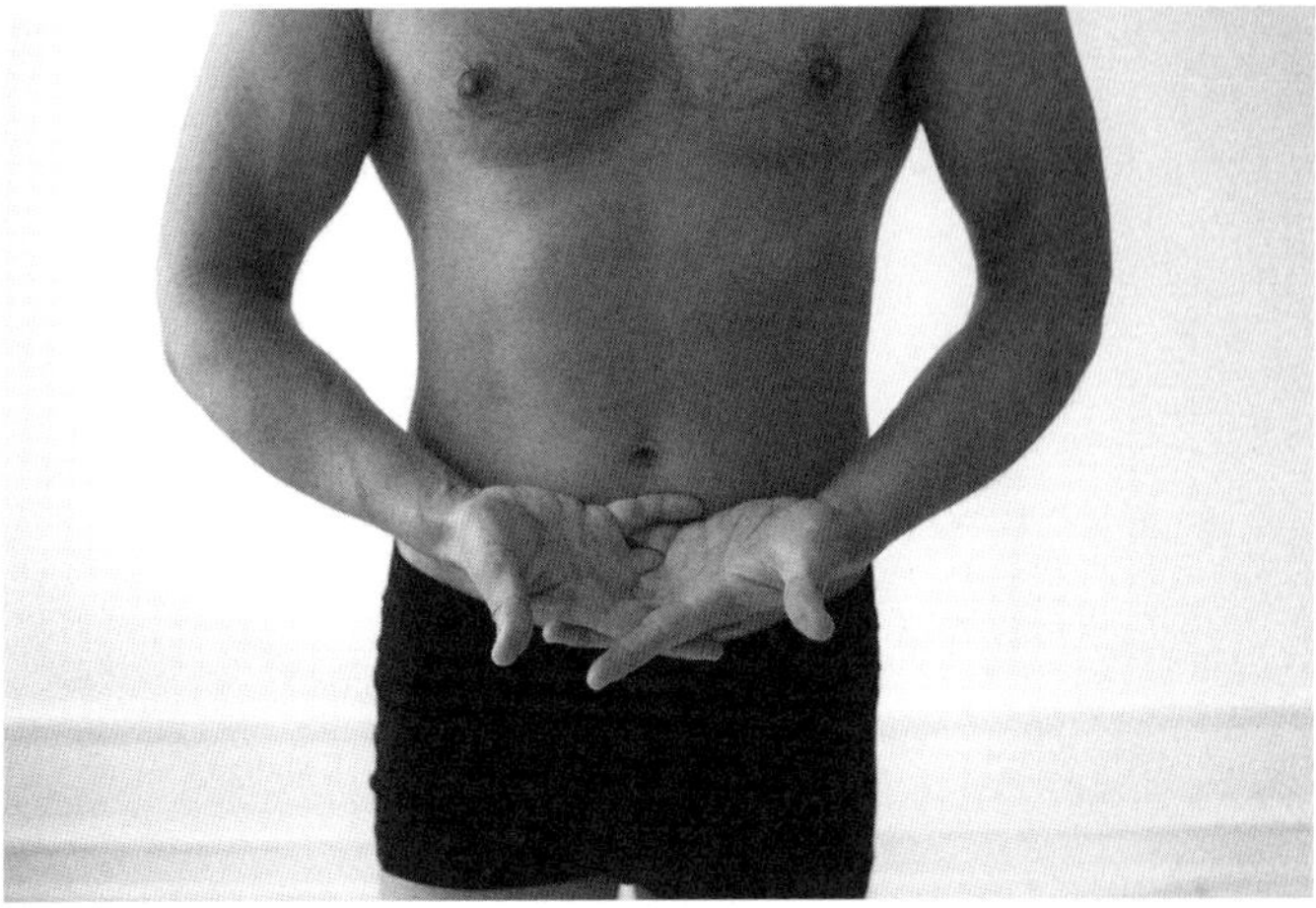

図４　指を組む

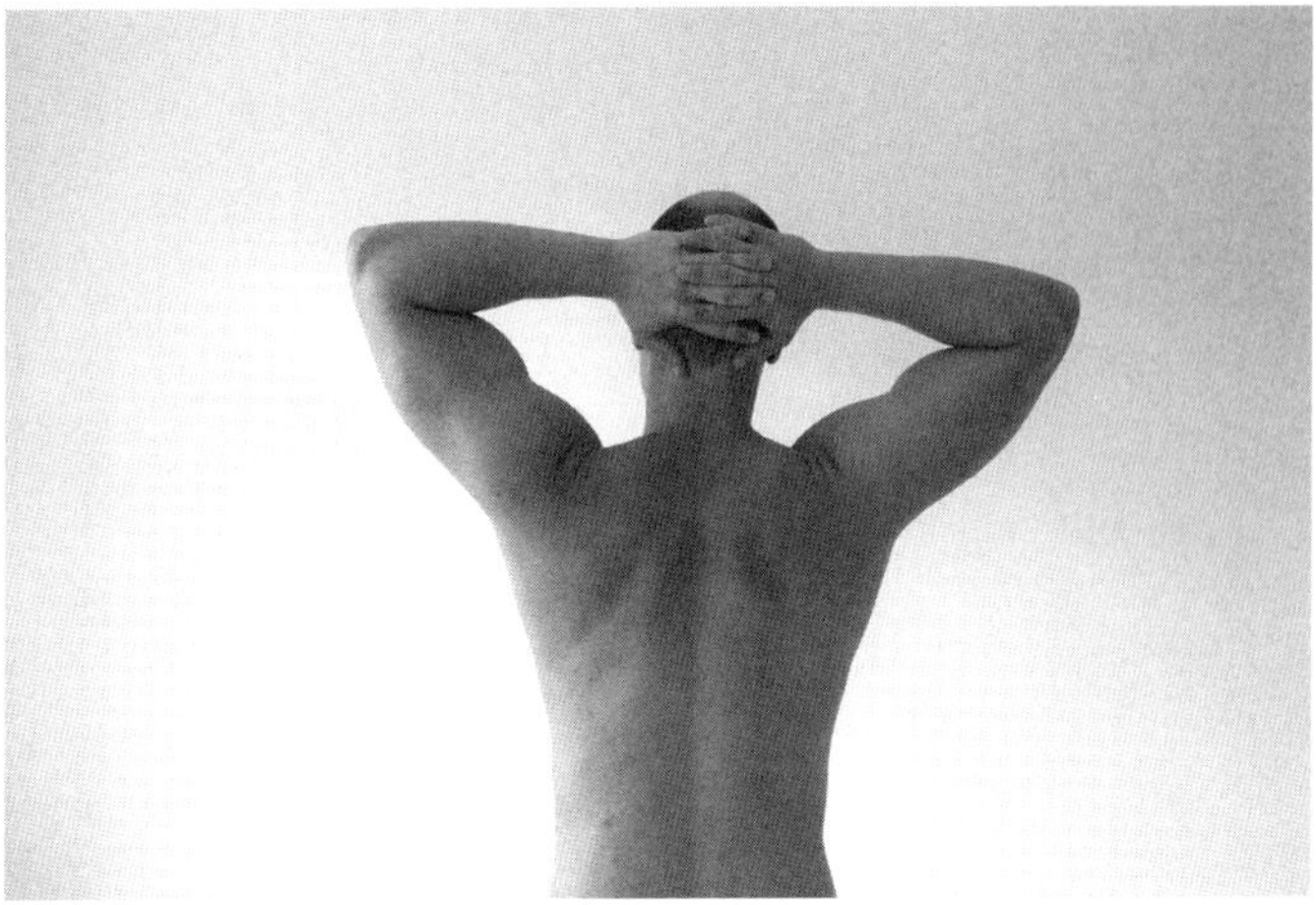

図５　頭の後ろに両手を置く

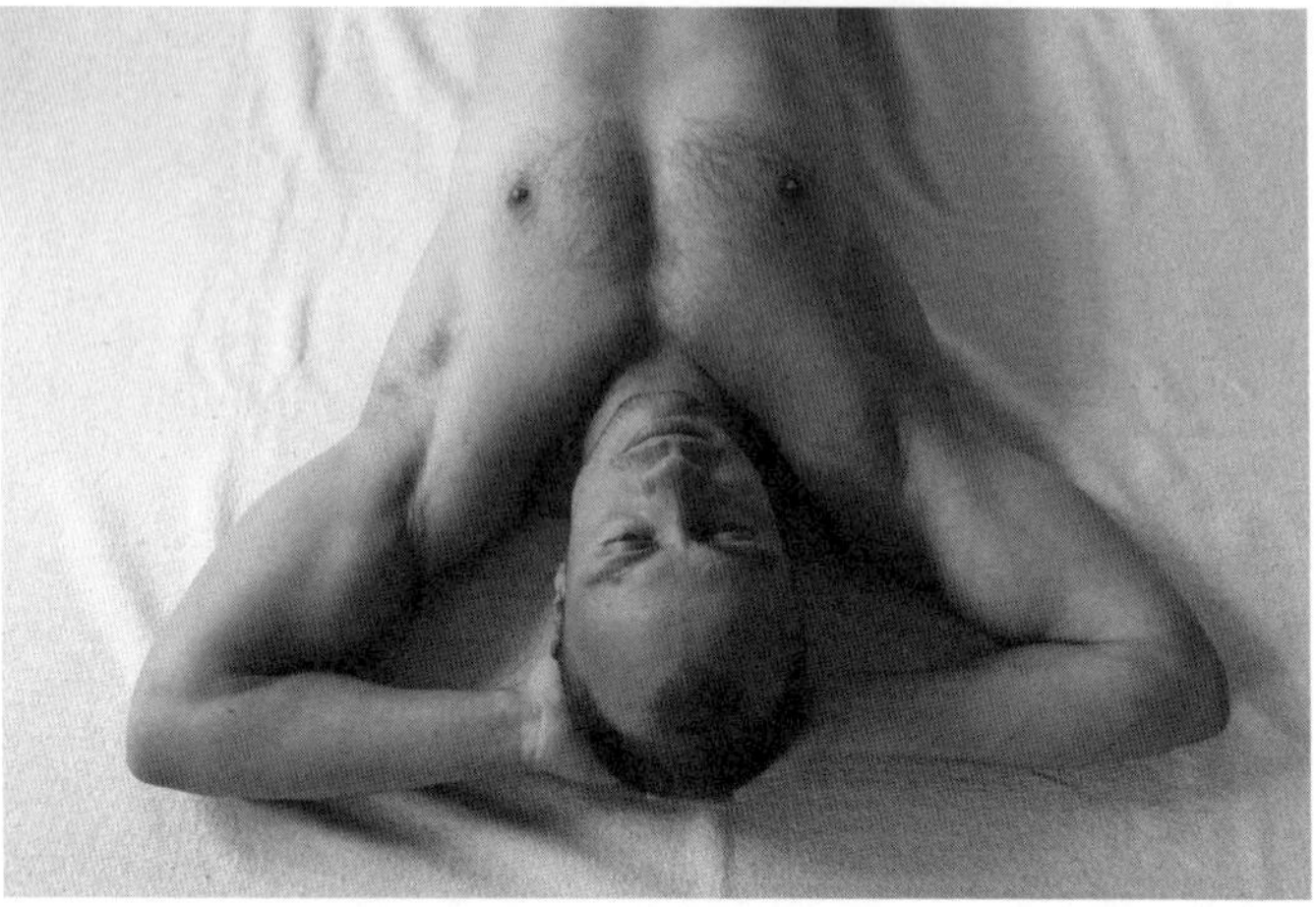

図６ 仰向けになる

6．手をそのままにして、頭を動かさないでください。今度は目を左に動かします（図８）。
7．ため息、あくび、つばを飲み込むなどが起きるまで、目をそこから離さないでください。

これで基本エクササイズは終わりです。手を離して起き上がるか立ち上がってください。
体験したことを評価してください。首の動きに何らかの改善がありましたか？　ほかに何か気づくことはありますか？

注：起き上がったり立ったりしたときに、めまいがする場合は、おそらく、横になっているときにリラックスして血圧が下がったためです。これは正常な反応です。血圧が調整され、脳にさらに血液が送り出されるまで、通常一、二分かかります。

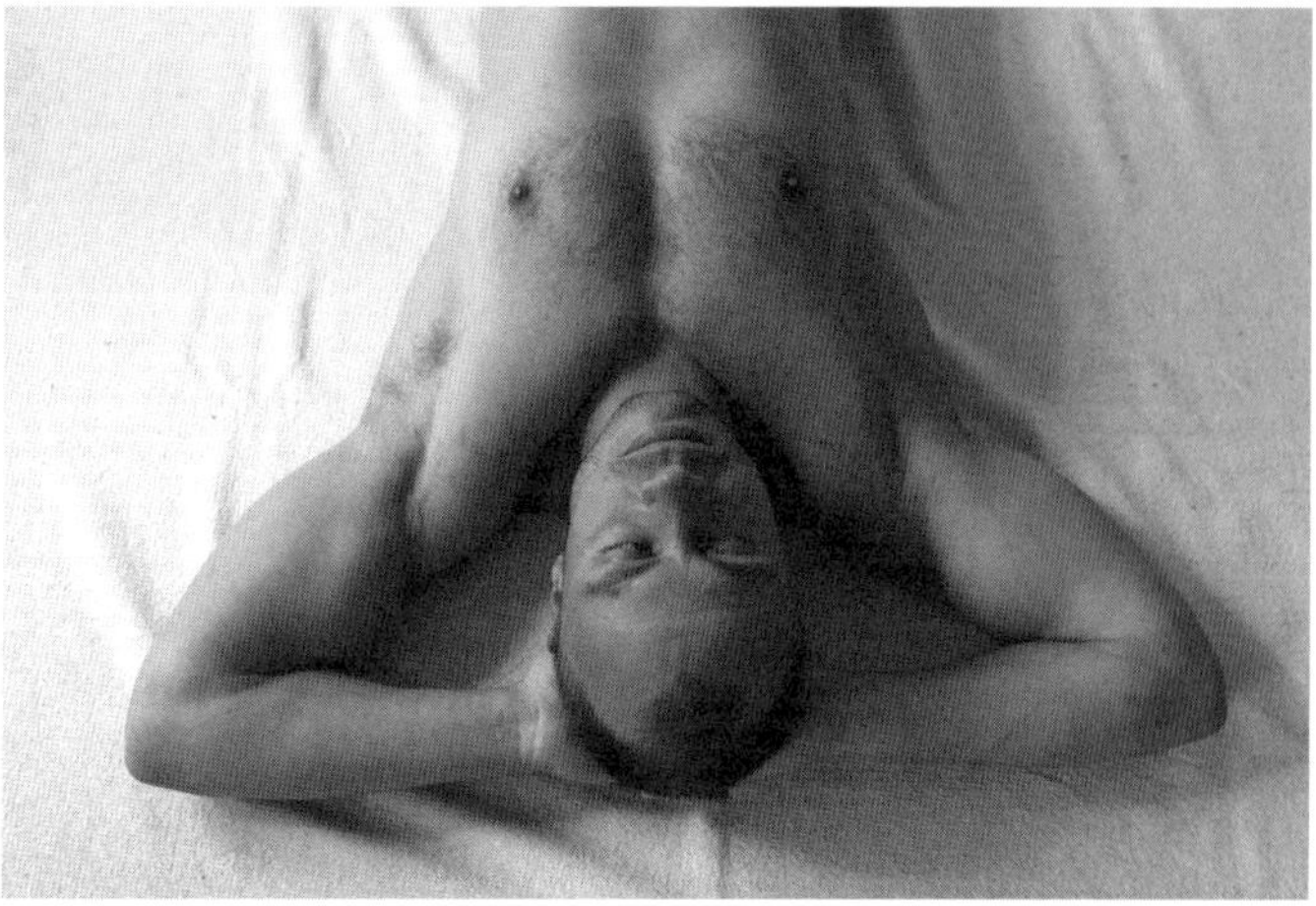

図7　右を見る

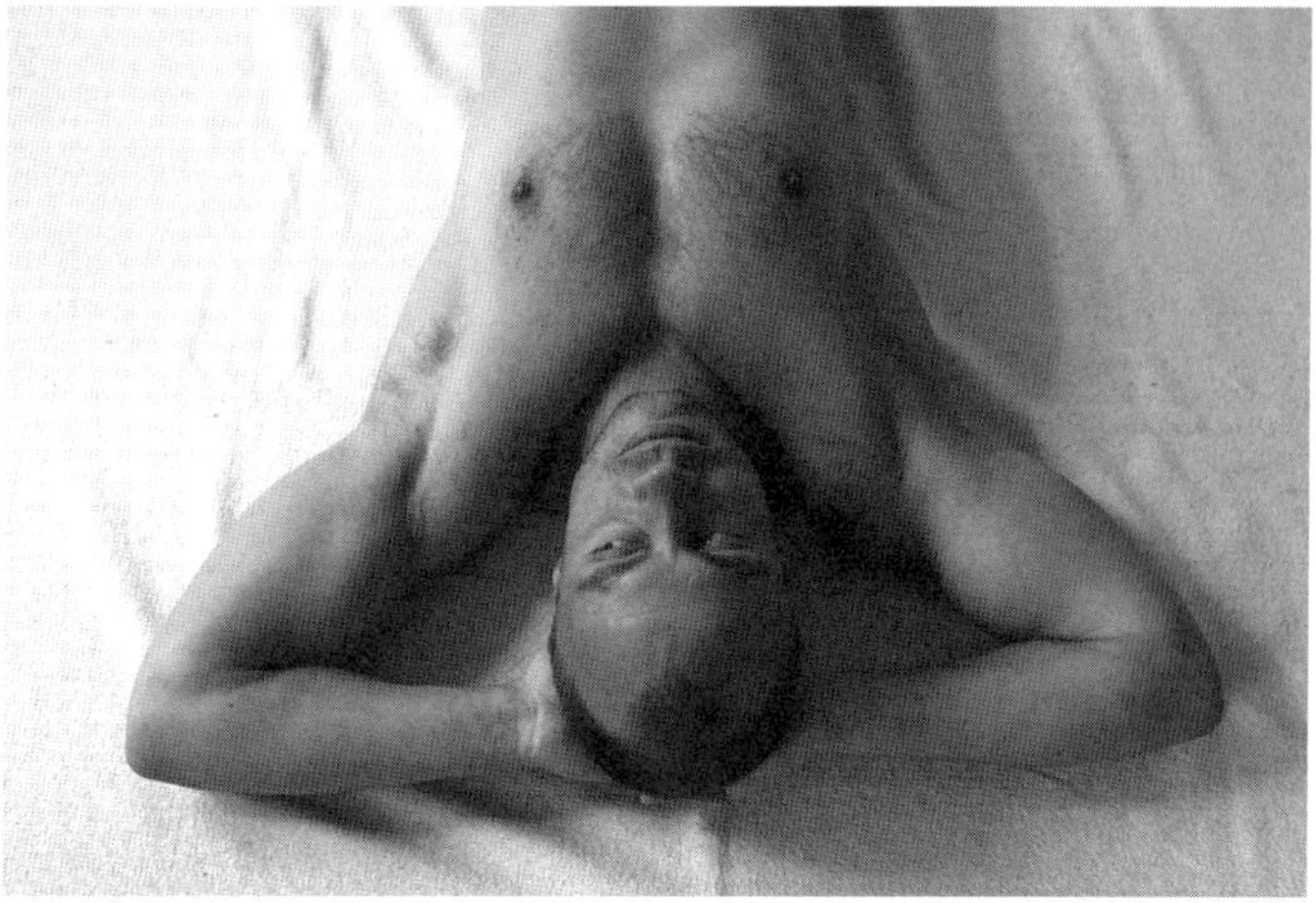

図8　左を見る

頸椎と腹側迷走神経系の機能不全

クライアントをテストして腹側迷走神経系に機能不全があることを発見すると、私は上部頸椎のずれがないかを観察します。つまり第一頸椎（環椎）の回旋があるか、第二頸椎（軸椎）が最適な位置から傾斜しているかどうかに注目します。基本エクササイズを行うと、ほとんどの場合、クライアントの第一頸椎と第二頸椎が、より良い配置に戻ります。そして、その後、腹側迷走神経系のテストを行うと、適切に機能していることがわかります。

第一頸椎と第二頸椎の回旋は、前頭葉と、社会交流に必要な五つの脳神経が発生する脳幹に血液を供給している椎骨動脈に、圧をかける可能性があります。臨床上の観察から、第一頸椎と第二頸椎がずれていると、姿勢が悪くなり、生理学的にも否定的な影響が出ると、私は信じています。

私はこれを、クラニオセイクラルの上級クラスで数回説明しました。まず生徒に私の第一頸椎の位置を観察させました。私が仰向けになり、生徒は親指の腹をその横突起《おうとっき》にそっと置くことで、私の第一頸椎の位置を特定します。第一頸椎の回旋がなければ、二本の親指は、水平に近くなるでしょう。しかし、片方の親指が他方より高ければ、椎骨が回旋している証拠です。

実験の開始時に、生徒は自身の親指が水平であることを観察しました。それから私は、最近頭を悩ませている不快なことを考えました。即座に第一頸椎の横突起が動き、片側が上がり、反対側が下がりました。第一頸椎の位置は、水平から約四五度回旋し、片側が上（前方）、反対側が下（後方）にあるように感じました。通常、解剖学的には、第一頸椎だけが回旋すると考えられていますが、実際は違うのです。第一頸椎の横突起を軽く持って観察すると、親指の下では、片方が上がり片方が下がる感じがするのです。第一頸椎、第二頸椎、第三頸椎は、ずれが生じると、そのずれにしたがって連動して再配置するように見え、ここには複雑なメカニズムがあると考えるほか、答えはないように思います。第一頸椎は、回旋が起きると、関節から飛び出し、さらに回旋します。なぜこのようなことが起きるのかはわかりません。

私は、嫌なことを思い出したとき、社会交流を楽しむ状態からそうでない状態へと移りました。その体験は非常に不快でした。クラスの生徒たちは、私の呼吸が変化し、顔色が失せるのを目撃しました。そこで私は生徒に、筋筋膜リリースの手技を行わせて、第一頸椎と第二頸椎を再調整させました（291頁の「神経筋膜リリース・テクニック」を参照）。二つの椎骨は、不快なことを考えたらすぐにずれました。そして、再調整をすると、元の位置に戻るには、もっと時間がかかりました。彼は、私の第一頸椎が再び水平になるまで、何回かテクニックを繰り返さねばなりませんでした。第一頸椎が元に戻ると、私はより自分らしく感じました。

第一頸椎と第二頸椎の回旋には、進化的な意味があります。このような状態では、椎骨動脈に圧をかけ、脳幹への血流を減らし、社会交流に必要な五つの神経の機能に影響を与えます。これは腹側迷走神経優位ではない状態へと私たちを押しやります。しかし、危機に瀕して、戦うか逃げる必要があるとき、あるいは現在の状況に身体的、感情的に直面できないとき、より高度な機能を遮断することで私たちの生存を助けるのです。

ニューロセプションが、脅かされているとか危険であるという合図を環境中から受け取ると、瞬間的に生理学的状態が変化します。興味深いことに、神経系はすぐに動揺しますが、再び安全になったときに、落ち着くまでには長い時間がかかります。

第一頸椎と第二頸椎は、トラウマのような強烈な経験がなくても変化します。過去の出来事を思い出すだけでも、刺激になります。PTSDの女性を対象とした脳スキャン研究では、トラウマ的な出来事の話を聞くと、脳の前頭葉への血流が減少することが明らかにされています[94]。

トラウマ、トラウマの記憶、あるいはただ否定的な考えを持つだけで、なぜ第一頸椎と第二頸椎の回旋という構造的な変化が起こるのでしょう？　一〇個の小さな筋肉が頭蓋底の後頭骨と、第一と第二頸椎をつなげています。これらの筋肉の八個は後頭下筋《こうとうかきん》と呼ばれ、椎骨の表面後方（後面）にあります。外側頭直筋《がいそくとうちょくきん》と前頭直筋《ぜんとうちょくきん》というほかの二つの筋肉は、この同じ椎骨の前面にあります。それらは後頭部の頭皮にある後頭神経によって神経支配されています（付録の「後頭下筋」「椎骨動脈」「椎骨と後頭下筋」「後頭下神経」を参照）。これら一〇個の筋肉のうち、一つでも緊張状態になると、第一頸椎と第二頸椎は関節から外れてしまい、そのままの状態を維持することになってしまいます。

各頸椎の横突起には、椎骨動脈の通過に対応するための開口部があります。椎骨が回旋したり傾いたりすると、庭のプラスチック製のホースのように、椎骨動脈をねじり、圧をかけ、血流を減少させる可能性があります。庭のホースを曲げたら、水の流れは減少し、やがて止まります。この椎骨動脈を通過する血液の量は、首の上部頸椎の位置にかかっています。

基本エクササイズをするとき、頭の重みを指に載せて横たわります。この圧は、後頭神経を刺激し、これらの筋肉を緩ませ、互いのよりよいバランスを回復させます。基本エクササイズをすると、第一と第二頸椎が、互いにバランスの良い位置に移動します。

第一と第二頸椎が元の位置に戻ると、椎骨動脈の緊張が緩和され、脳と脳幹への血流が改善され、社会交流に戻ることができます。脳神経、脳幹、脳への適切な血液供給は、社会神経系やその他の身体機能が適切に機能するために不可欠です。

したがって、第一と第二頸椎の再調整により、以前に「ヒドラの頭」として説明した症状の多くが、同時に緩和されます。

基本エクササイズではなぜ目を動かすのか？

基本エクササイズが目の動きを含むのは、八つの後頭下筋と眼球を動かす筋肉との間に直接的な神経的接続があるからです。

指を、頭蓋骨の下端の真下で平行に、後頭を横切って置くと、目の動きと後頭下筋の緊張の変化を直接体験できます。頭を所定の位置に置いたまま、目を右か左、上か下、あるいは斜めに動かすと、指の軽い圧で、目のあらゆる動きに沿った上部頸椎のわずかな動き、あるいは指の下の首の筋肉の緊張レベルの変化を検出するはずです。

私のクリニックでは、適切な社会交流ができる人は、第一と第二頸椎が適切な位置にあることが観察されています。彼らの自律神経系は、さまざまな状況や内的状態に適切に対応できる、柔軟な機能を維持しています。

社会交流は恒常的な状態ではなく、第一と第二頸椎の位置も、基本エクササイズをしてもずっとそのままの位置でいるわけではありません。幸せ、満足、怖れ、怒り、引きこもりなど、その時々に移り変わる生理学的状態にあわせてこの骨は移動します。社会交流を支持する腹側迷走神経系、背側迷走神経系、交感神経系の、どれが活性化しているかによって、生理学的状態は変化しますし、それに合わせてこれらの骨は動きます。

自律神経系は、私たちの外的環境と内的環境の双方を絶えずスキャンしています。すべてが順調だと、第一と第二頸椎は正しく配置されて、脳幹にも十分な血液が循環します。背側迷走神経優位な状態、あるいは脊髄交感神経鎖が活性化すると、第一と第二頸椎は位置がずれて回旋し、脳幹内の五つの脳神経の起点と、脳の一部の領域への血流を減少させます。この生理学的メカニズムは、私たちを社会交流ができる状態から連れ出しますが、問題が起きたり、危険に晒されたときに反応することも可能にします。このメカニズムは、本能的、かつ瞬間的で、意識的な思考を迂回します。普通私たちはその変化に気づいていません。

ストレスやうつ病に対する私の治療の基礎は、基本エクササイズを使用し、あるいは筋筋膜リリース・テクニックの手技を合わせて、第一と第二頸椎を再調整することです（291頁の「神経筋膜リリース・テクニック」を参照）。これらの介入は、頭蓋骨と第一と第二頸椎をちょうど良い位置に保持する働きをしている、一連の小さな筋肉の緊張の不均衡を解放し、これにより環椎と後頭骨が再配置されます。椎骨、とくに第一と第二頸椎の配置を改善すると、脳への血流が改善され、社会交流を促す五つの神経機能にすばやい改善をもたらします。

第一頸椎を正しい位置に戻すためには、高速で短く押す操作テクニックを使うほかの手技セラピーがあります。しかし私は、穏やかなテクニックのほうを好みます。身体に、正しい場所で柔らかなタッチを使って正しい情報を与えることができれば、身体は自らバランスを取るようになります。第一と第二頸椎を正しい場所に戻して、永久にそこに留まるよう期待することはできないので、バランスを取るテクニックを頻繁に、あるいは必要に応じて繰り返す必要があります。バランスを固定することはできないので、つねにバランスを取り続けると考えるほうが役に立ちます。

社会交流のための神経筋膜リリース・テクニック

ポリヴェーガル理論を知り、自閉症スペクトラム障害（ASD）のクライアントに介入する以前に、私は幸運なことに、頭蓋底への治癒手技テクニックを開発することができました。開発するには相当の努力が必要でしたが、これは多くの人々のコミュニケーションと社会的スキルを改善する助けになりました。場合によっては、私は基本エクササイズの代わりにこのテクニックを使います。私はこれを「神経筋膜リリース・テクニック」と名づけました。

私はこのテクニックを、バイオメカニカル・クラニオセイクラル・セラピー、オステオパシー、そしてロルフィングの原理の理解に基づいて開発しました。二五年間それを使って大きな成功を収めてきましたし、数千人のセラピストを指導してきました。このテクニックは五分もかからず、物理的な労力を必要とせず、非常に効果的です。自分自身でもできますし、誰かを治療するのに使うこともできます。

神経筋膜リリース・テクニックを利用する場合

基本エクササイズは、簡単に自分でできるセルフ・エクササイズであり、腹側迷走神経系の機能を回復するシンプルで効果的な方法です。しかし、ソマティックなセラピストなら、エクササイズを人々に教えるよりも、自身の手を使うほうを好むかもしれません。あるいは手技テクニックをメインにして、セルフ・エクササイズを組み合わせたいと望むかもしれません。

神経筋膜リリース・テクニックは、基本エクササイズの代わりとして使うことができます。赤ちゃんや子どもの治療、そして基本エクササイズの指示を理解するのに必要な言語コミュニケーション能力が欠けているASDの大人に働きかけるときに有効です。このように手を使うことは、他の人の神経系に有益な変化をもたらす非言語的な方法です。

マッサージか他の手技治療を実践するなら、セッションを始める前にこのテクニックを行うか、基本エクササイズをしてもらうことをお勧めします。これは、ポージェス、コッティンガム、リヨンの研究（第4章参照）に沿ったもので、クライアントの自律神経系を柔軟にし、クライアントがあなたの手技療法から最高のものを得ることを保証します。また、セッションの終わりにこのテクニックを使うことも良い方法です。

神経筋膜リリース・テクニックの指導

マッサージ・セラピーの専門家の場合、このテクニックを習得するには、新しい手の使い方を学ぶ必要があります。誰か他の人にやってみる前にこのテクニックを自身で練習し、神経筋膜リリース・テクニックを習得することをお勧めします。このテクニックを用いて社会交流をもたらすには、頭蓋底の皮膚のすぐ下にある疎性結合組織の神経反射を刺激する必要があります。これにより、頭蓋底と首の椎骨の間の一連の小さな筋肉の緊張のバランスが取れてくるようになります。

自分の指の位置を感じやすくするため、うつ伏せでやってみることをお勧めします。後頭の片側から始めます。

1．片側の頭蓋底をそっと押して、後頭骨の硬さを感じます。後頭骨の片側の皮膚の「滑りやすさ」をテストします。骨の上の皮膚をそっと右に滑らせます。それからニュートラルに戻します。
2．次に皮膚を左に滑らせ、ニュートラルに戻します。どちらの方向に、より強い抵抗を感じましたか？
3．より抵抗が大きい方向に皮膚を滑らせます。ゆっくりと進み、抵抗を感じたら、すぐその位置で停止します。それはわずか数ミリかもしれません。そこで停止し、その位置を保持し、わずかな抵抗を感じ続けます。すると、クライアントはため息をつくか、つばを飲み込むでしょう。こうして解放が進むにつれて、皮膚の中の抵抗は消えていきます。
4．もう一度テストすると、皮膚は両方向に簡単に滑るはずです。
5．もう一方の側で、この技法を繰り返します。

この手技を行ったあと、再び迷走神経をテストすると（第4章参照）、適切に機能しているはずで

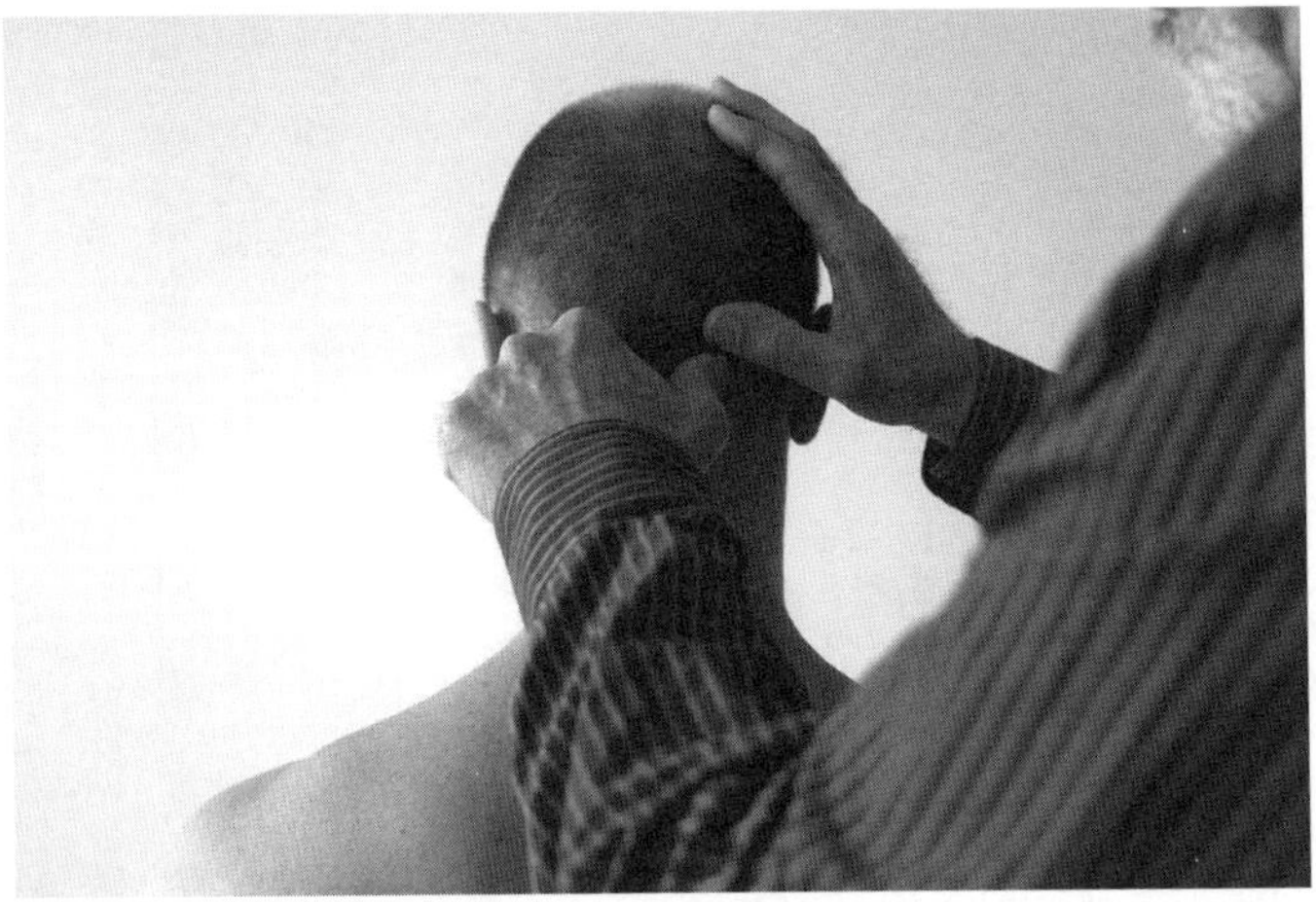

図9　両手で後頭骨の皮膚の上を滑らす

す。頭を左と右に回転すると、より大きな動きができるようになり、自由度も増しているはずです。

両手を使った神経筋膜リリース・テクニック

片手で行う方法をマスターしたら、両手を使ってみましょう。

1．後頭の付け根にある後頭骨の片側に、片手の指を一本置きます。上記のように骨の上の皮膚の滑りやすさをテストします。皮膚は骨の上で、どちらかの側には滑りやすく、反対側は滑りにくい状態かもしれません。

2．同じ側の首の上部にもう一方の手の指を置きます。少し深く押すと、筋肉を感じることができるはずです。この指を使って首の上部の筋肉の上での皮膚の滑りやすさをテストします。もう一方の指が頭蓋骨の上で滑った方向とは逆の方向に、より簡単に動くはずです（図9）。

3. テストをした後、圧を軽くします。二つの手の指を使って、抵抗を感じるまで反対方向に皮膚を滑らせます。
4. そこで停止し、わずかな緊張を保持します。クライアントがため息をつくかつばを飲み込むまで待ちます。
5. 指を解放し、皮膚が元の位置に戻るのを許します。
6. 同じことを反対側の頭蓋と首の上の皮膚で行います。

迷走神経を再びテストすると、機能が改善しているはずです。頭を左と右に回転すると、より大きな動きができるようになり、自由度も増しているはずです。

神経筋膜リリース・テクニックの適用

神経筋膜リリース・テクニックを成功させる鍵は、皮膚を滑らせていったとき、最初に抵抗を感じたところで止めることです。指先を使ってできるかぎり軽いタッチで肌に触れます。それから、下にある筋肉、骨、腱の層の上にある皮膚をごく短い距離だけ滑らせます。

このテクニックは、おもに筋肉系をターゲットとして、身体内へと指を使って押していく形態のマッサージで使用される技術とは異なっています。適切にやり方を学べるよう、順を追って説明を読み、時間をかけて理解するようにしてください。

このテクニックは、皮膚のすぐ下の疎性結合組織を伸ばします。この組織がどれほど細く繊細であるかを理解したかったら、インターネットのYouTubeで「Strolling under the Skin（皮膚の下を散歩する）」を検索してください。この結合組織には固有受容神経終末が豊富に存在しています。筋肉や骨の上にある皮膚をごく短い距離だけやさしく滑らせると、この疎性組織はわずかに引っぱられます。これだけで神経を十分に刺激することができます。

このやり方では、最初の抵抗を感じるまで、短い距離だけ皮膚を滑らせ、固有受容神経に直接働きかけています。筋肉に働きかけるマッサージではそれなりに力が必要ですが、このテクニックは力を使いません。最初に抵抗を感じても、力を入れて押し続けたり皮膚を速く滑らせると、筋肉と靭帯が硬くなってしまいます。こうしたやり方をしても損傷を引き起こすことはありませんが、解放にかかる時間は長くなります。最悪の場合、望んだ変化を得られないかもしれません。

あまりに軽いタッチなので、クライアントが何も感じられないというかもしれません。じつは、これは良いフィードバックです！

治療を進めるにつれ、皮膚の滑りやすさが明らかに改善されることに気づくでしょう。

サラマンダー・エクササイズ

この「サラマンダー・エクササイズ（サンショウウオのエクササイズ）」は、個々の肋骨と胸骨の間の関節の動きを解放し、胸椎の柔軟性をしだいに増加させます。これにより呼吸能力が増し、頭をより良い位置に戻すことで頭部前方姿勢を軽減し、脊柱側弯症《せきちゅうそくわんしょう》（脊椎の異常な弯曲）を軽減する助けになります。

迷走神経の線維の八〇％は、情報を身体から脳に戻す求心性（感覚）線維で、脳から身体に指示を運ぶ遠心性（運動）線維はわずか二〇％です。第Ⅸ脳神経と第Ⅹ脳神経の一部の求心性線維は、血液中の酸素と二酸化炭素の量を監視します。このエクササイズで呼吸のパターンを改善することにより、求心性神経を介して、脳に「今は安全で、内臓器官は適切に機能している」という情報を伝達します。これによって腹側迷走神経活動が促進されます。

では、どちらが先に起きるのでしょうか？　呼吸パターンが制限されるのは腹側迷走神経系の機能不全が原因なのでしょうか？　それとも最適な呼吸パターンではないというフィードバックがなされることによって、腹側迷走神経系の機能不全が起きるのでしょうか？　呼吸横隔膜と肋骨を動かす筋肉に緊張があるなら、それらの動きを監視している求心性迷走神経は、呼吸の状態が異常であるというフィードバックをするでしょう。それが、腹側迷走神経活動を妨げるのかもしれません。しかし、どちらが先に来たとしても、どちらかを改善することで状態を整えていくことができるはずです。

頭部前方姿勢は、呼吸に利用できる胸上部の空間を狭くしてしまいます。サラマンダー・エクササイズは、心臓と肺の活動を促すために、胸上部により多くの空間を作り出すことができます。頭部前方姿勢の改善は、脊髄から心臓、肺、内臓に到達する神経の圧力も取り除くでしょう。サラマンダー・エクササイズは頸椎の配置を改善することで、椎骨動脈への圧も和らげ、肩の間の背部痛を和らげることができます。

サラマンダー・エクササイズを行うときは、頭を脊柱のほかの部分と平行にします。この姿勢は首のないサンショウウオの姿勢に似ているため、頭は背骨の上部にある特別な椎骨のように見えます。サンショウウオは、爬虫類や哺乳類のように、脊柱の最初の椎骨から頭を分離して屈曲したり伸展したり回旋したり側屈したり、脊椎の高さより頭を上げたりできません。このエクササイズは頭を背柱の高さに揃えて行われます。

このエクササイズでは、背柱の動きに関しては、頭を上でも下でもない位置に置きます。胸部（背柱の胸部）は、サンショウウオのように横に曲がるようになります。肋骨と胸椎の間の筋肉の緊張を解放するために、胸椎の側屈の動きを利用します。これは肋骨の自由な動きを導き出し、最適な呼吸を促進します。

人間の背柱の伸展と屈曲では通常、首と腰の椎骨では柔軟性が高く、胸椎では柔軟性が低くなります。しかし胸椎の柔軟性は、側屈することで劇的に増加します。胸椎の椎間関節の制限が解除され、胸椎がより自由に側屈できるようになります。

レベル1――ハーフ・サラマンダー・エクササイズ

サラマンダー・エクササイズの最初の右へ動く部分を行います。快適な位置で座るか、立ってください。

1．頭を回転させずに、目で右を見ます。

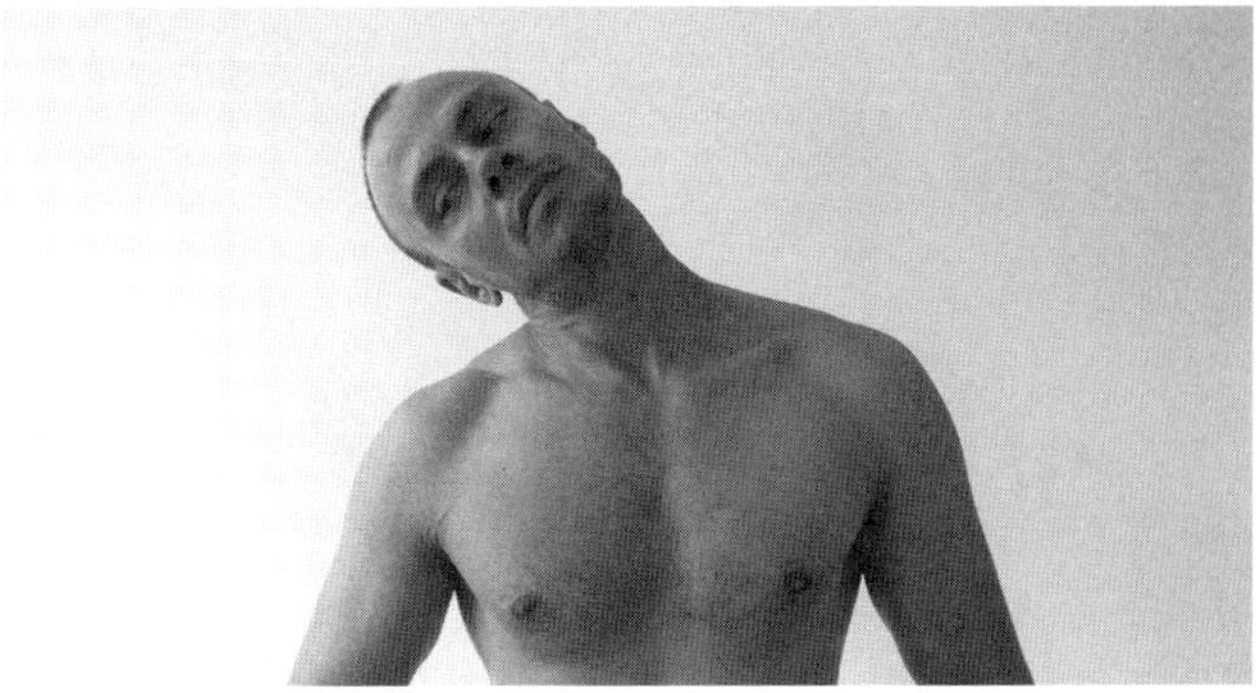

図10 目を右に向けたハーフ・サラマンダー

2．顔はまっすぐ前に向けたまま、頭を右に傾けて、肩を持ち上げずに右耳が右肩に近づくようにします（図10）。
3．三〇～六〇秒間、この位置で頭を保持します。
4．それから頭をニュートラルの位置に戻し、目は再び前に向けます。
5．反対側でも同じことを行います。三〇～六〇秒後、目を左に向けてから、頭を左に側屈します。三〇～六〇秒後、頭を直立位置に戻し、目を前方向に戻します。

ハーフ・サラマンダー――バリエーション

ハーフ・サラマンダー・エクササイズのバリエーションでは、上記と同じ手順に従いますが、頭を「左」に傾けながら、目は「右」に向けます（図11）。頭を動かすのと反対方向に目を向けると、可動域が増加します。頭をさらに左に側屈することができるはずです。これを三〇～六〇秒保持してから、反対側も同じことを行います。

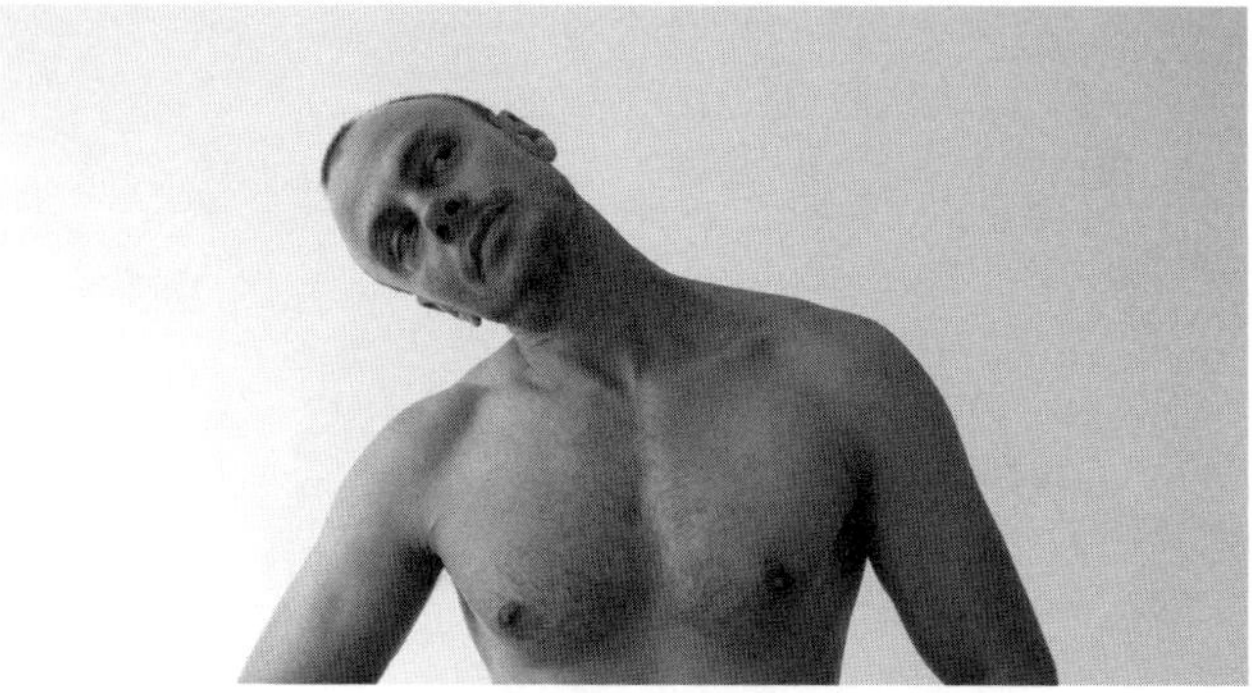

図11 目を左に向けたハーフ・サラマンダー

レベル2——フル・サラマンダー・エクササイズ

フル・サラマンダー・エクササイズでは、首だけではなく背骨全体を側屈します。また、別の姿勢を使います。

1. 膝と手のひらで体重を支え、四つん這いになります。手を床の上につくこともできますが、手のひらを卓上、机、いすの座面、またはソファの枕の上に置くほうが良いです。頭と背柱とを水平にしてください(図12)。
2. このエクササイズでは、耳を背柱の高さより上に持ち上げたり、下に下げないでください。正しい頭の位置を見つけるために、まず、ここが水平だと思う場所に頭を持っていき、そこから頭をわずかに上に持ち上げます。すると、頭がわずかに上がっているのが感じられるはずです。次に、あなたが水平だと思う位置より、頭をわずかに下げます。頭が本来より低い位置にあるのが感じられるはずです。二つの位置の間を行き来します。頭を少し上げ、次に少し下げます。何回か繰り返して、ちょうど水平であると感じられる位置を探してください。ある意味、どこが水平

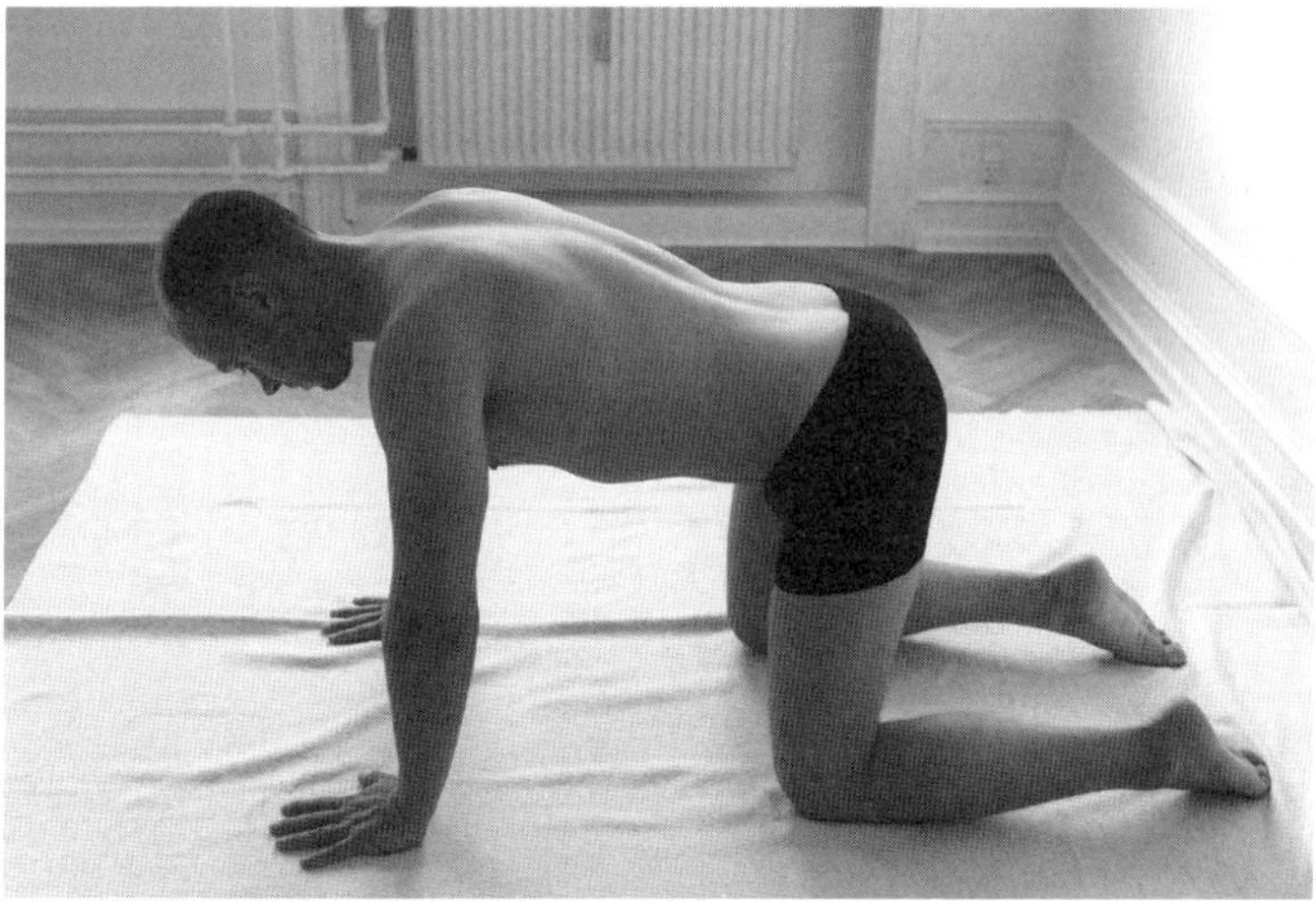

図12 四つん這いのサラマンダー

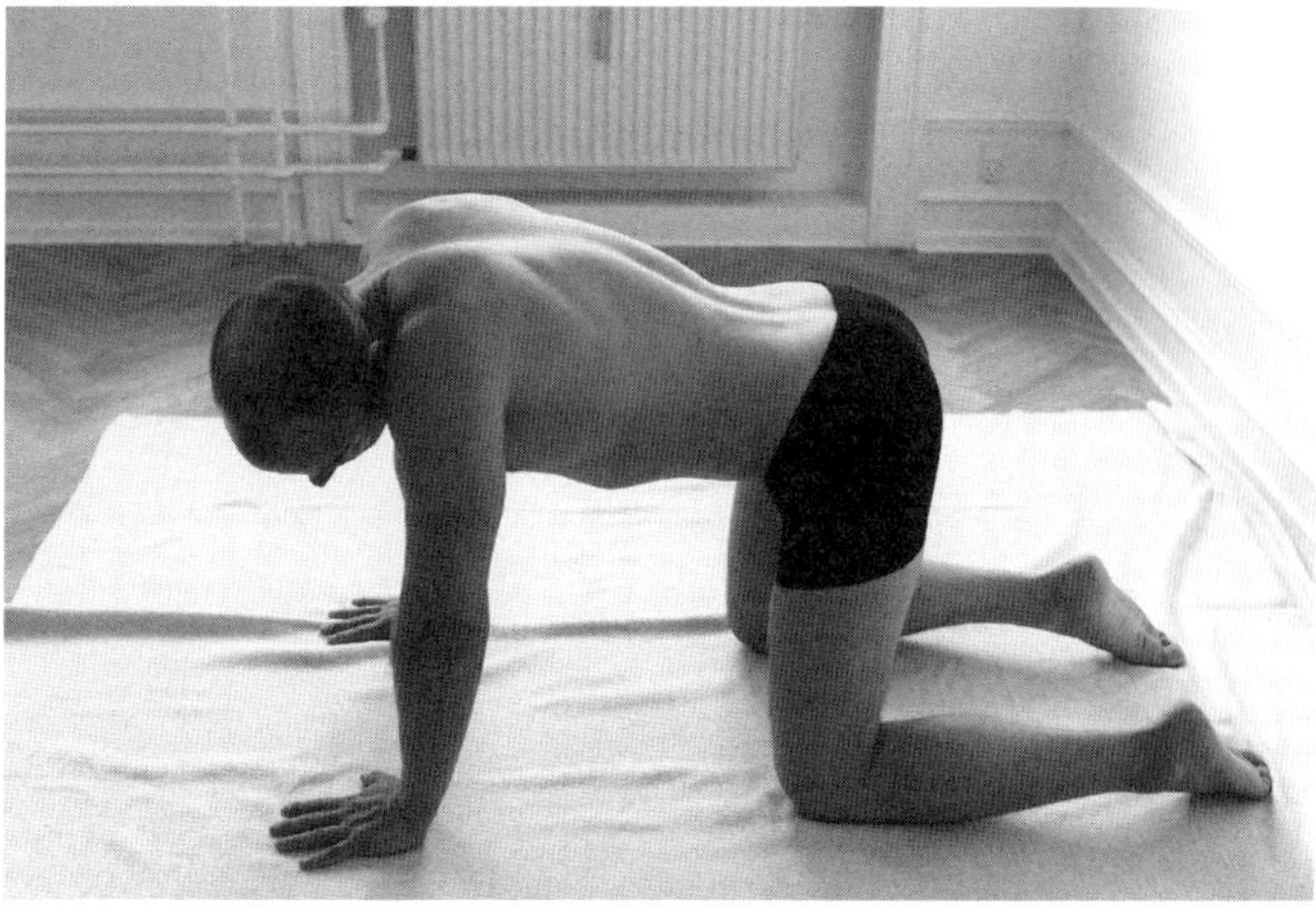

図13 頭を左に傾けたサラマンダー

であるかを正確に判断することはできないかもしれませんが、できるだけ、水平だと思われる位置を探してください。

3. 背柱に対して適切な頭の位置を見つけたら、目で右を見て、目をその位置に保持し、右の耳を右の肩のほうへ動かして、頭を右に側屈します。
4. 首から背骨の付け根まで徐々に曲げていき、動きを完了します。
5. この位置を三〇～六〇秒保持します。
6. 背柱と頭を真ん中に戻します。
7. 左側で、上記のすべての手順を繰り返します（図13）。

片頭痛のためのマッサージ

付録には、赤く塗られた片頭痛の四つの異なるパターンの図があります（「頭痛」の図を参照）。この四つのパターンには、それぞれ関係している筋肉があります。図の×印は、その筋肉の緊張を解放するためにマッサージするトリガー・ポイントの位置を示しています。

四つの図は、片頭痛の典型的なパターンを示しています。あなたの痛みのパターンはどれが一番近いでしょうか。頭痛のパターンがわかれば、どの筋肉のどの部分が緊張しているかがわかるので、そのポイントをマッサージします。

各図にそれぞれ×印で示されたトリガー・ポイントは、神経終末が集中している筋肉の表面の領域です。そのいくつかは、筋肉のほかの部分に比べてより厚いかより硬く感じられるでしょう。緊張して頭痛を引き起こしているトリガー・ポイントは、圧を加えると痛みを感じることもあります。

トリガー・ポイントの緊張を見つけて、解消する

私が紹介しているテクニックでは、筋肉の表面の神経に働きかけます。したがって、筋肉全体の緊張を解放するのに比べると、ごく軽いタッチで十分です。普通のマッサージのように筋肉全体をマッサージするのではなく、ただトリガー・ポイントをそっとマッサージします。力を入れて押したり、身体の奥深くまで押し込む必要はありません。

トリガー・ポイントを深く押したり、大きな力でマッサージすると、痛みを感じ、かえって逆効果になる可能性があります。過度な圧をかけてしまうと、身体は安全を感じることができず、自律神経系は交感神経系が活性化するか、背側迷走神経系による引きこもりの状態になります。これは、害になることはありませんが、身体を再び落ち着かせるために時間がかかるので、非効率的です。

トリガー・ポイントの緊張を取り除くには、トリガー・ポイントの上にいくつかの小さな円を描きます。そこで止めて、クライアントがため息を吐くか、つばを飲み込むまで待ちます。これはクライアントの神経系が反応していることを示しています。数分の間に痛みは軽減するか、消失するはずです。片頭痛の緩和が必要なときはいつでも、マッサージを繰り返すことができます。

図に描かれた×印のすべてをマッサージする必要はありません。×印は、特定の痛みのパターンのトリガー・ポイントを示していますが、そこに硬さや痛みを感じないなら、そのトリガー・ポイ

ントは活性化していません。それを解放しようと時間を無駄にせず、硬く、厚く、あるいは痛みがあるのを感じるトリガーポイントに焦点を当ててください。

肩こりのための胸鎖乳突筋エクササイズ

このエクササイズは頭を回旋する際の可動域を拡げ、肩こりの症状を緩和し、片頭痛の予防に役立ちます。乳児が行う動きと同じで、うつ伏せになって上半身を肘で支え、頭を自由に動かしてまわりを見回します。

1. うつ伏せになります（図14）。頭を持ち上げ、腕を胸の下に持っていきます。上半身の体重を肘に載せます（図15）。
2. 快適に進めるところまで、頭を右に回旋します。その位置で六〇秒間保持します。
3. 頭を真ん中に戻します。
4. 今度は快適に進めるところまで、頭を左に回旋し、六〇秒間保持します（図16）。

このエクササイズで頭の回旋は改善したとしても、片側の動きが良くない場合は、おそらく別の筋肉である、第三頸神経から第五頸神経に神経支配される肩甲挙筋が関係しています。この種の肩こりは、第XI脳神経と僧帽筋と胸鎖乳突筋の機能を改善するだけでは解消されません（１６７頁の

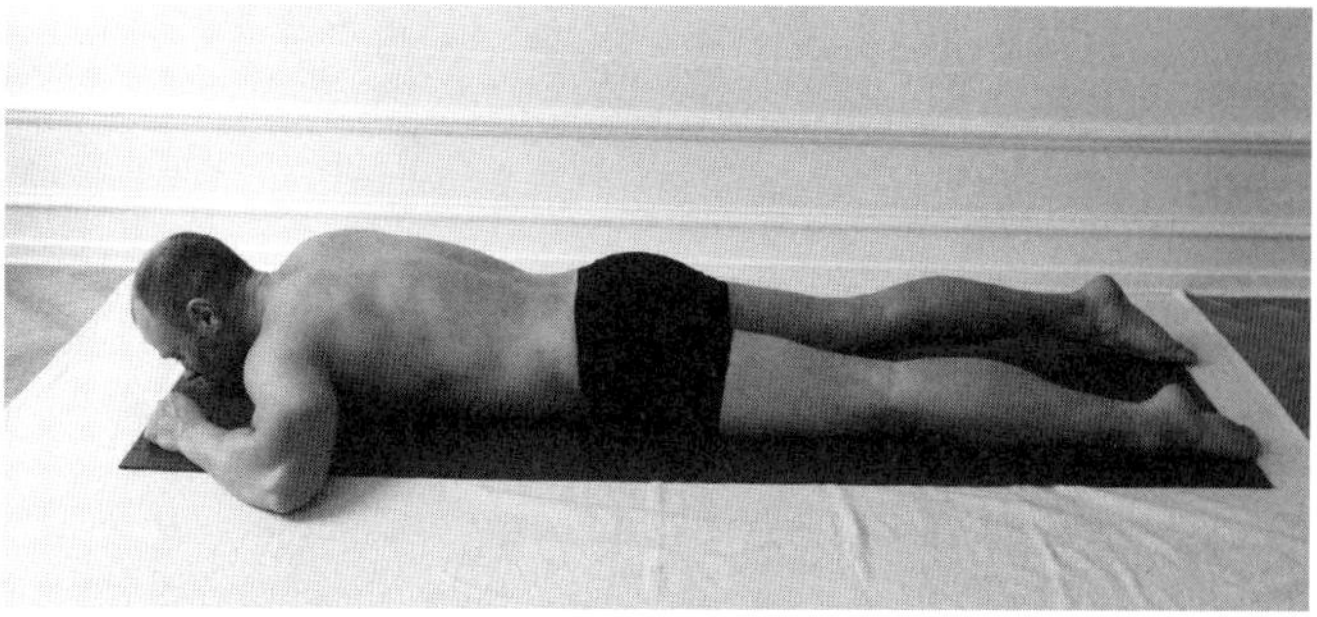

図14 うつ伏せになる

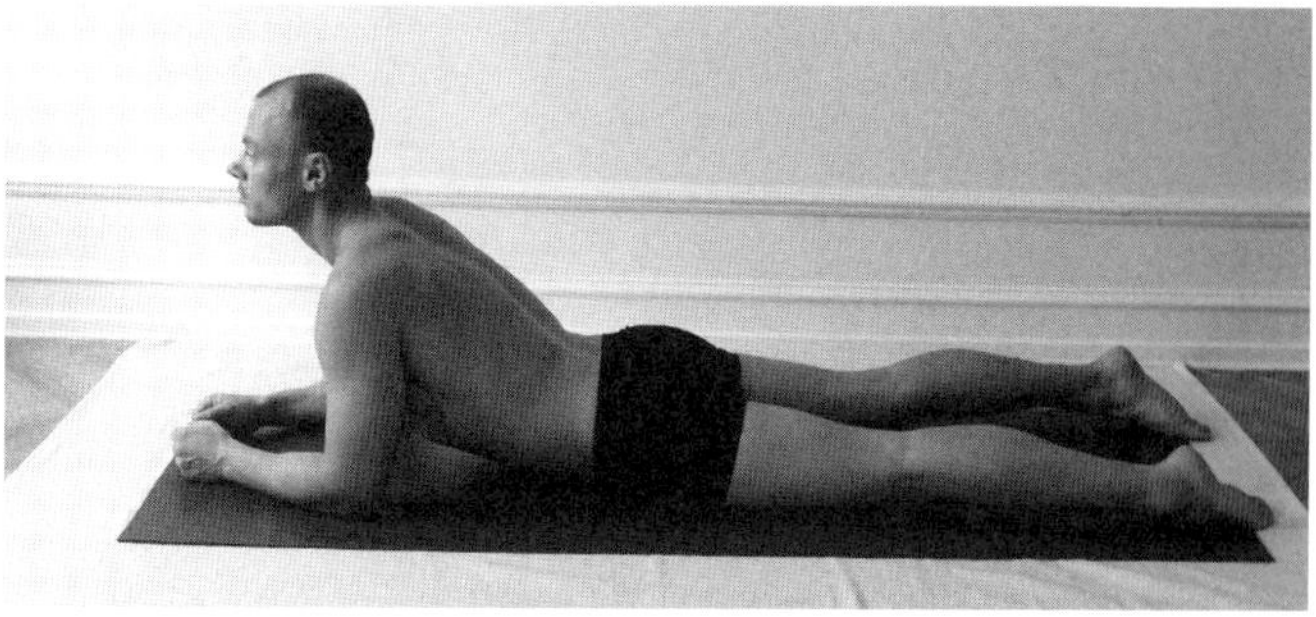

図15 頭を持ち上げる

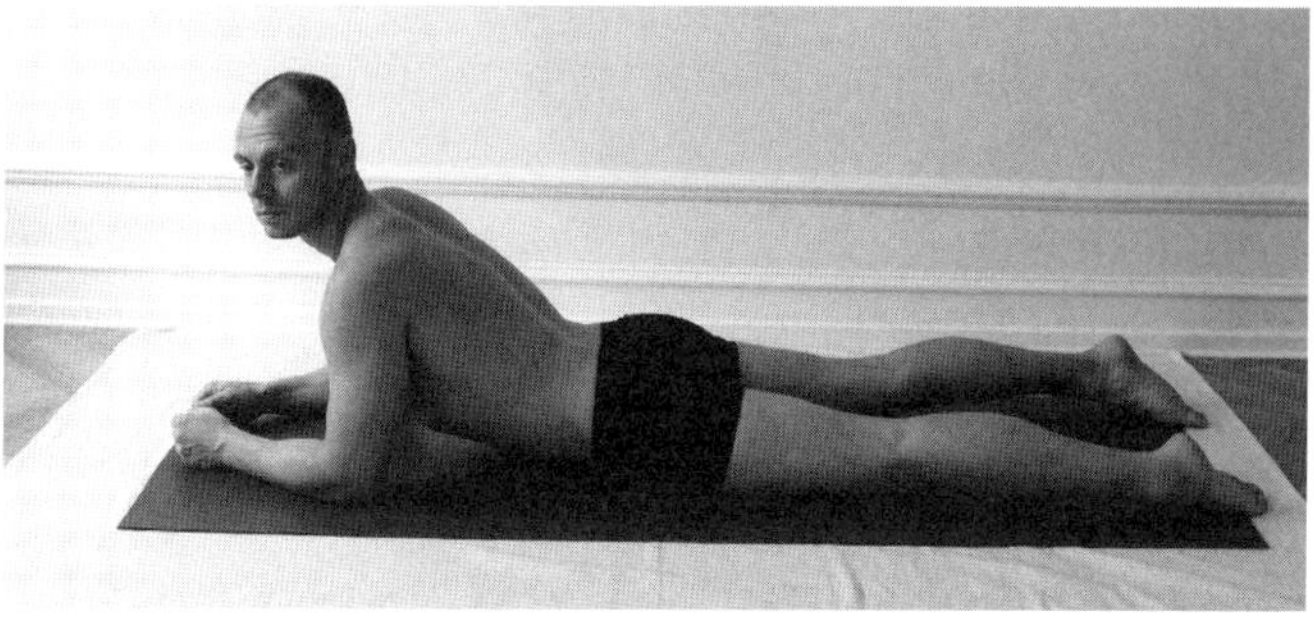

図16 頭を左に回旋する

「肩甲挙筋」を参照）。

凝りは、裂孔ヘルニアが起きていて、迷走神経が食道を包んでいるために食道が短くなってしまうことから来ている可能性もあります（151頁の「慢性閉塞性肺疾患（COPD）と裂孔ヘルニアの緩和」を参照）。

僧帽筋のためのねじりと回転のエクササイズ

「ねじりと回転のエクササイズ」は、弛緩した僧帽筋の筋緊張を改善し、僧帽筋を構成する三つの筋肉のバランスを回復させます。また背柱を伸ばし、呼吸を改善し、頭部前方姿勢を修正するのに役に立ちます。これにより肩や背中や腰の痛みが軽減されることがよくあります。

このエクササイズは、頭部前方姿勢の人だけでなく、誰にでもメリットをもたらします。行うのに一分もかからず、すぐに前向きな変化を感じます。しばらく座っていたときはいつでも、このエクササイズを行い、時々定期的に繰り返すことをお勧めします。私はコンピュータの前に座ってから立ち上がるときは、毎回このエクササイズをします。このエクササイズをやるたびに、呼吸と姿勢が改善し、前向きな気分になるという効果が高まっていきます。

このエクササイズの背後にある考え方は、僧帽筋を強化したり伸ばすことではありません。この筋肉は十分強く、弛緩した筋線維の神経を刺激することだけが必要なのです。私たちが赤ちゃんで、四つん這いになっていたときは、僧帽筋はまんべんなく働いていました。その状態になるように、僧帽筋を目覚めさせます。

赤ちゃんがうつ伏せで横たわっているときは、僧帽筋の三つの部分の線維すべてを使用して、肩甲骨を保持し、頭を持ち上げ、まわりを見回すために頭を回転させます。赤ちゃんが、四つん這いになることができるようになって、あたりを見回すときにも、これらの筋線維すべてを使用します。

しかし、赤ちゃんが立つようになると、僧帽筋の線維が均等に使われなくなります。僧帽筋のいくつかはより緊張し、一方で他の線維は弛緩してしまうためエネルギーが抜けます。頭はもはや、僧帽筋の三つの部分によって均等に支えられてはいません。年齢を重ねると、頭はさらに前方に滑る傾向があるため、耳の中心は肩の中心よりは前方に移動します。肩は正中線に向かって前方下方に引っぱられます。

このエクササイズを行ったあとは、僧帽筋の三つの筋線維の部位の緊張が、より均一になります。その後立ったり座ったりすると、頭が自然に後方上方に滑って、頭部前方姿勢が矯正され、姿勢が改善されるでしょう。

ねじりと回転のエクササイズの指導

このエクササイズは三つのパートに分かれています。それぞれ腕の位置が異なります。

1. いすの座面やベンチなどの固い面に、楽に座ります。顔は前を見ます。
2. 両手を肘に軽く当てた状態で、腕を折り畳み、交差させます（図17）。肩甲帯《けんこうたい》を最初は片側に、

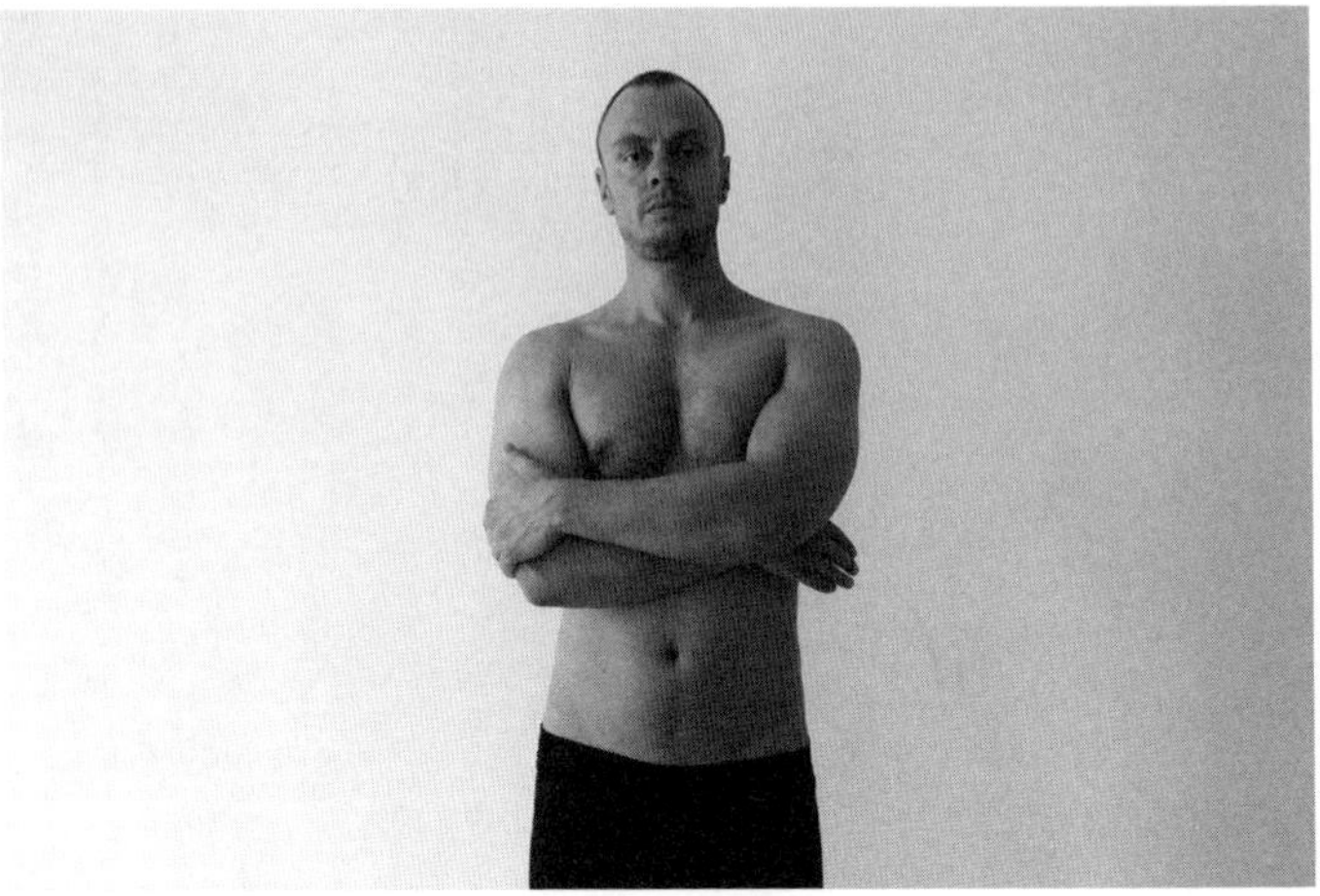

図17 肘に両手を当てる

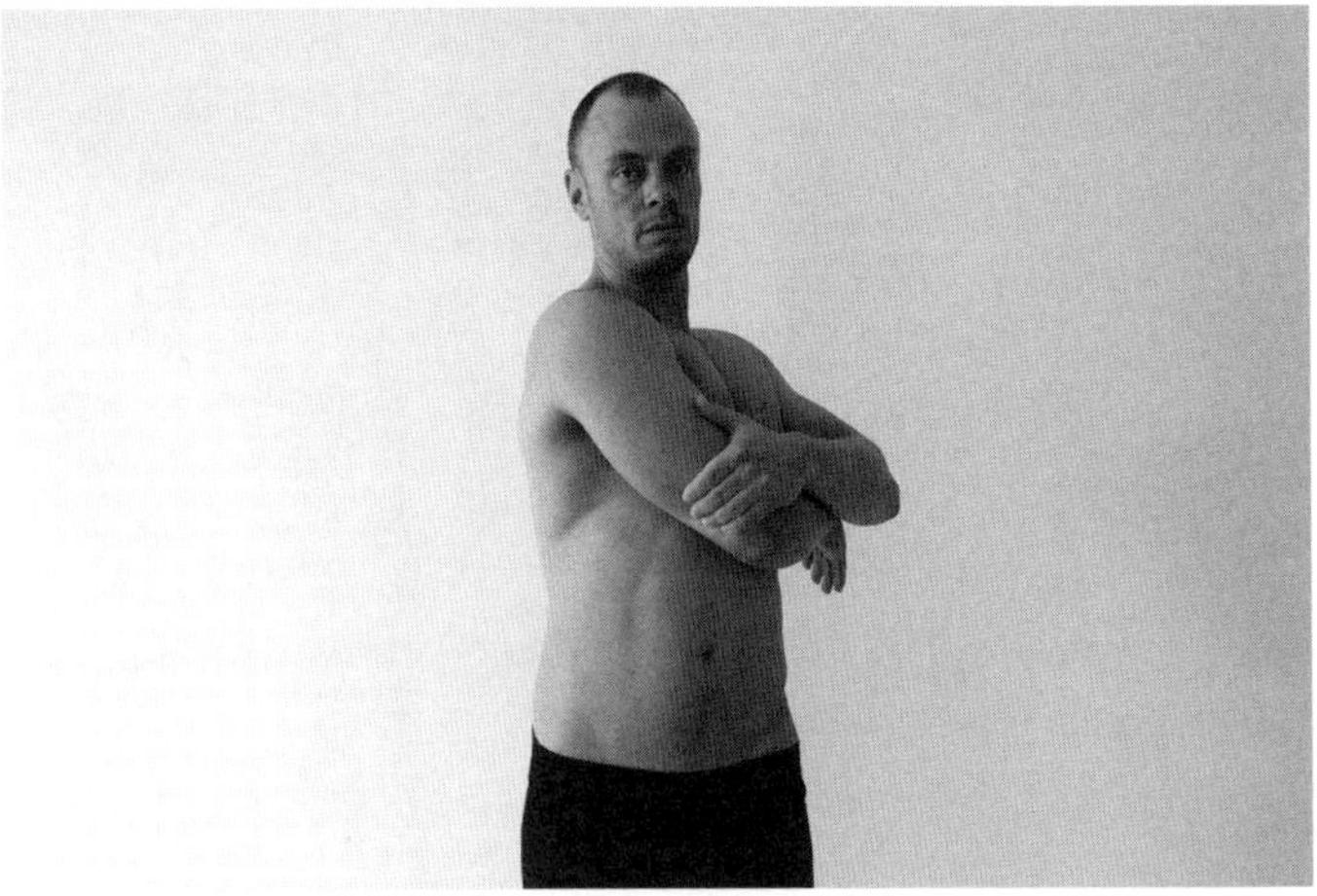

図18 僧帽筋のねじり

次は反対側に、グルグルと回転させます。このとき、腰は動かしません。

3．エクササイズの最初のパートでは、肘は落として身体の前でただ休ませます。肩を回転させると、最初は片側に、次は反対側に肘が動きます。肩を左右に回転すると、腕は腹の上を軽く滑ります。これにより上部僧帽筋の線維が活性化します（図18）。

4．これを三回行います。緊張したり、動きを止めないでください。無理に押したりせずに、楽に肩を動かします。リラックスした状態で、シンプルに動きます。

5．二番目のパートは、最初の部分と似ています。唯一の違いは、肘を持ち上げて胸の前、心臓の高さで保持することです（図19）。肘を最初は片側に、次に反対側に回転させます（図20）。これを三回行います。これにより僧帽筋中部の筋線維が活性化します。

6．三番目のパートでは、快適に、できるだけ高く肘を上げて、上記のエクササイズを繰り返します（図21）。肘を左右に三回回転させます（図22）。

7．これにより僧帽筋下部の筋線維が活性化します。

エクササイズのあと、頭がより軽く感じられ、後方上方に動いて、頭部前方姿勢が改善されたのに気づくかもしれません。かなりの頭部前方姿勢を持つ人がエクササイズをやったあとに、背が数センチ高くなることは珍しくありません。あなたが頭部前方姿勢の傾向にある場合、誰かが横から見ていたら、あなたの頭が前方位置から移動し、後方のより良い位置に戻ってくるのがわかることでしょう。

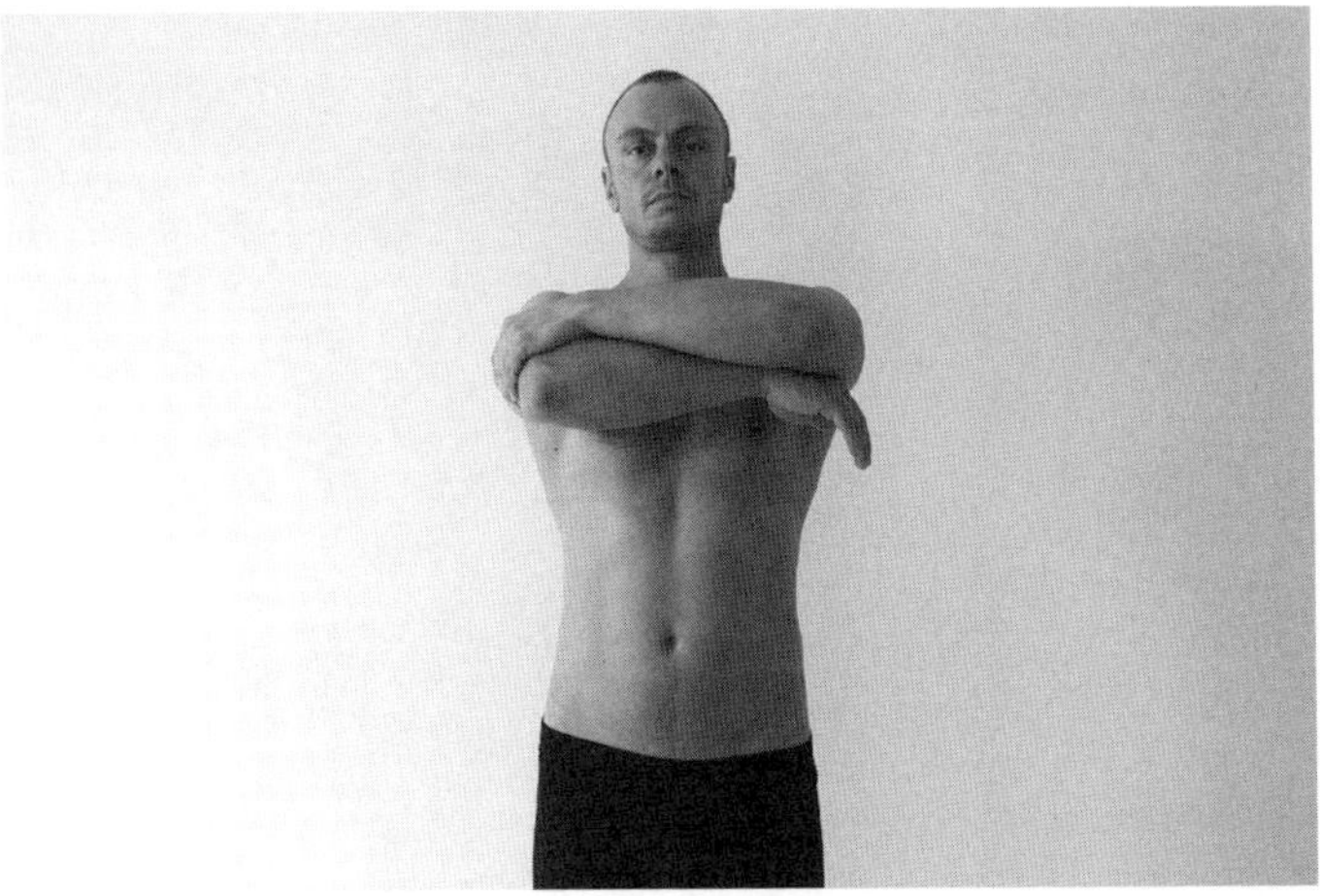

図19 肘を上げた僧帽筋のねじり

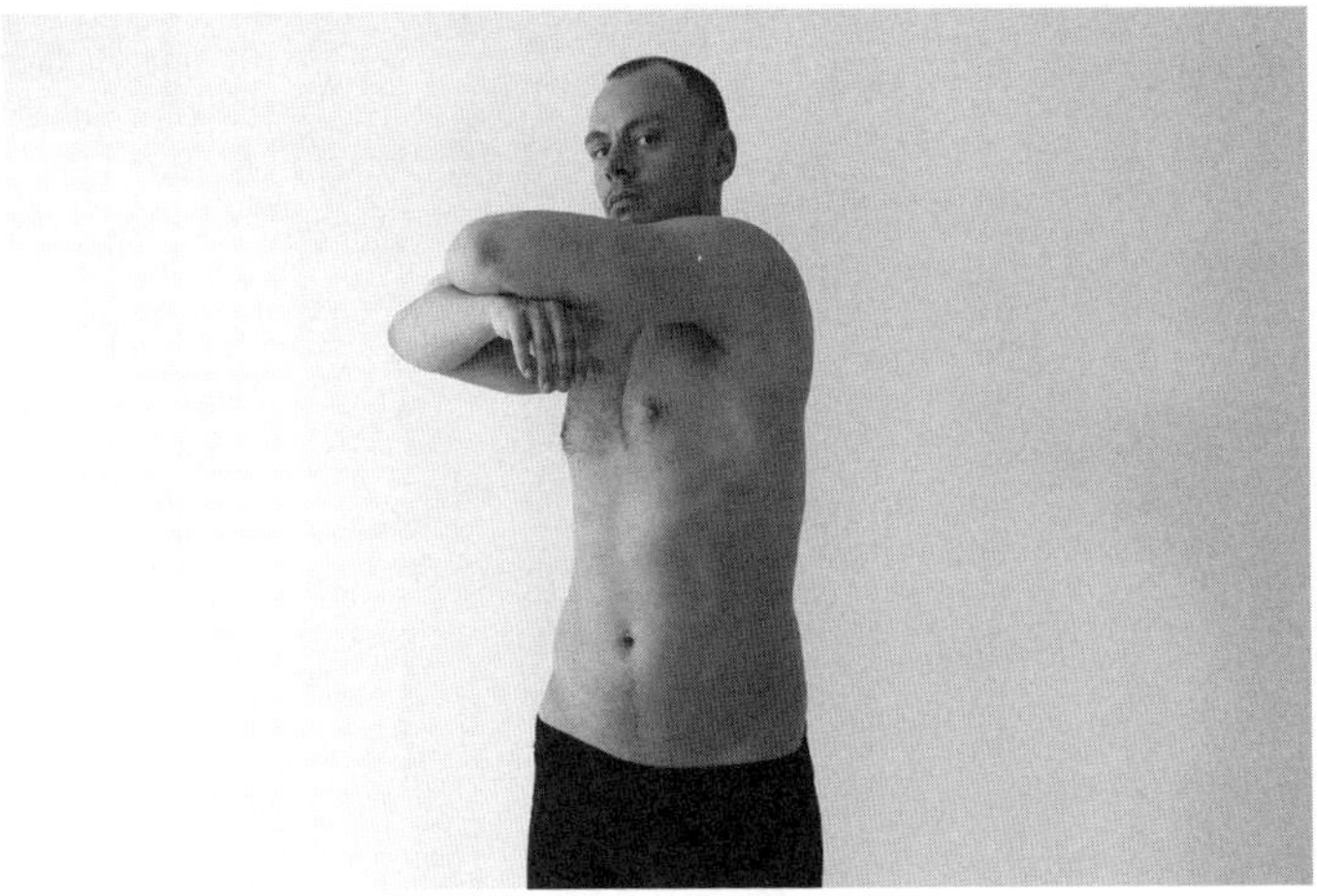

図20 僧帽筋を右にねじる

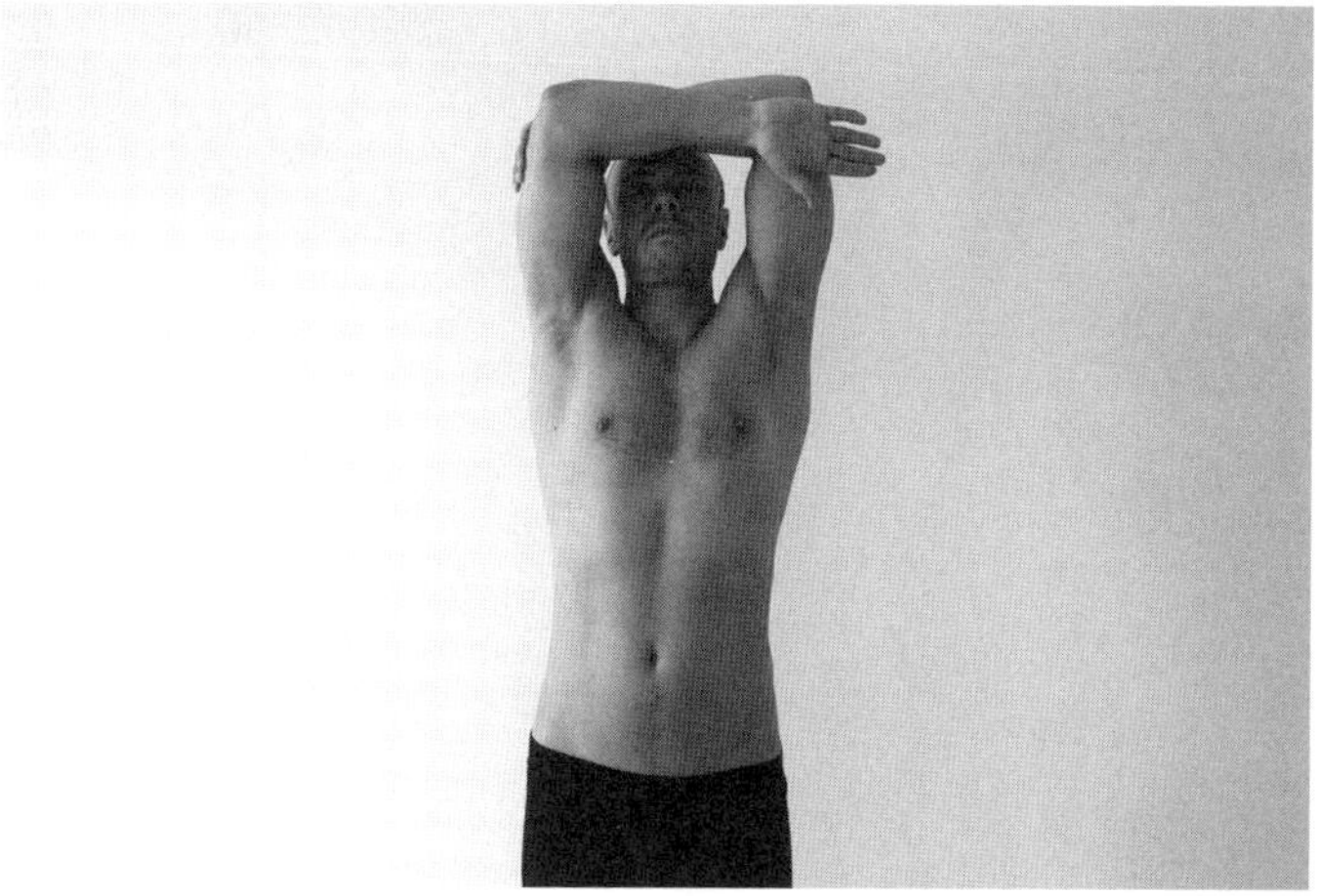

図21 肘を高く上げる

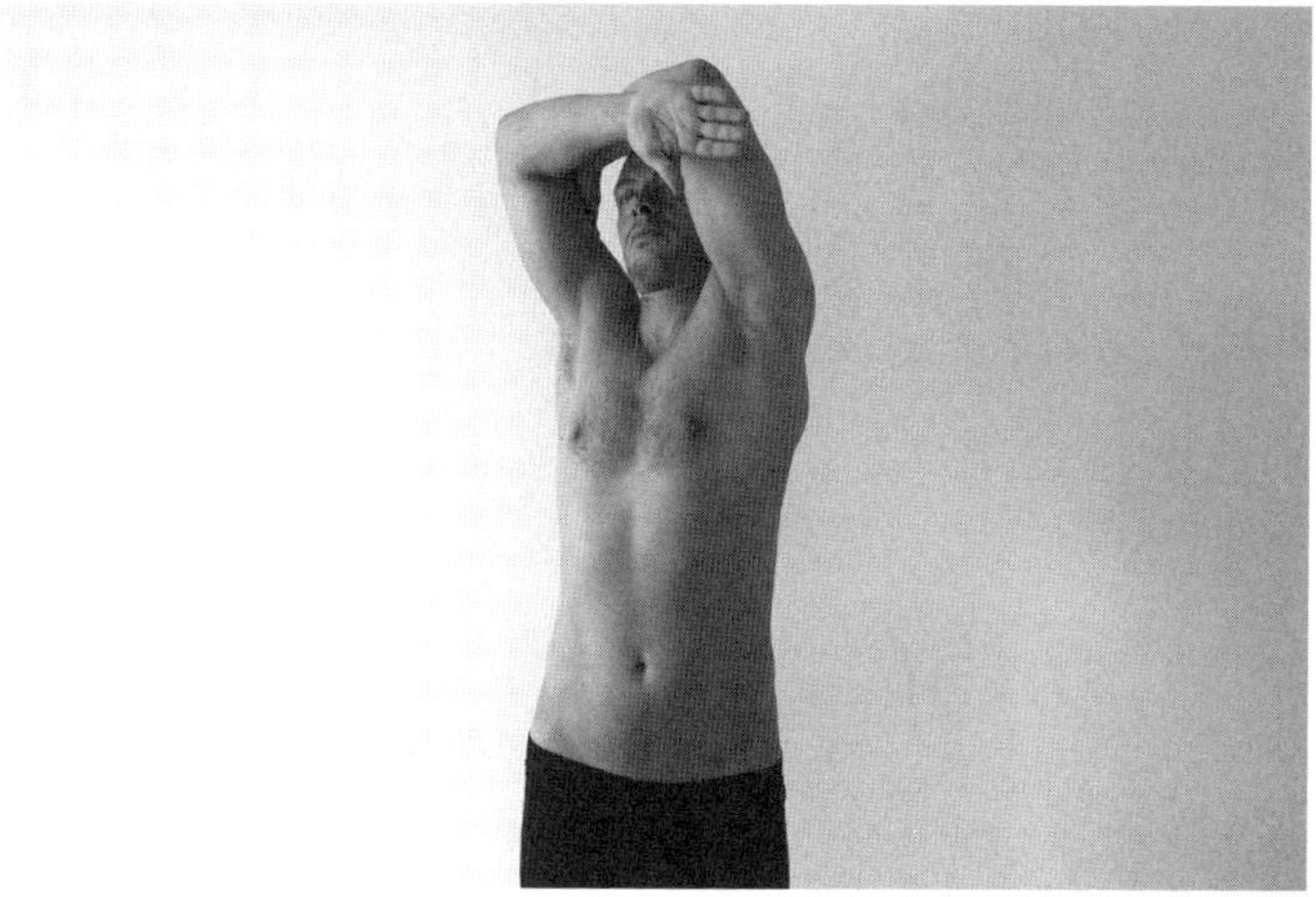

図22 腕を上げた僧帽筋のねじり

四分間の自然なフェイスリフト——パート1

このやさしく楽しいエクササイズには、顔の筋肉をリラックスさせ、第Ⅴ脳神経と第Ⅶ脳神経の機能を改善することで、顔により自然な微笑みが現れるのを助けます。自分ですることもできますし、誰かにやってあげることもできます。このエクササイズは以下のようなメリットがあります。

- 皮膚への循環を改善します
- 口角と目尻の間の領域で、顔の中央三分の一の表情筋に生命を吹き込みます
- 顔の皮膚への血液循環を改善します
- 自分自身でも気づき、他者からもわかるような、若々しい活気をもたらします
- より自然でより頻繁に微笑みを浮かべるようになります
- 他者との相互作用に、より敏感になり、共感力が高まります
- 頬骨が平たい人は、頬骨が少し張り出します。頬骨が高すぎる人は、これが少し平らになります

このテクニックを行う前に、鏡で顔を見てください。このテクニックをクライアントに実施するときは、クライアントが自分の顔の変化に気づくことができるよう、手鏡を渡してください。とくに頬骨周辺の皮膚を見てください。

まず顔の片側にテクニックを実施します。そうすると、左右で違いがあることがわかります。話

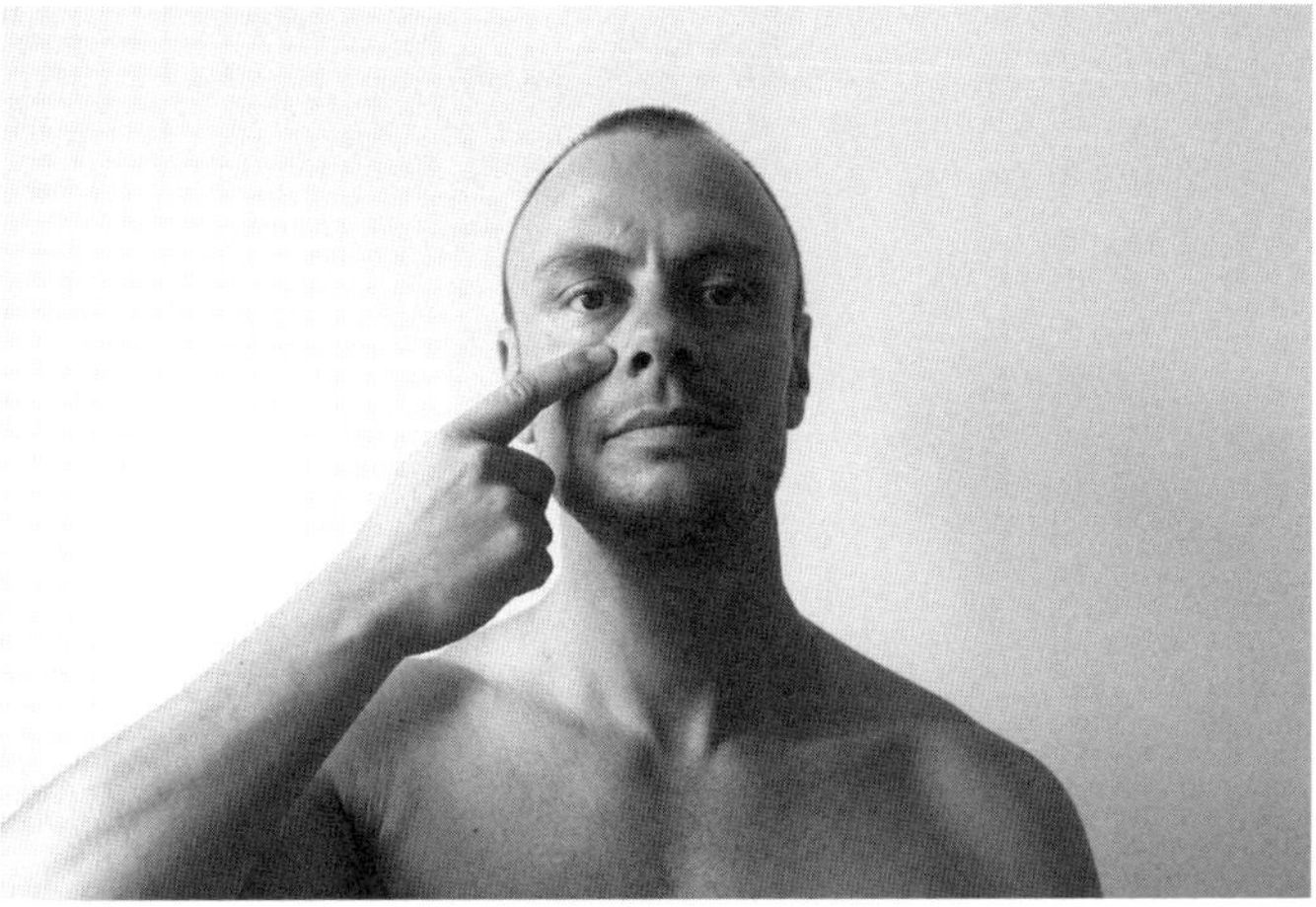

図23 迎香のマッサージ

したり微笑んだりすると、とくに違いが顕著にわかるでしょう。次に反対側を行います。そうすれば左右対称になります。

テクニックを行う箇所

顔に、大腸経〔正式には手の陽明大腸経〕の終点である「迎香《げいこう》」（ＬＩ20）と呼ばれる一点があります（付録の「経穴」を参照）。中国、日本、そしてタイ式マッサージでは、美容に効果があるとされるツボです。古典的なタイ式マッサージでは、この一点は「金の竹」と呼ばれています。漢方では「香りを迎える」と呼ばれ、鼻孔を拡げて呼吸を改善します。

この「ツボ」という考え方は漢方のものですが、西洋解剖学の観点からも興味深いものです。このツボは、顔の二つの骨、上顎骨と前上顎骨の間の関節の真上にあります。この二つの骨は、太古の時代は別々の骨でしたが、進化の初期の段階で共に石灰化して一つの骨になりました。現代の解剖学では、上顎／前上顎骨は、上顎骨と呼ばれ、一つの骨として認識されています。

大腸経の終点は簡単に見つかります。鼻孔の外縁付近で、頬と上唇の間のしわであるほうれい線の上部から約三ミリ横の部位に軽く触れます。この部位は、周囲の皮膚よりも敏感なため、指でそのあたりを探るとすぐにわかります（図23）。

テクニックを行う方法と理由

顔の皮膚の表面は、第Ｖ脳神経の神経枝に神経支配されています。顔の皮膚に軽く触れると、この神経の終末を刺激します。

1．ごく軽い触れ方で、迎香にあたる皮膚の表面を擦ります。すると、指先がこの部分の皮膚と一体になったように感じることでしょう。

2．皮膚を上下に滑らせて、どちらの方向がより大きな抵抗を示すかを見つけます。その抵抗を感じる方向に軽く押し、そこに留まります。

3．その一点を保持し、そこが解放される感覚を待ちます。

4．皮膚を顔の正中線に向かって内側に滑らせ、次に外側に滑らせて、抵抗が大きい方向を見つけます。

5．そこで停止し、軽く押します。押し続けて解放を待ちます。

顔の筋肉は、第Ⅶ脳神経の神経枝に神経支配されています。皮膚のちょうどすぐ下に、顔の筋肉の二つの層があります。

6. 迎香で、皮膚の下の筋肉層へと、指先をそっと沈ませます。最初の筋肉層がマジックテープのように指先に密着するようにします。
7. 強く押しすぎないように注意し、指先で何が起こっているかを感じることができるようにします。この状態を保つと、この筋肉層を滑らせることができます。まず小さな円を描きながら、他の層の上部で一つの層を滑らせます。
8. 円を描くと、ある方向では、滑りにくく感じ、抵抗があることがあります。その場合は、その抵抗を感じる方向に軽く押し続けます。クライアントがため息をついたり、つばを飲み込むなどして、解放が起きるまでその位置を保持します。
9. 次にわずかに深く押します。これで筋肉のより深い層が、上部の筋肉層と皮膚に密着します。両方の層を一緒に、骨の表面上で滑らせます。
10. 円を描くと、ある方向では滑りにくく感じ、抵抗があることがわかることがあります。その場合は、その抵抗を感じる方向に軽く押し続けます。クライアントがため息をついたり、つばを飲み込むなどして、解放が起きるまでその位置を保持します。

すべての骨は、骨膜（periosteum）と呼ばれる結合組織で覆われています（peri- は「周囲」を意味し、

osteumは「骨」を意味します）。この組織は、脊髄神経、この場合は脳神経からの神経終末に豊富に含まれています。

11．骨の表面に軽く乗るまで、指先をさらに顔の深くへと沈ませます。

12．骨膜の表面でのマッサージは、自律神経系に大きな影響を及ぼします。軽く、しかし、迎香の骨の表面に届くように、しっかり押します。骨の表面で指先を左右に動かし、次に骨に軽い圧をかけ、解放されるまで待ちます。

誕生前の母親の胎内での胚では、この骨は、上顎骨と前上顎骨の二つの骨に分かれています。これらの骨は、今では一つの骨として結合していますが、ほとんどの人はこれがかつては二つの別々の骨であったことを感じることができます。

この第Ｖ脳神経と第Ⅶ脳神経のマッサージは、顔の皮膚と筋肉への神経を刺激します。すべてのしわを消すわけではありませんが、顔の筋肉をリラックスさせ、いくつかのしわをなくし、顔をより若々しくスッキリ見せます。私が実施するフェイスリフトでは、手術による瘢痕組織ができることもありませんし、ボトックスの有害な蓄積が起きるといった否定的副作用はありません。

さらに重要なことに、このマッサージは顔の表情を豊かにし、コミュニケーションや反応を促進し、より良く社会交流するのに役立ちます。顔が柔軟で、さまざまな状況でさまざまな感情的反応を表現できることは大切です。顔の表情は、他者とのコミュニケーションの重要な部分です。

自身の感情を表現することに加えて、顔の柔軟性は社会交流のために重要です。顔をリラックスさせた状態で他の誰かの顔を見ると、自身の顔は自動的に、他者の顔の表現を映す微かな動きを作ります。この動きはとても小さく、とても速く変化します。

皮膚と顔の筋肉の緊張の変化は、第Ⅴ脳神経と第Ⅶ脳神経の求心性経路を介して脳にフィードバックされ、他者が感じていることに関する潜在意識の情報を即座に提供します。これは、私たちが他者と共感するための前提条件です。

皮膚の下の顔の筋肉がリラックスしている人は、スムーズで心地よい表情をしており、美しいとか、ハンサムであるなどといわれます。残念ながら多くの人々は、長年にわたり同じ感情的パターンを示す表情に凝り固まっています。彼らの顔の筋肉は皮膚を引っぱり、しわや二重顎を作ります。同じ感情状態に留まり、顔の筋肉をリラックスさせないでいると、これらのしわは時間と共に深くなっていきます。

このテクニックに加えて、顔の皮膚を軽く撫でると、第Ⅴ脳神経を刺激し、顔の筋肉すべての緊張を軽減します。

四分間の自然なフェイスリフト――パート2

パート1は迎香、つまり鼻孔の側面にある大腸経の経穴に焦点を当てています。この一点を刺激すると、口と鼻のまわりの顔の下部の筋肉のバランスと緊張が改善されます。パート2は目に焦点

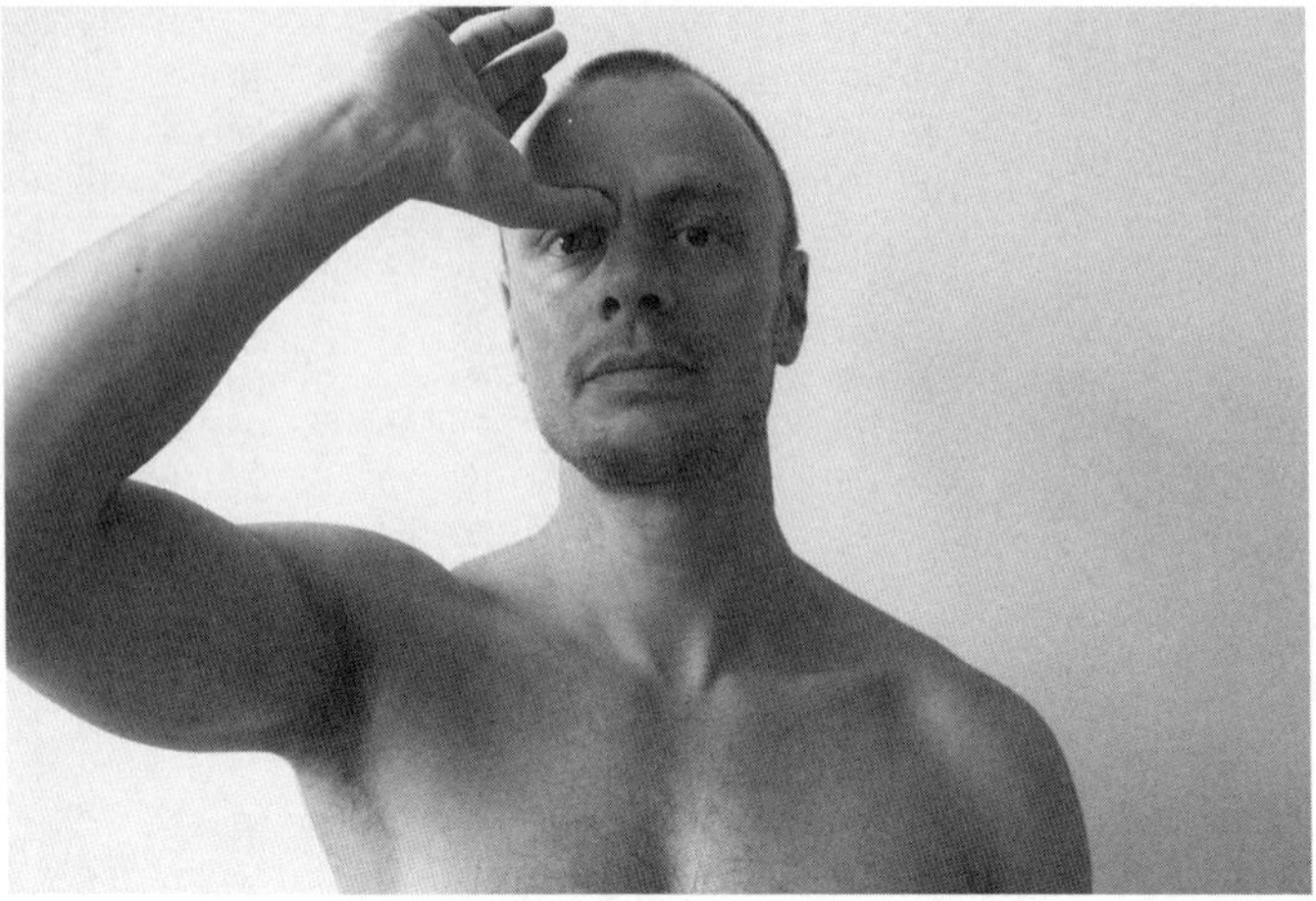

図24 攢竹のマッサージ

を当てます。実際のテクニックは、迎香でやった最初のフェイスリフトのテクニックと多くの点で似ています。眉の内側の角に、「攢竹《さんちく》」（B2）が見つかるでしょう。疲れていると、無意識のうちにこの一点を揉んでいることに気づいたりします。この部分の皮膚や筋肉をマッサージすると、気持ちが落ち着いてくることがよくあります（図24）。

親指か他の一本の指を使って攢竹に触れます。攢竹で、皮膚、二層の筋肉、骨膜の各層に対し、下に向かって働きかけます。

この一点は、目の開口部のまわりの薄く平たい筋肉、眼輪筋のトリガー・ポイントでもあります。目は時に、魂の鏡と呼ばれます。

攢竹に働きかける前には、筋肉が硬くなりすぎて目をやや閉じたままになっていたり、筋緊張が弱くて目を開けすぎたりしている可能性があります。終了すると、外側を見ることと内側を見ることのバランスが改善されるでしょう。他の人がよりはっきり見えるようになり、その人はあなたと目を合わせやすくなます。また、その際にはあなたの印象が異なって見えることでしょう。

より深いレベルでは、この経穴は涙骨《るいこつ》（lacrimal bone）と呼ばれる小さな顔面骨の端にあります。lacrimal は涙を意味します。人の目は乾くと活気がないように見えることがあります。また、予期せず涙が流れたりすることもあります。

攅竹でこの骨に触れ、涙骨に触れたままにすることで、目への水分の流れのバランスが改善し、目を明るく輝かせます。フェイスリフト・マッサージの目的は、唇には微笑みが、そして目には輝きが宿るようにすることです。

1．眉の内側の角で、周囲より敏感な場所を見つけます。
2．最初に指先で軽く数回、皮膚を擦ります。
3．指先を攅竹（右記参照）に軽く置き、クライアントがため息かつばを飲み込むなどして解放が起きるまで、皮膚の表面に触れ続けます。
4．次に、顔の筋肉の層へとそっと押し下げます。ここは、目のまわりを回る平らで丸い眼輪筋が、顔の骨に付着する場所です。指を皮膚に付けて小さな円を描き、皮膚を軽く滑らせて抵抗のある方向を探します。
5．クライアントがため息をつくか、つばを飲み込むなどして解放が起きるまで、その抵抗がある部分に指を置きます。

6．次に骨の表面を感じるまで、さらに深く進みます。そこを数回擦ります。
7．次に骨に触れたまま、解放を待ちます。

眼輪筋が硬すぎて瞼が閉じてしまったり、目を細めているなら、これによって目はよりぱっちりと開くようになるはずです。目を開けすぎているなら、ほどよく目が開いた状態になります。

タイ古式マッサージでは、二つの美容点がありますが、これがその二番目です。

ヒドラの頭をすべて切断する

ここまで、セルフ・エクササイズと手技テクニックを説明してきましたが、その目的は、人々を背側迷走神経優位な状態や交感神経鎖の慢性的過活性から連れ出し、腹側迷走神経優位な状態に連れ戻すことをサポートすることです。人々を腹側迷走神経優位な状態に連れてくることによってのみ、ヒドラの頭をすべて切断し、身体的、感情的健康を高める力を回復することができるのです。

付録

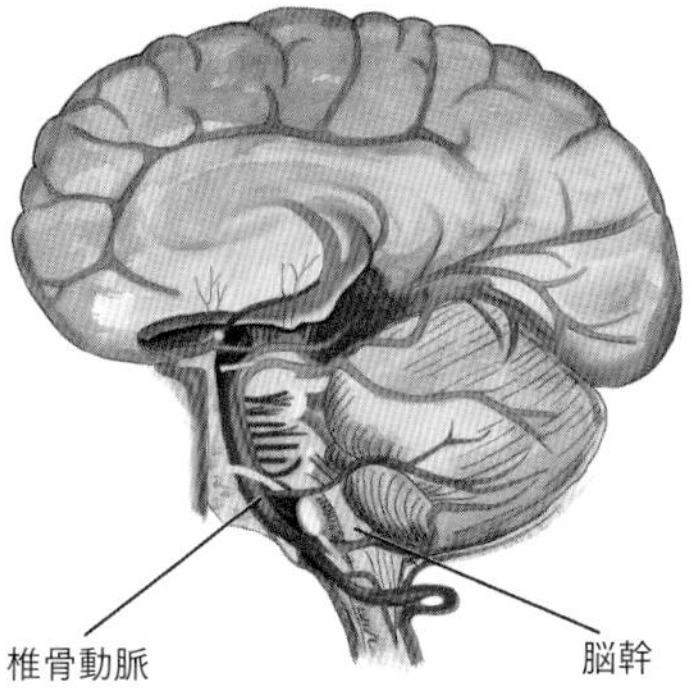

脳

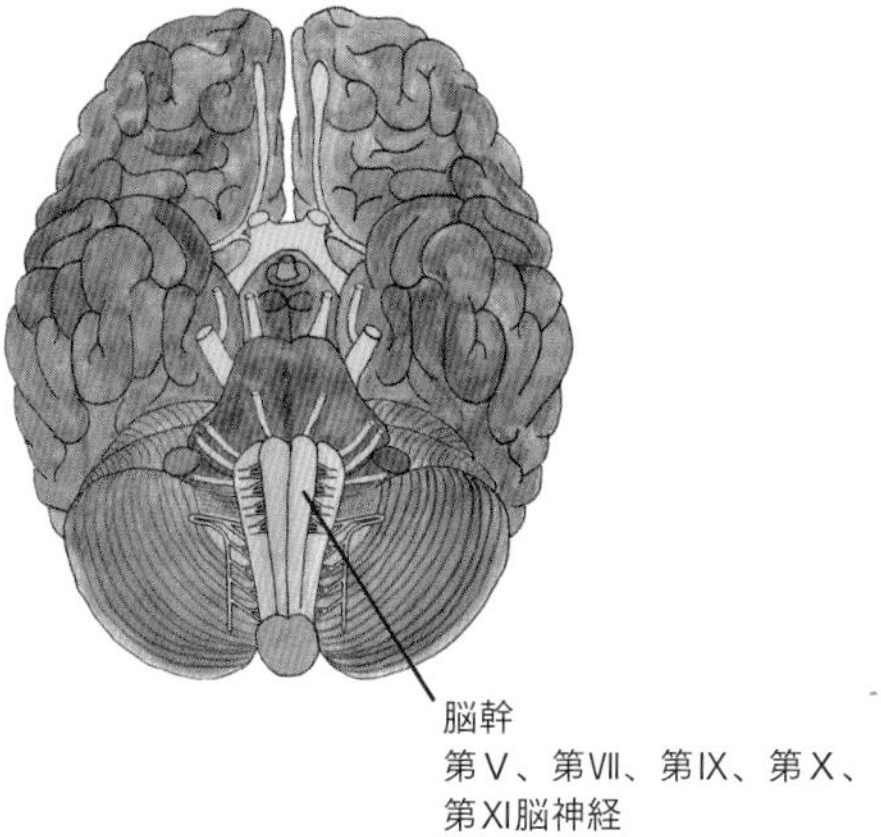

脳神経

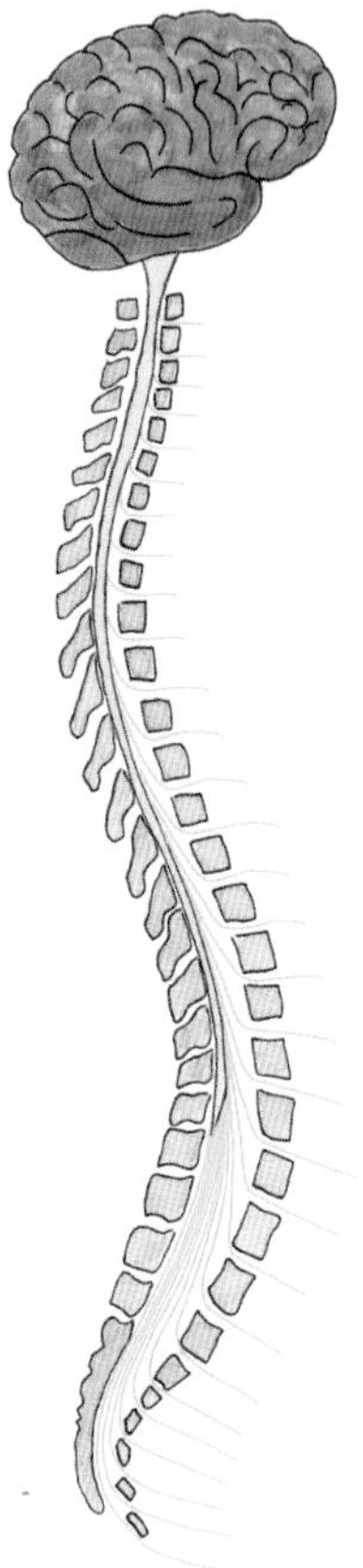

脊髄

脳幹は脳から伸びています。脳の下側に位置し、脊髄の起点になっています。第I脳神経（嗅神経）と第II脳神経（視神経）を除く脳神経は、脳幹に出入りしています。椎骨動脈は、脳幹と五つの脳神経に血液を供給しています。

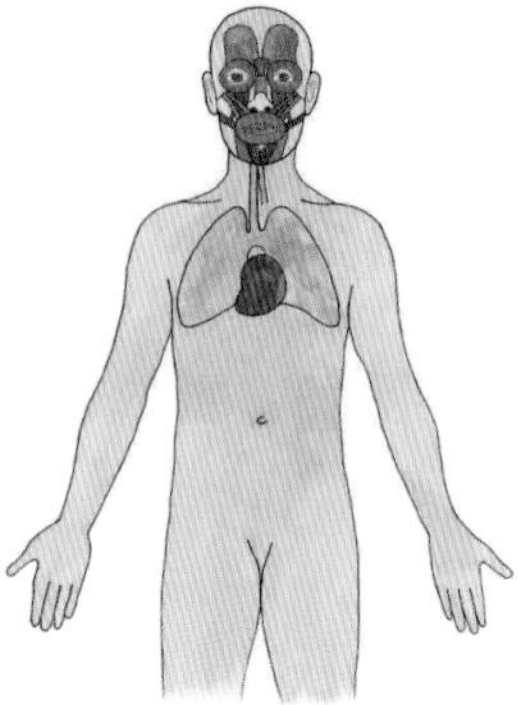

腹側迷走神経系

迷走神経の２つの部分はそれぞれ、心臓、肺、気道に接続します。これに加えて腹側迷走神経枝は喉（咽頭と喉頭）の筋肉に伸び、顔の動きに関係します。図では、赤が心臓、青が肺と２つの管（左側が気管で、右側が食道）を表します。

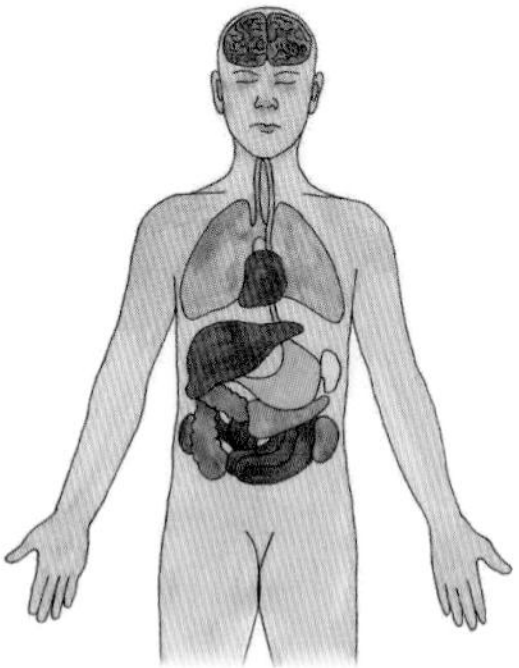

背側迷走神経系

心臓と肺に至ることに加えて、背側迷走神経系は、下行結腸を除く横隔膜下の消化器官に接続しています。胃、肝臓、膵臓、脾臓、上行結腸、横行結腸に至ります。図では、青が肺、赤が心臓、緑が胃、茶色が肝臓、灰緑が膵臓、濃い青が大腸の上行部分と横行部分、黄色が脾臓、灰色が小腸を表します。

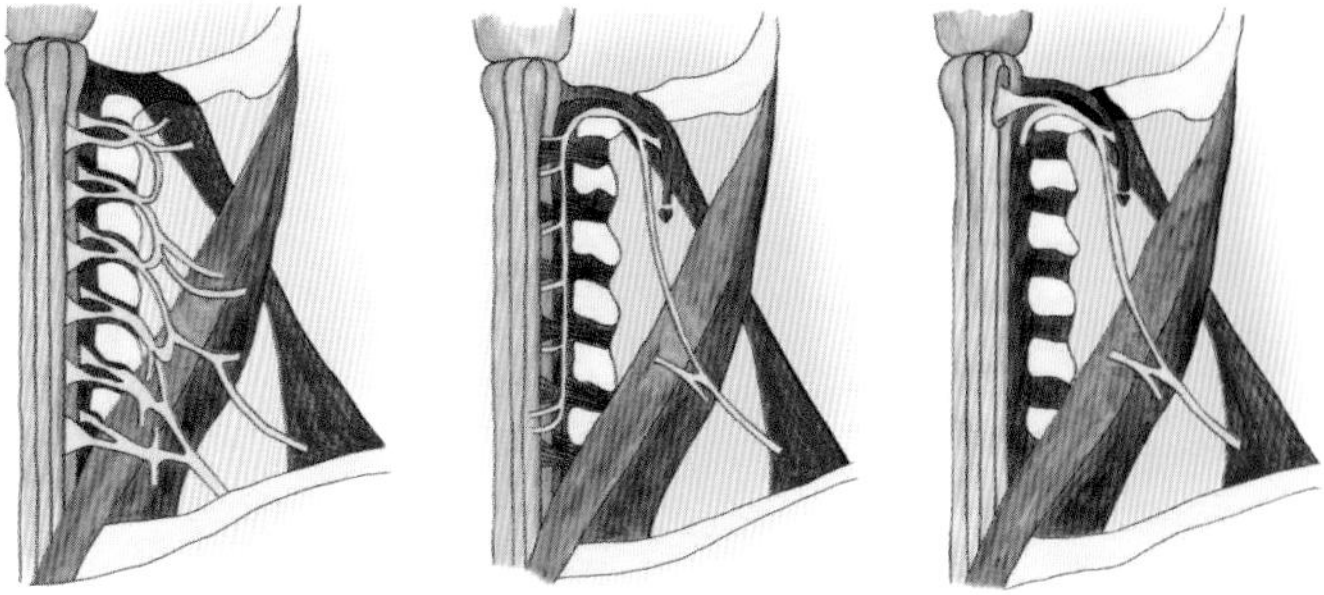

第XI脳神経

この図は、第XI脳神経の異なる神経枝を示します。左の図は、頸椎の高さで脊髄から出、僧帽筋と胸鎖乳突筋にまっすぐに向かう神経枝を示します。中央の図は、頸椎の高さで脊髄から出、頭蓋の中に上って、その後、大後頭孔から頭蓋を出、2つの筋肉に至る神経枝を示します。右の図では、神経枝は脳幹から発し、大後頭孔を通って頭蓋を出、その後2つの筋肉に至ります。これらの神経すべては、筋線維の異なった束に行き、首の柔軟で精密な動きを可能にします。

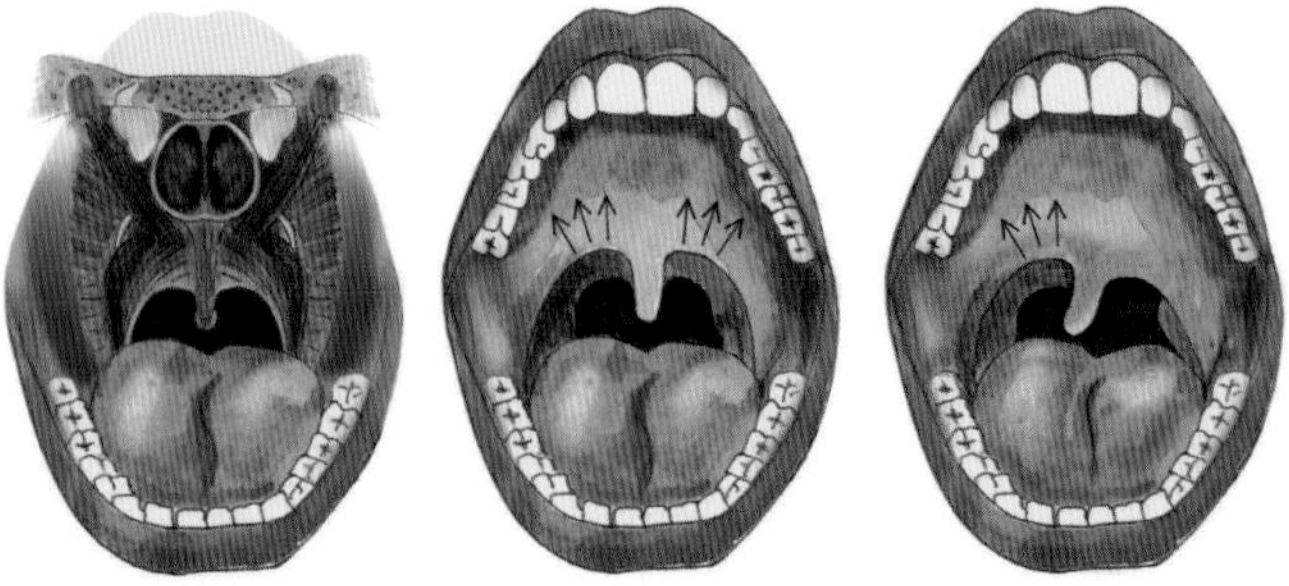

口蓋垂 1　　口蓋垂 2　　口蓋垂 3

腹側迷走神経枝の咽頭枝をテストするには、「ア、ア、ア」と、音を区切って声を出します。すると、口蓋帆挙筋が軟口蓋を引き上げます。通常、「口蓋垂 2」のように、口蓋垂は対称的に上がります。「口蓋垂 3」のように、片側が上がり、反対側が上がらない場合は、上がらない側の腹側迷走神経系の咽頭枝に機能不全があります。

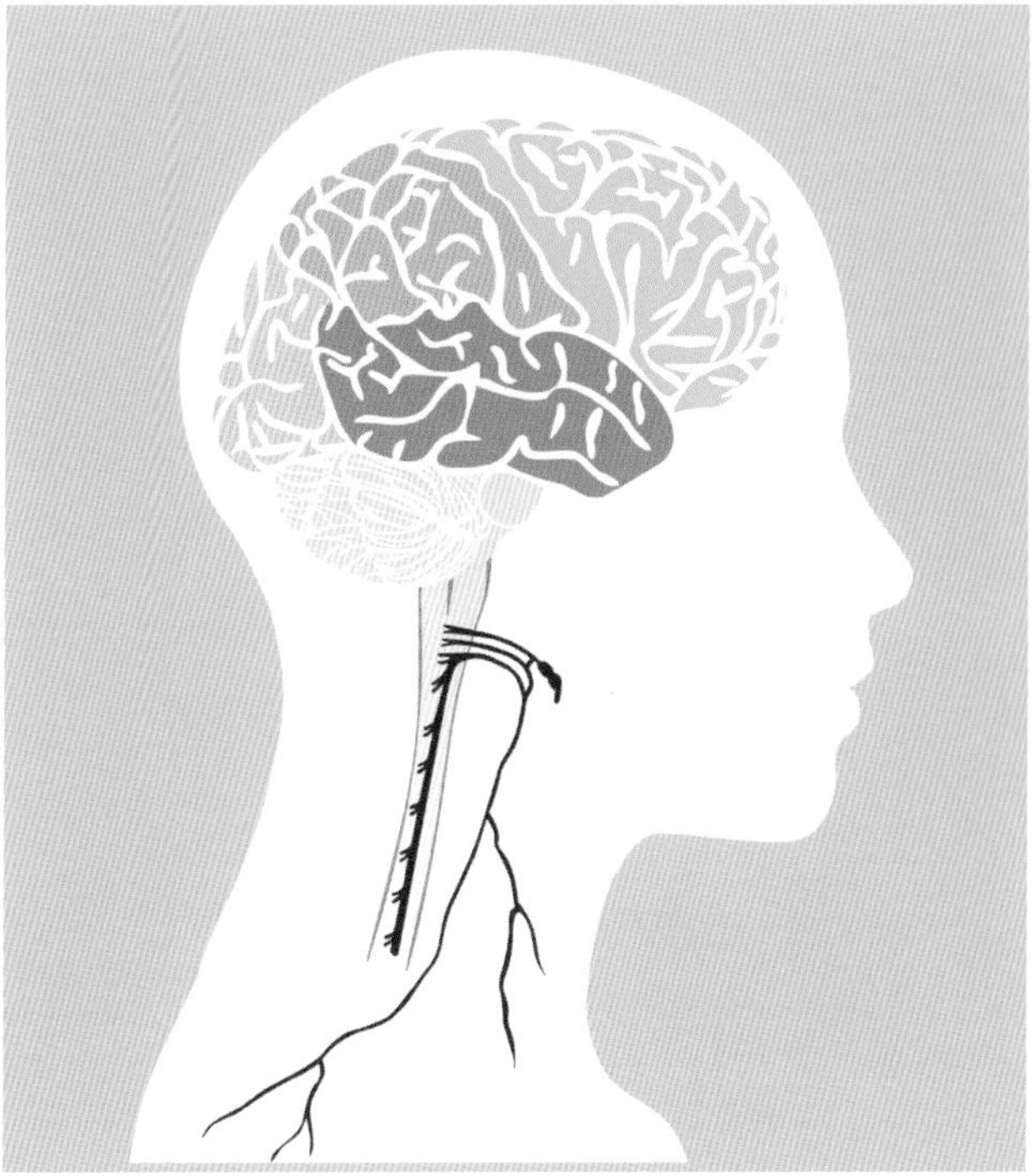

中枢神経系

この図では、脳、脳幹（脳の下の細い部分で、脊髄として身体内に下りていきます）と、脳幹で発生する５つの脳神経を示し、中枢神経系を表しています。

12の脳神経のすべては、脳の下位（底）表面か脳幹に出入りします。特に第Ⅴ、Ⅶ、Ⅸ、Ⅹ、Ⅺ脳神経は興味深いです。この５つの神経が、すべて適切に機能していると、社会交流を行うことができます。適切に機能するために、これらの脳神経は十分な血液供給が必要です。環椎、軸椎か他の頸椎の回旋は、脳幹への血液供給を低減させる可能性があり、これらの脳神経の機能不全を起こします。

社会交流に必要な５つの神経のひとつである第Ⅺ脳神経も、僧帽筋と胸鎖乳突筋を神経支配します。

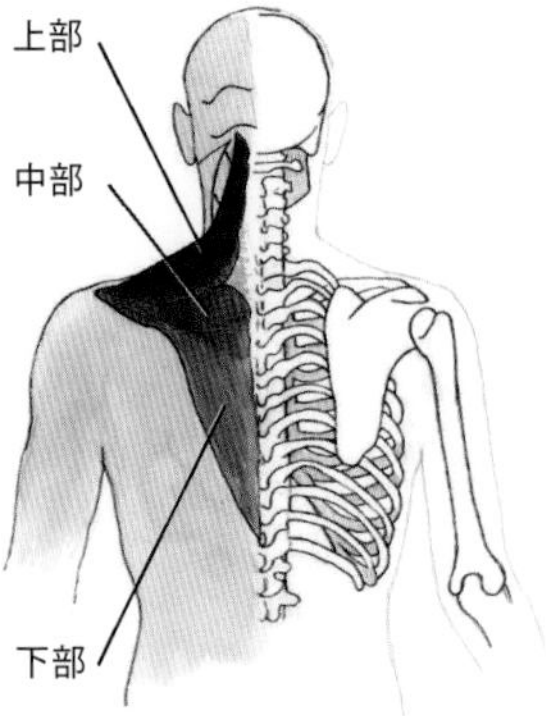

僧帽筋

僧帽筋は、上部（図の濃い赤）、中部（赤）、下部（紫）、の 3 つの部分を持ちます。

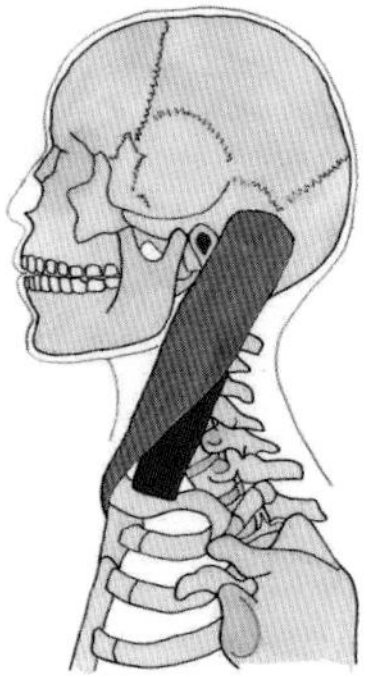

胸鎖乳突筋

これは胸鎖乳突筋を表しています。胸鎖乳突筋は左右にひとつずつあり、頭を左右に回すのを可能にします。僧帽筋と胸鎖乳突筋は、頭を正確に動かし、環境からの重要な情報を得るために目、耳、鼻を所定の方向に向けることを可能にします。

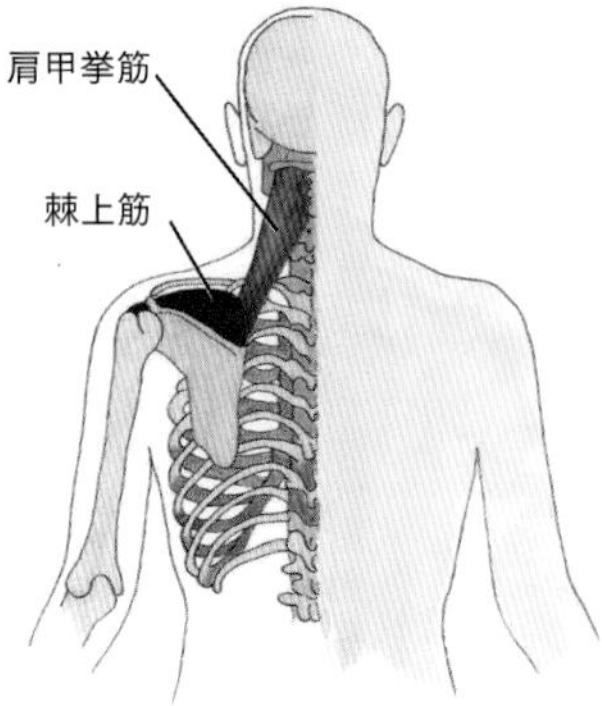

棘上筋

棘上筋は肩甲骨の上部に沿って配置されています。

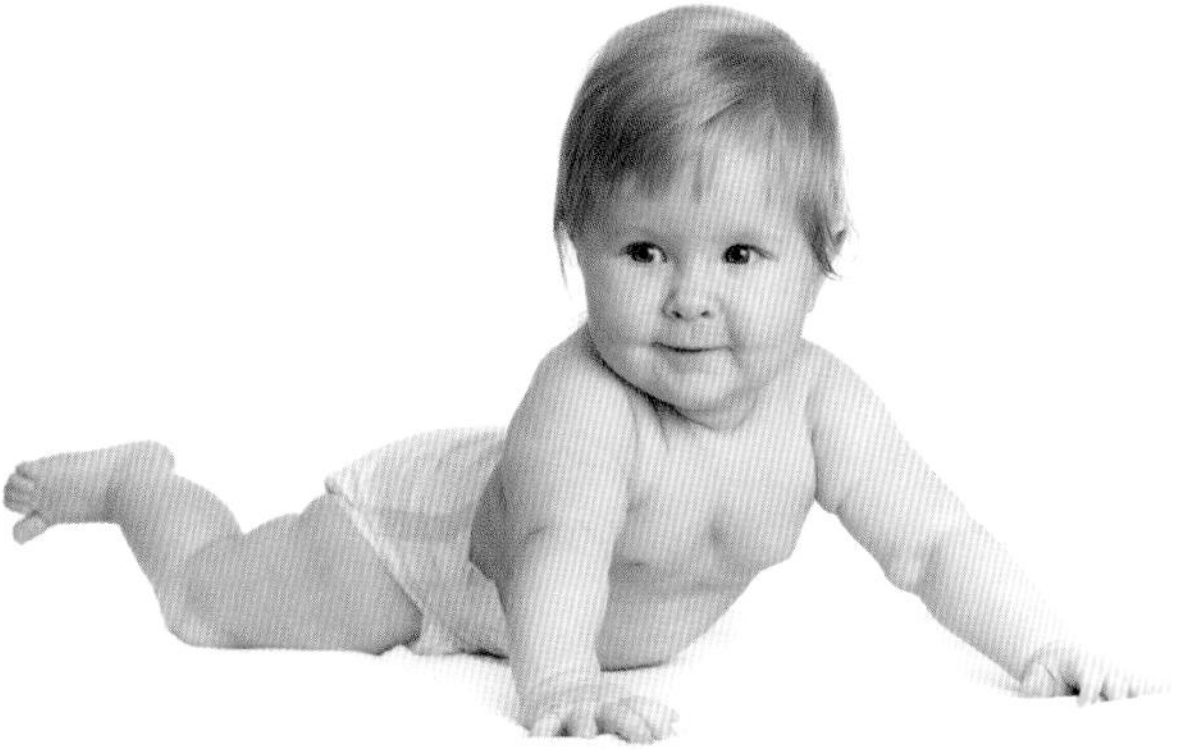

腹這いの赤ちゃん

赤ちゃんが腹這いで横たわっていると、最初に頭を上げようとします。頭を上げるためには、僧帽筋の３つの部位すべてを収縮させます。上部僧帽筋の線維の収縮は、頭を後ろと上に傾けます。中部僧帽筋の収縮は、体重を支えられるよう左右の肩甲骨を引っ張り、腕を安定させます。下部僧帽筋の収縮は、脊柱の全長で弓形になることを可能にします。

写真では、頭が上がって後ろに傾くのを見ることができます。肩甲骨は背中で共に引っ張られます。脊柱の全長は弓形にしなります。赤ちゃんが頭を上げたときには、頭を回旋する胸鎖乳突筋の活動が加わります。僧帽筋と胸鎖乳突筋の活動が組み合わさり、赤ちゃんは頭を回転し、目の前にある興味の対象に対して、視覚、嗅覚、聴覚の焦点を合わせます。

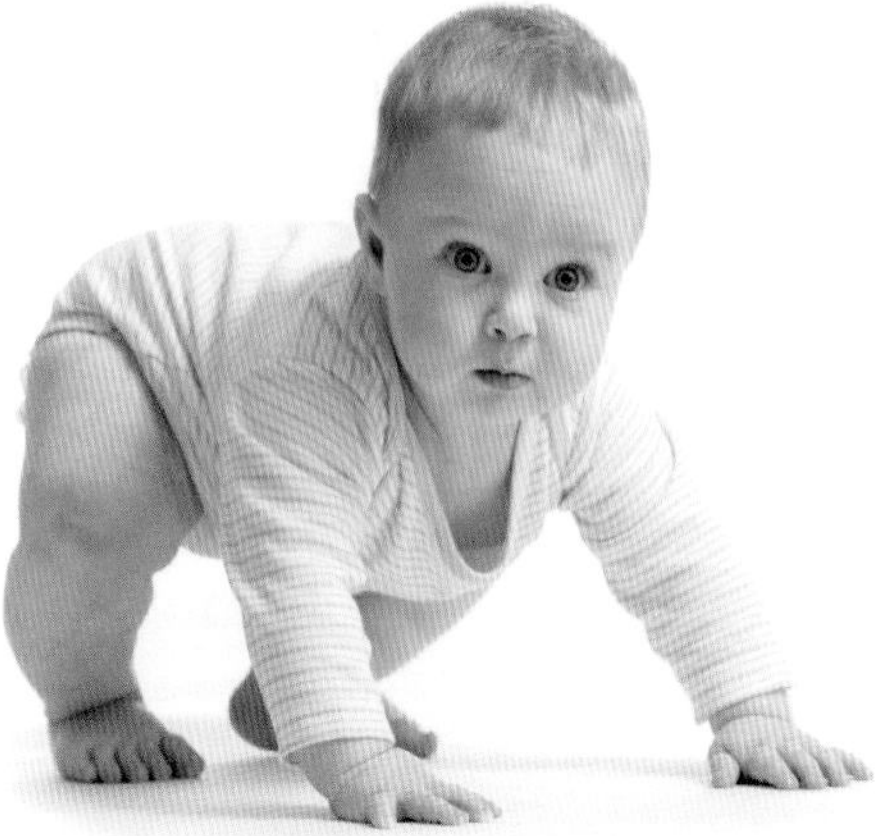

四つん這いの赤ちゃん

赤ちゃんが這うために手と脚の上に乗ると、上部、中部、下部僧帽筋の 3 つの部分は、腹這いで頭を上げたときと同じ状態で緊張を維持します。

しかし、赤ちゃんが脚で立つと、上部僧帽筋は、四つん這いのときのように頭を上げて後ろに傾ける動きを取りません。

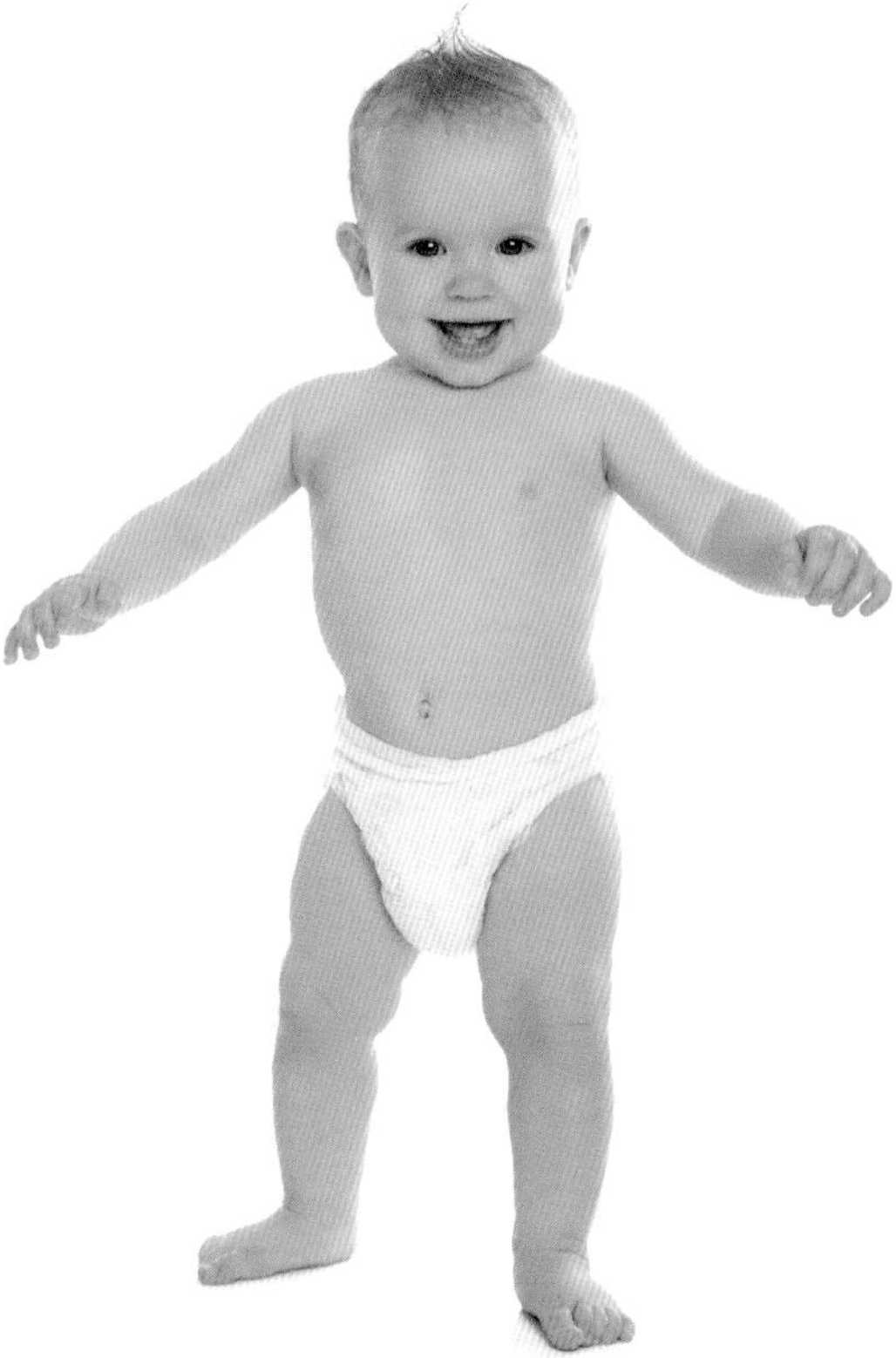

立っている赤ちゃん

頭と身体の関係が四つん這いのときと同じなら、頭は90度回旋し、顔は空に向かってまっすぐ上を見ることになります。しかし、立ったときは、頭は前を向くために回旋します。ですから腹這いで横たわったり、四つん這いのときと比べて、上部僧帽筋は立った姿勢で緊張が大きく低下します。顔を前に向ける姿勢では、上部僧帽筋は緊張しておらず、緩んだ状態です。時がたつにつれ上部僧帽筋はさらに緩んでいき、頭は第一頸椎の前方に移動します。

この本の第Ⅱ部にある「ねじりと回転のエクササイズ」は、その筋肉の３つの部分すべてを刺激するので、頭を後ろのより良い位置に戻すのに役立ちます。

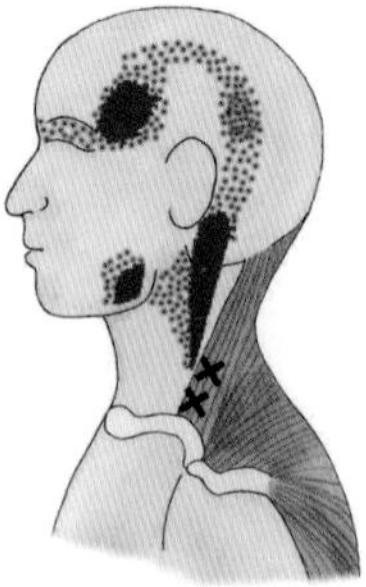

頭痛 1

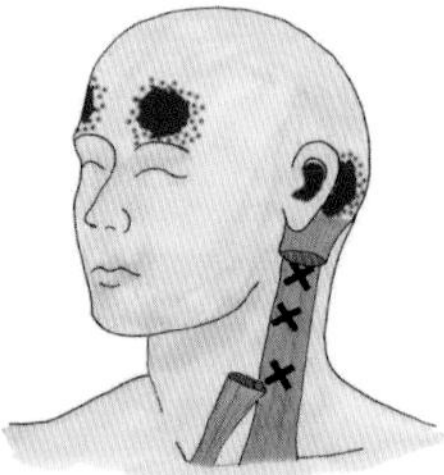

頭痛 2

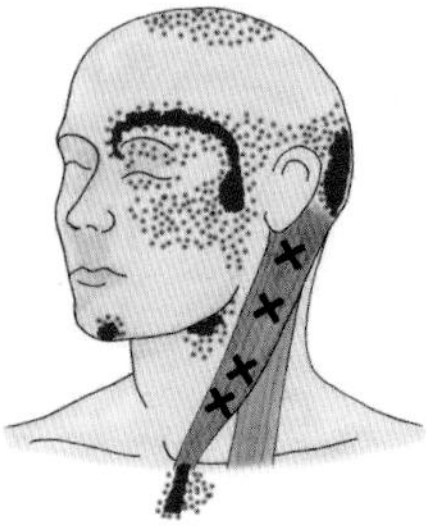

頭痛 3

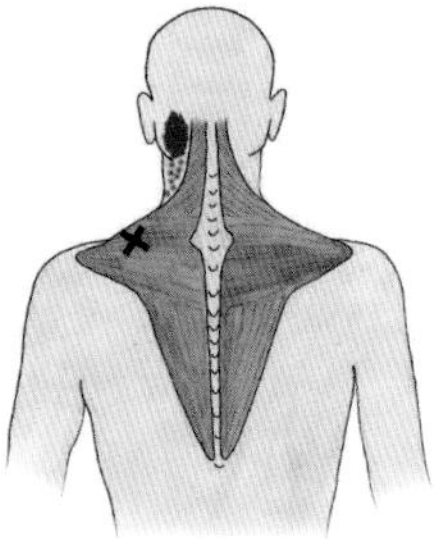

頭痛 4

私は長年、個人開業のクリニックで治療にあたってきました。その方法は、広く受け入れられている実践方法とは異なるかもしれません。しかし私は、僧帽筋と胸鎖乳突筋を神経支配する第XI脳神経の機能不全が片頭痛と関係している、と信じています。

片頭痛は緊張性の頭痛で、4種類あり、それぞれが胸鎖乳突筋か僧帽筋のどちらかにある異なったパターンの緊張によって起こります。片頭痛があるなら、4つの図を見て、どの痛みのパターンがあなたを悩ませ続けているかをチェックしましょう。これらの筋肉は、第XI脳神経に神経支配されているので、片頭痛の治療の最初の段階は、基本エクササイズを行って、第XI脳神経の適切な機能を確立することです（第II部参照）。その後、×印で示されている適切なトリガー・ポイント（TP）を見つけて、緊張が緩んでくるのを感じるまで数分間そこをマッサージします。

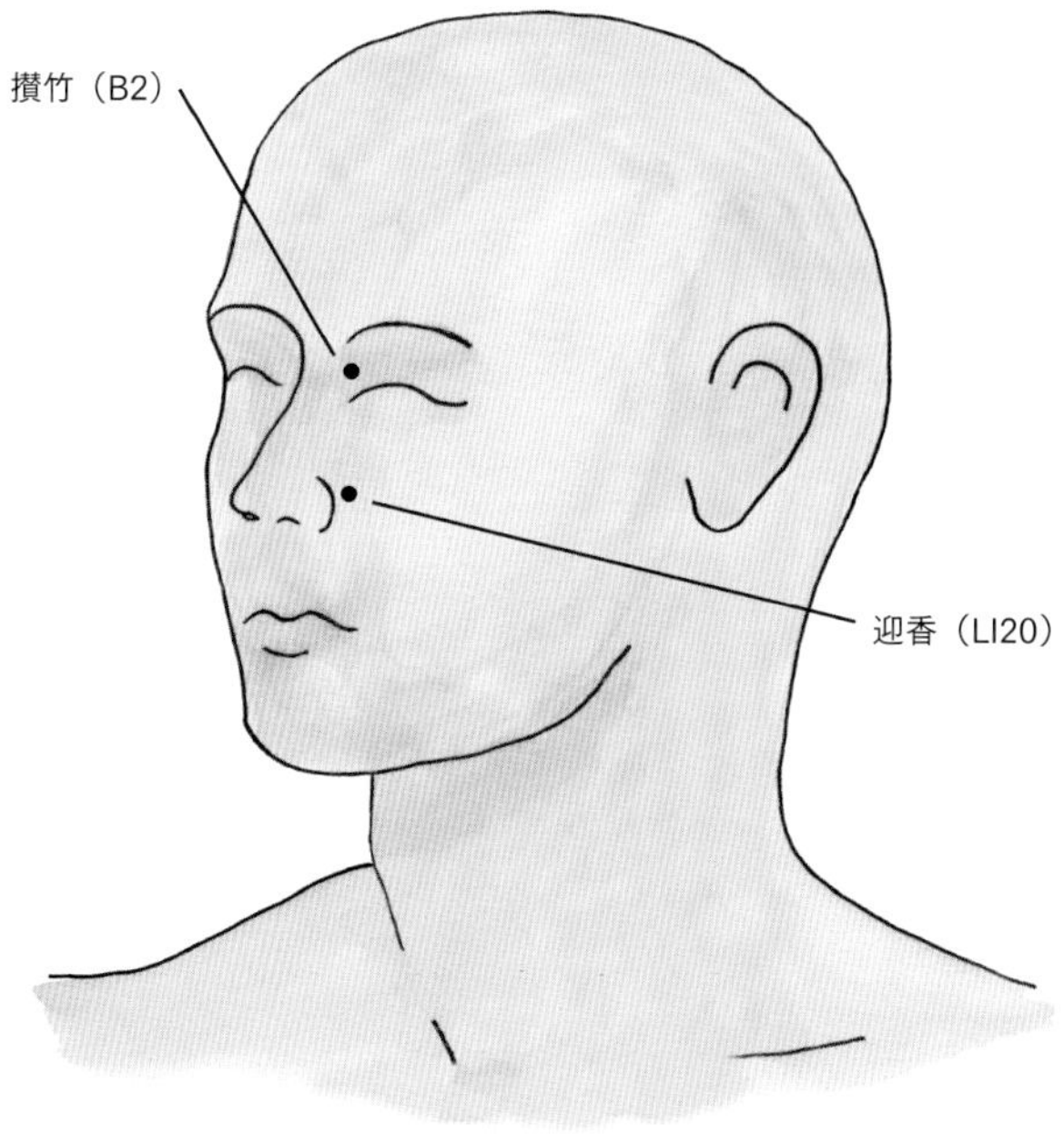

経穴

第Ｖ脳神経と第Ⅶ脳神経のための自然なフェイスリフトのための経穴のマッサージ：迎香（両側の鼻孔上部の経穴）と攢竹（眉の内側にある経穴）

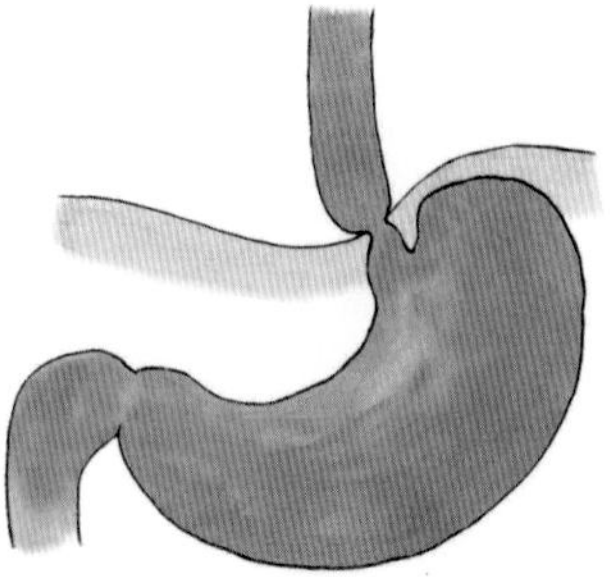

胃１

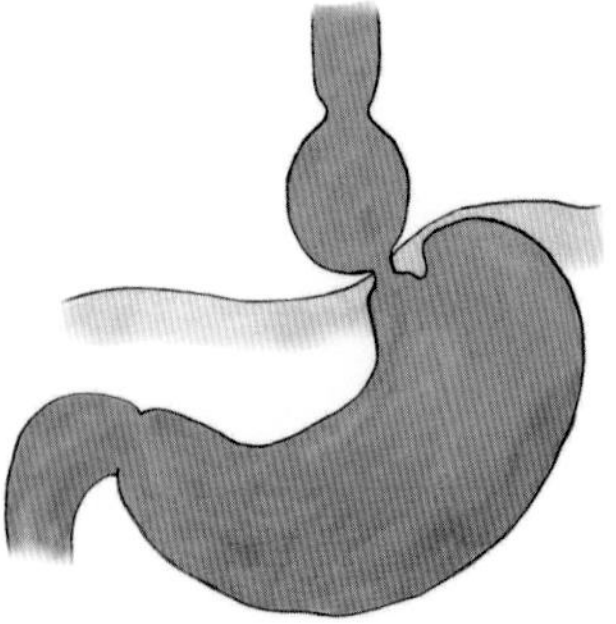

胃２

通常、胃は、呼吸横隔膜より下の腹部に位置しているはずです。食道は咽頭（喉の奥）から胃の中へとつながっている筋肉の管で、呼吸横隔膜の開口部を通って胃の中に入ります。嚥下すると、食道は食物を喉から胃へと運びます。

「胃２」は裂孔ヘルニアを示しています。食道の上部３分の１は、腹側迷走神経系に神経支配されています。腹側迷走神経系に機能不全があると、食道は短くなり、横隔膜の底に向かって胃を引き上げ、裂孔ヘルニアを形成します。胃の一部は胸腔の中まで引き上げられることもあります。これによって横隔膜の適切な機能が乱され、吸気時に、本来のように十分下に下がることができません。

私は、COPD の診断を受けてクリニックにやって来るほとんどすべての人に、裂孔ヘルニアを伴った背側迷走神経優位な状態があることを発見しました。

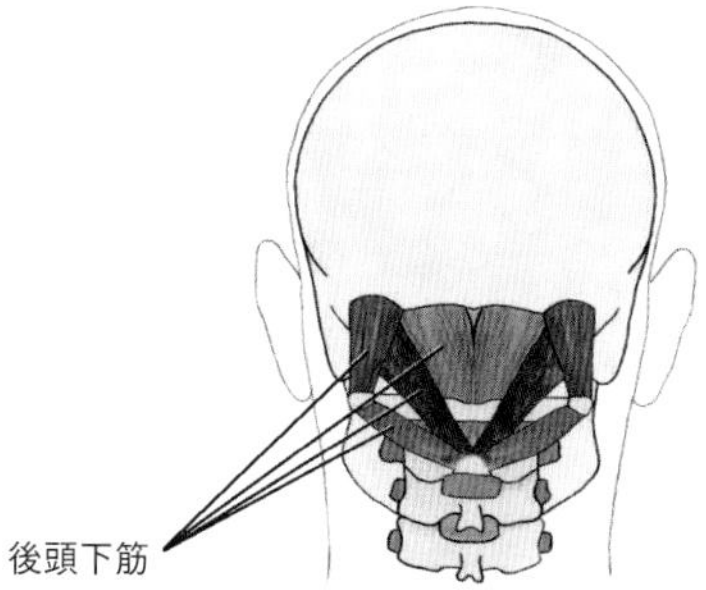

後頭下筋

後頭下筋の四対は、頭蓋底にある後頭骨の下に位置します。後頭三角は、これらの筋肉三対（「大後頭直筋」（上で内側）「上頭斜筋」（上で外側）、「下頭斜筋」（下で外側））に囲まれた首の領域です。

僧帽筋と胸鎖乳突筋が首の上での、頭の全体的な動きを司る一方、後頭下筋はこれらの動きのより微細な制御を可能にします。

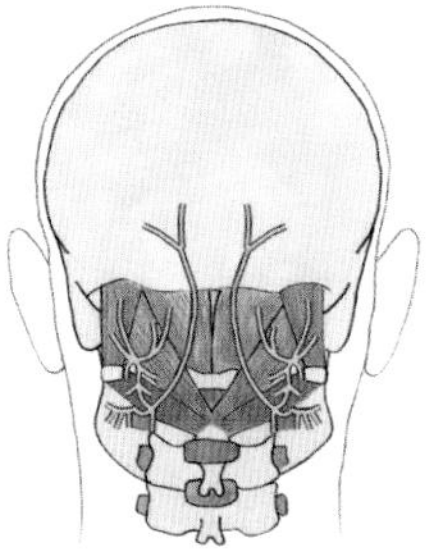

後頭下神経

後頭下筋は、後頭三角を通過して後頭下筋に分岐する後頭下神経によって神経支配されています。

基本エクササイズによる穏やかな介入を行って、これらの筋肉の緊張のバランスを取ることができます。すると骨はお互いに対してより良い位置を確保でき、より多くの血液が椎骨動脈を通って流れることができます。多くの場合、骨の位置だけではなく、腹側迷走神経枝の機能も、ほぼ瞬時に改善されます。

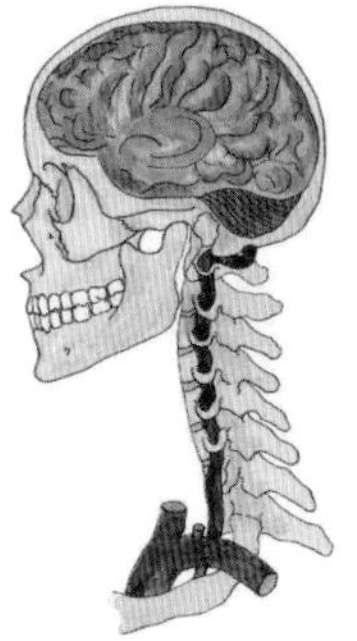

椎骨動脈

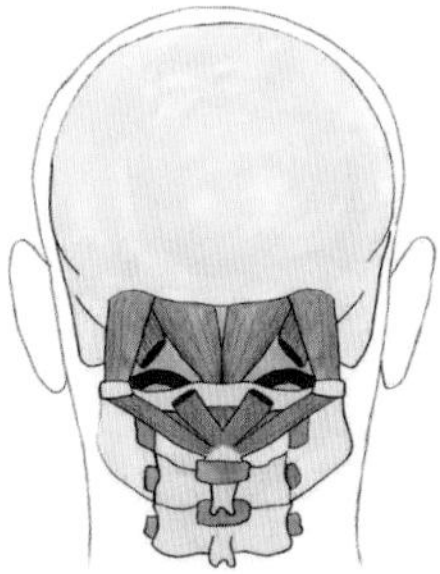

椎骨と後頭下筋

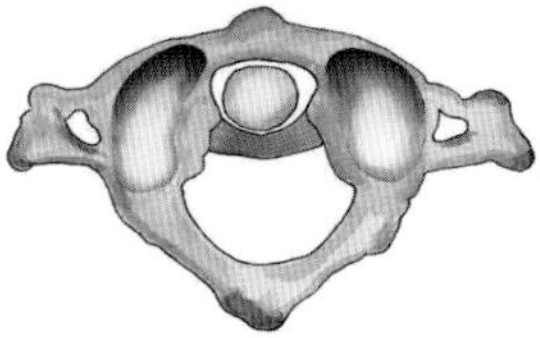

環椎

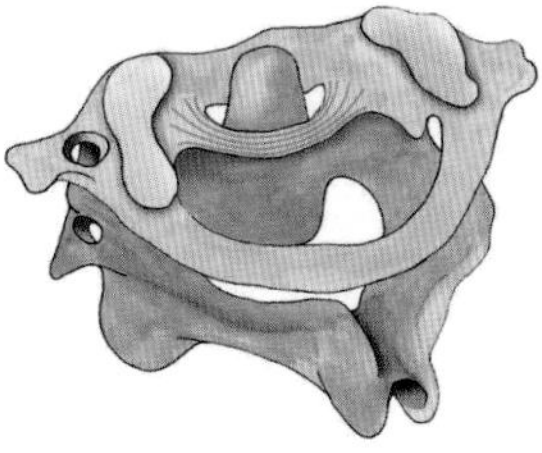

軸椎と環椎

後頭下筋は、環椎（頸椎の一番上あるいは第一頸椎）の上に頭蓋を、軸椎（二番目の椎骨、第二頸椎）の上に環椎を安定的に位置させることによって、首の上に頭が安定して乗るようにする、重要な役割を演じています。

後頭三角の筋肉の緊張は、後頭骨、第一頸椎、第二頸椎を、お互いの関係性の中で適切な位置から引っぱる可能性があります。後頭下筋の緊張と不均衡はまた、後頭三角の神経と血管にも圧をかける可能性があります。

椎骨動脈（赤）は脳幹に至る途中で後頭下筋の間を通っているため、これらの筋肉の緊張は、脳幹への血流も減少させる可能性があります。

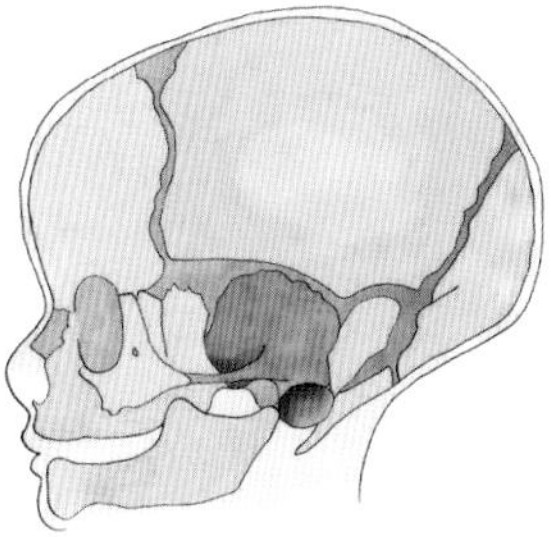

赤ちゃんの頭蓋骨

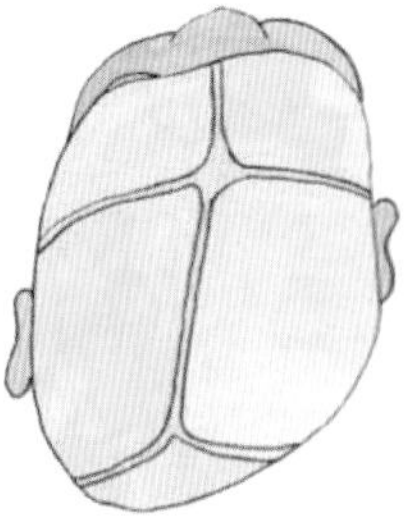

上から見た赤ちゃんの頭蓋骨

後頭部が平らになるのは、頭の片側、特にほとんどの場合は右側の胸鎖乳突筋の慢性的な緊張が原因です。この緊張は、第XI脳神経の機能不全が原因である可能性が最も高いです。

頭蓋骨には8つの骨があり、顔には14の骨があります。出生時、骨はまだ石灰化しておらず、十分につながりあった骨格を作っていません。骨は、弾性結合組織の丈夫なシートによって結合されています。これらの骨の柔軟性、および骨の間の結合組織の弾力性は、出産過程において重要です。頭蓋骨は産道を通過するときに大きな力で圧縮されます。また、産道はまっすぐな通路ではありません。頭蓋骨が柔軟性を持つことによって、この不規則な形状の管を通過するときに、適宜その形状を変えることができます。

出産後、首の筋肉と頭蓋内の体液の力が働き、赤ちゃんの頭は、より対称的で丸みを帯びた形になり始めます。しかし、胸鎖乳突筋からの慢性的な引っぱりが起きると、頭蓋骨の個々の骨が引っぱられ、変形し、互いの関係性も崩れてしまいます。

後頭部の形状の変化は、脳への血液供給に影響を与える可能性があります。一部分は過剰な血液供給を受け、他の部分は供給が減少します。後頭部の形状に気づいて以来私は、自閉症スペクトラム障害かADHDのクライアントすべてが、後頭部が平らになっていることに気づきました。「上から見た赤ちゃんの頭蓋骨」の図は、しばしば胸鎖乳突筋の緊張によって引き起こされる、頭蓋骨の変形の重症例を示しています。

頭蓋骨が成長して、形状が固定したと考えられる成人でも、片側の胸鎖乳突筋の慢性的な緊張を解放することにより、頭蓋骨の変形を軽減することができます。 年齢に関係なく、平らになった後頭部を丸くすることができるのですが、これは、驚くべきことです。

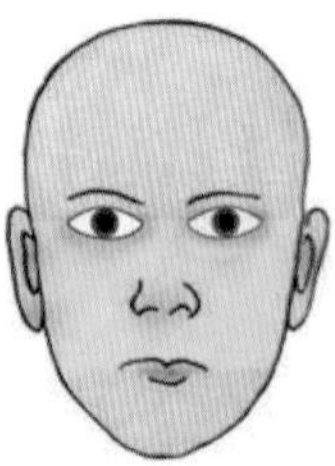

顔

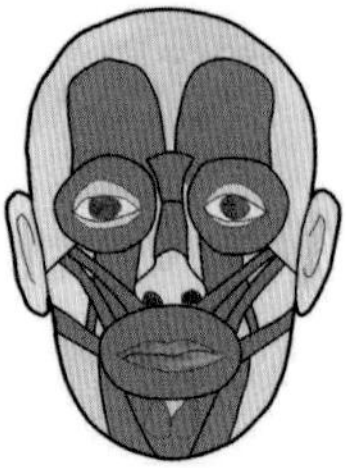

顔の筋肉

私たちの多くは、顔の筋肉の動きがあまりありません。顔の筋肉の動きは、自然に発生することもあれば、たとえば写真を撮るために微笑むときなど、意識的に表情を作ることもあります。

特に誰かが他者を直接見ているときの、顔の表情の自然な変化は、社会交流の合図です。これらの小さな変化は、１秒間に数回の割合で起こります。個々の表情は速すぎて気づきませんが、顔には生命があることがわかります。

誰かが社会交流しているとき、自然な顔の動きは、目の中央部分を横切って引かれた線と、唇の間から引かれた線の間の領域で起こります。

謝辞

ポリヴェーガル理論を提唱したステファン・ポージェス博士に感謝しています。彼の研究と著書によって、私は新たな世界に目覚め、クリニックで多くの人々を助け、他の臨床家にそのやり方を教えることを可能にしました。博士は一〇年以上にわたる友人で、私がこの本を書き、まとめるのを鼓舞してくれました。彼はまた、この原稿の初期の草案を吟味し、重要な点を明確にするのを助けてくれました。

友人であり、メンターであり、二五年以上オステオパシーとクラニオセイクラル・セラピーの主任教師を務めてきたアラン・ゲインに感謝しています。ガイシンガー州立医療学校（旧・州立医療大学）のパット・コグリンは、解剖学と生理学における私の師であり、この原稿の解剖学的参照文献の編集に協力してくれました。リンダ・トールボリは、私の実践技術の多くの側面で開発を奮起してくれた人で、私と共に最適な呼吸のコースを教えてきました。

私を成長させてくれた編集者、キャシー・グラスは、私の混沌とした手記を整理し、この本をかたちにしてくれました。私はデンマークで暮らし、三五年間デンマーク語を話していたので、英語、とくに書き言葉に苦労しました。振り返ってみると、私が考えをまとめるのを助け、それを優雅に整理して完成させるのを助けるというほとんど不可能に近い仕事をキャシーが引き受けてくれました。ベンジャミン・シールドとジャクリーン・ラピダスも初期の草案の編集に協力してくれました。

また、ノースアトランティックブックスの編集者であるマリー・バックレー、エリン・ウィーガント、ニナ・ピックは、私の原稿を最終的なかたちにするのを手伝ってくれました。

『エネルギー医学の原理』の著者ジム・オシュマン、『アナトミー・トレイン』の著者であるトム・マイヤース、太極拳と気功の四人の先生であるジョン・チョン・リー、エド・ヤング、チェン・マンチン教授とハンス・フィン、マインドフルネスとヴィパッサナー瞑想の教師であるジョセフ・ゴールドスタイン、ロルフィング®の教師であるピーター・メルキオール、ピーター・シュウィント、マイケル・サルベストンとルイス・シュルツ、そしてティモシー・ダンフィー、アン・パークス、そして長年にわたるヒーリング、マッサージ、その他のボディセラピーの指導者たち、そしてお世話になったさまざまな先生たちに謝意を表します。

スタンレー・ローゼンバーグ研究所の同僚にも感謝します。同様に、私の生徒、患者、何年にもわたる多くの友人たちにも感謝を。とくにイラ・ブリンド、ベンジャミン・シールド、アンとフィリップ・ネス、リセ・パフ、シャーロット・ソー、モハメッド・アル・マラー、ゴードン・エネヴォルドソン、ディーディー・シュミッツ・ピーターセン、トライン・ローゼンバーグとドナ・スミスに。フィリップ・ランケンバーグと、マヌヴィジョンの他の同僚に感謝します。

また、私たちのクラニオセイクラル・セラピーのやり方に興味を持ち、何年にもわたってサポートしてくれた、スリスリ・ラヴィ・シャンカールに御礼を述べます。

そして、私の子どもたちであるアナトリン、エリックとタウ、孫たちと父母、兄弟であるジャック、アレン、アーノルドに感謝します、ありがとう。

訳者あとがき

本書『からだのためのポリヴェーガル理論』の原題は、「迷走神経の癒しのパワーにアクセスする」である。ポージェス博士のポリヴェーガル理論では、迷走神経の働きに注目している。迷走神経という言葉に惹かれ、さらに、ポージェス博士が序文を寄稿していることから興味を持ち、本書を読み始めた。私は、ここ一〇年ほど、トラウマ解放療法であるソマティック・エクスペリエンシング®に関わっている。トラウマは、身体、なかでも神経系に記憶されると言われていて、SE™はそこに働きかける技法だが、セラピストとクライアントの一対一のかかわりの中で実施する療法である。ローゼンバーグ氏は、自分でできるセルフ・エクササイズを紹介すると書いている。トラウマをセルフ・エクササイズで解放する、という視点に好奇心をそそられた。自分でできるのであれば、クライアントがトラウマ解放療法のセッションの合間に、自宅で実施できる。これは、クライアントの回復を早めることにもなるのではないか、と思った。

しかし、読み進めるにつれて、これは、たんにトラウマや不調を抱えた人が、セッションの合間にできるセルフ・エクササイズを概説している本ではないことに気づいた。ポリヴェーガル理論は、従来の「交感神経系」「副交感神経系」の二つの神経系の互恵的なモデルとストレス反応の理解を大幅に発展させ、進化の過程に基づいた神経系の発達に着目し、新たなパラダイムを展開した。ポリヴェーガル理論では、哺乳類特有の進化的に最も新しい腹側迷走神経系が社会交流を司り、その次に新しい交感神経系は、平常時には適切な身体の可動化を促すとともに、危険が察知されたときには、闘争／逃走反応を引き起こし、進化的に最も古い背側迷走神経系は、平常時には消化、休息、成長を支持するが、生命の危機が察知されたときには、酸素の消費を極端に減らし、温存モードに入り、シャットダウンといわれる状態を作り出すと論じている。いずれも、生き残りの可能性を最大限にする反応であり、適応的なものである。しかし、何らかの理由でレジリエンスを失い、慢性的に交感神経系による闘争／逃走反応か、背側迷走神経系によるシャットダウンに陥っていて、腹側迷走神経系による社会交流状態に戻れないと、健康を害し、社会的かかわりに支障をきたし、生活の質が大きく損なわれる。このモデルは、さまざまな心身の健康上の問題の根本的な原因を明快に説明するもので、心理学や精神医学のほかに、医学的にも非常にインパクトがあるほか、我々の在り方についての根源的な構造を明らかにしていることから、哲学的、社会学的にもパラダイムシフトを巻き起こす力を秘めている。

このように、ポリヴェーガル理論はさまざまな分野にパラダイムシフトを起こす可能性があるが、ポージェス博士は研究者であって、臨床家ではない。したがって、パラダイムシフトは臨床家の手にゆだねられている。その点、本書の著者・ローゼンバーグ氏は、根っからの臨床家である。もともとは舞台芸術に携わり、そこから、身体をケアすることに興味を持ったようだ。その後、さまざまな手技を身につけられたようで、ロルフィング、バイオメカニカル・クラニオセイクラル・セラピー、バイオダイナミクス・クラニオセイクラル・セラピー、太極拳、ヨガ、オステオパシー、内臓マッサージなど、じつに多彩な技法を用いて多くの方の治療に当たって来られたようだ。著者は、ポリヴェーガル理論に出会う前にも、すでに身体からのアプローチを行っていたとのことだが、ポージェス博士と出会って、迷走神経についての理解を深め、そこから、迷走神経の癒しの力を発揮する技法の開発に特化し、成功を収め、現在お住まいのデンマークをはじめ、世界各地で専門家の指導に当たられている。ポージェス博士が長年苦しんでいた腰痛をわずか数十秒で軽減させたというゴッドハンドぶりには、驚嘆させられる。

著者は、身体、精神、感情、行動を縦割りにして、それぞれ別々にアプローチするのではなく、問題の根になっているところは一か所であり、そこにアプローチするべきだと述べている。ギリシャ神話に出てくる、不死で猛毒を持つヒドラのように手ごわい心身の不調を、著者は自分でできるシンプルなエクササイズで軽減している。著者は、薬物治療や外科手術を否定はしていないが、可能なかぎり、自分でできるエクササイズで心身の調整を図ることを勧めている。費用もかからず、副作用もない解決方法が、私たちの指先にあるかもしれない、と氏は私たちを自己調整へと誘う。ただし、こうしたエクササイズは医療に代わるものではなく、減薬、断薬は医師の指導の下で行うよう注意も喚起している。読者の皆さんも、そこはご注意いただきたいとあらためてこちらでもお願いしたいと思うが、多くの人々が、著者が教えてくれるセルフ・エクササイズで日ごろから心身の調整を行っていったら、健康と社会交流という個人の幸福が促進されるとともに、平和や文化の振興にも役立つであろうし、医療費も削減されるのではないだろうか。

著者は、神経系が健やかであると、時々刻々と移り変わる周囲の状況に対し、つねに適応的な反応を示し、必要があれば闘争／逃走反応やシャットダウンも引き起こすかもしれないが、こうした自己防衛反応の必要がなくなったらすみやかに社会交流できる状態に戻ることができるという。さらに、社会交流ができている状態とは、爽快な身体感覚があり、大切な人との会話や食事を楽しむことができ、愛する人と性的に親密なひと時を安心して過ごすことができる、そんな様子を描き出してくれている。また、電子メールでのやり取りでは社会交流は限られたものとなるため、可能なかぎり、相手の微細な表情や声の調子から、互いに安全であるという合図を送り合う対面での会話を大切にする必要があるという。物があふれ、大量の食品が廃棄される一方、食べるのにも困る人々も多く、孤食が増え、多忙で社会交流の機会に乏しく、うつや引きこもりに苦しむ人たちが大勢いる私たちの暮らしの中で、人間の根源的な幸福とは何かについて、あらためて考えさせられる。不快な身体感覚を改善するエクササイズを通して、まず、心地よく生活できるようになる道が開かれている。

著者は、このように多くの人の健康状態を改善する方法を教えてくれている他、COPD、裂孔ヘルニア、首肩の痛み、片頭痛、不安症、パニック障害、反社会的行動、DV、PTSD、うつ、双極性障害、ADHD、多動、自閉症スペクトラム障害を改善した豊富な事例を紹介している。うつや発達障害においても、自律神経系、特に迷走神経系の関与を指摘し、状態改善のためのエクササイズが紹介されている。自閉症スペクトラム障害という診断を受け、ほとんど会話もせず、ひとりでコンピュータゲームをしているだけだったという若い男性の介入に成功し、その男性がやがて大学を卒業して、大学院で修士号を取得し、チェスの世界的プレイヤーになり、ソフトウエアの会社に勤務しているという事例は、目を見張るものがある。身体の適切な部位を刺激し、神経系を目覚めさせることで、ここまで人生が変わるとしたら、とにかく試してみない手はない。

また著者は、うつについても非常に貴重な考察を示してくれている。従来のストレスモデルでは、交感神経系が活性化していて、過覚醒で、闘争／逃走反応のために可動化している状態を想定しており、ストレスが原因のうつ状態について、その神経生理学的状態を十分に説明していないと述べている。さらに、うつ状態では、交感神経系の興奮を通り過ぎ、背側迷走神経系のシャットダウンが起きているので、これをＰＴＳＤ（心的外傷後ストレス障害）とは分けて、心的外傷後シャットダウンと呼ぶべきだとも述べている。私も多くの心的外傷後シャットダウン状態のクライアントと触れ合っているので、この考察は非常に的を射ていると考える。これからのうつへの介入は、ストレスに主眼を置くのではなく、シャットダウンへの対策として捉えていくと、出口が見えてくるのではないだろうか。

本書は、セラピストにとっても非常に価値が高い。クライアントに手技を試すこともできるし、次のセッションまでにエクササイズを自宅で試してもらうこともできる。さらに、自分のセッションの効果を介入前後で比較検討する方法も示されている。クライアントに簡単なテストをすることで、迷走神経の働き具合を観察できるという。また、著者は、クライアントの腹側迷走神経系の機能がある程度回復している状態でないと、いかなる手技も効果を上げることが難しいと指摘している。これは、対話式の心理療法においても注目すべき考察である。クライアントがシャットダウンの状態にあるときや、解離しているときは、せっかくセッションで向き合っても、何を聞いても会話が成立せず、セラピストは内心焦りながら、習い覚えた介入方法をいろいろ試そうとするが、それもうまくいかず、時間が来てクライアントが「やっぱりここでも、自分は良くならない」と言って帰っていくことがある。こういうときは、セラピストも懊悩する。著者は、どのような介入をするにしても、基本エクササイズをクライアントにやってもらい、腹側迷走神経系の働きを高めてから行うと良いとアドバイスしている。これは、ボディセラピストだけに限らず、心理セラピストや精神医学の専門家も実践してみると良いのではないだろうか。

また、著者が指南するエクササイズは、グループで行うこともできる。施設でのグループ療法や、学校でも実施できるだろう。さらに、私はこうしたセルフ・エクササイズは高齢者の施設でも実施する価値があると考えている。高齢者は、腹側迷走神経系の働きが衰えがちである。私も還暦を過ぎて、食事のときにむせたり舌を噛んでしまうことがあり、自らの腹側迷走神経系の老化を実感する。高齢者の誤嚥《ごえん》、誤飲などの事故を未然に防ぐためにも、このセルフ・エクササイズは介護や看護の領域にも普及させたい。高齢者のウェルビーイングを実現するためにも、また、身体的な機能の維持や回復のためにも、迷走神経に働きかけることは非常に意義があると考える。

本書を読んでいたく感動した私は、さっそくローゼンバーグ氏に連絡を取り、本書の翻訳の企画をお伝えするとともに、日本でワークショップを開いてほしい旨を打診した。氏は、ハワイで演劇について学んでおられ、日本の歌舞伎についても研究をされていたそうで、「日本においでのときは、ご一緒に歌舞伎を見に行きましょう」とお誘いした。氏のワークショップについては、これだけ充実した内容なので、参加を希望される方は大人数になると思われ、五〇人、一〇〇人を収容するにはどうしたらよいかなど、私は運営面をあれこれ検討していた。ところがローゼンバーグ氏は、「ぜひ日本のセラピストの方たちとも交流したい」と前向きな姿勢を示してくださったが、ワークショップについては、二〇名程度の少人数にしてほしいと強く要望された。氏は、まったくお金儲けのことは考えていらっしゃらないようだった。とにかく、自分の技術を伝えるには、少人数でないといけない、できたかできないか、この目で確かめて、その場の必要に合わせて進めていきたい、と言われた。多くの方たちが使えるシンプルな技法はすべて本に書いたので、それを無料で実践してくれればいい、もし、本格的に学びたいセラピストがいたら、そこは少人数で、徹底して進めていく、という姿勢のようだった。氏のお人柄が伝わってきて、またまた感動してしまった。現在二〇二一年においては、新型コロナウイルスによるパンデミックのためタッチングのワークショップの実施はまだ先になりそうだが、いつか実現したい。それまでにも、本書の内容を実践して、多くの方が心身の健康を維持、増進させてくださることを祈る。

最後に、下訳を引き受けてくださった松本くら氏に感謝する。松本氏はバイオダイナミクス・クラニオセイクラルのセラピストで、本書の翻訳をお願いするにはまさに適任だった。的確な訳出に感謝する。いつも、あとがきでは桜美林大学で教鞭をとるソマティック心理学者の山口創教授への感謝も述べるが、私は先ごろ博士号を取得し、桜美林大学での研究を修了した。山口教授をはじめ、桜美林大学でご指導いただいた教授陣に心から感謝したい。本書の訳出に当たっても、桜美林大学大学院で学んだことが本当に役に立った。

ともにトラウマセラピーを学び実践するセラピスト仲間、そして、私たちを信頼して自らの問題を開示し、一緒に歩んでくれ、尽きないインスピレーションを与えてくれるクライアントさんたちに感謝する。春秋社にも、いつもポリヴェーガル理論に深い理解を示し、良書を世に出す機会をいただけることに感謝する。また、編集者の手島朋子氏には、格別の感謝を感じている。ポリヴェーガル理論を深く理解し、たぐいまれな国語力で洗練された表現を多々アドバイスいただき、さらには英語のニュアンスまでご指摘いただいている。その有能ぶりには脱帽である。また、パートナーの山田岳氏に感謝する。公私ともに、私を支え、アドバイスし、面倒ごとを引き受け、私が仕事に専念できるようにしてくれる。最後に、私をいつもインスパイアしてくれる娘に感謝する。

二〇二一年六月吉日

花丘ちぐさ

索引

た

ま

や・ら

原註

(1) Jerzy Grotowski, ed. Eugenio Barba, *Towards a Poor Theatre* (New York: Routledge Theatre Arts, 2002), 27.

(2) Ida P. Rolf, PhD, *Rolfing: Reestablishing the Natural Alignment and Structural Integration of the Human Body for Vitality and Well-Being,* rev. ed. (Rochester, VT: Healing Arts Press, 1989).

(3) "The Nobel Prize in Physiology or Medicine 1937," *Nobel Media AB 2014* (Oct 4, 2016), www.nobelprize.org/nobel_prizes/medicine /laureates/1937/.

(4) スポーツ訓練や、断食などの身体的な養生法で、筋肉や器官に対して負荷をかけることも、ストレスの一つの医学的定義であるといわれています。この種のストレスは、ある一定のレベルであれば有機体にとって良い影響があるといわれてきました。

(5) アラン・ゲインの技術に関する重要な著作は、『頭蓋骨と顔のための操作技術のアトラス *The Atlas of Manipulative Techniques for the Cranium and the Face*』と呼ばれています（Seattle: Eastland Press, 英語訳, 1985）。この本でゲインは150以上のバイオメカニカルの技術を教え、個々の脳神経の機能を改善しようと試みるとき、どの技術を選ぶかを説明しています。

(6) Ronald Lawrence and Stanley Rosenberg, *Pain Relief with Osteomassage* (Santa Barbara, CA: Woodbridge Press, 1982).

(7) 第Ⅷ脳神経は蝸牛前庭（cochleovestibular）神経です。側頭骨の骨迷路には、二つの特殊な機関があります。「蝸牛」は第Ⅷ脳神経の聴覚の構成要素のことで、音を電気的な刺激に変換して脳に送ります。「前庭」は、側頭骨に埋め込まれた三半規管内の濃い液体の動きからの情報を変換する、第Ⅷ脳神経の一部を指します。重力との関係で頭の位置を変えると、これらの管内の液体が動き、神経を刺激する毛髪を押して、頭の位置と動きに関する情報を提供します。

(8) Harold Magoun, DO, *Osteopathy in the Cranial Field,* 3^{rd}ed. (Indianapolis, IN: The Cranial Academy, 1976).

(9) 頭蓋骨は動くという考え方は、解剖学と生理学のほとんどすべての教えに反しています。一般的に信じられているのは、骨はさまざまな年齢で結合し、最後の骨は38歳で結合して頭蓋骨を形成するといわれています。しかし私は、解剖学研究室で、高齢者の検体から取り出した頭蓋骨のコレクションを見ました。準備した頭蓋骨に米を入れ、バケツの水に浸すと、頭蓋骨はバラバラに分離されました。米が水を吸収して膨らむと、骨はお互いに離れるように押し出されました。多くの解剖学のクラスで教えられているように、もし骨が完全に結合して成長していたなら、この年齢の成人ではこのような骨の分離が起きることは不可能でしょう。

(10) Lauren M. Wier, MPH (Thomson Reuters) and Roxanne M. Andrews, PhD (AHRQ), *Statistical Brief #107: The National Hospital Bill: The Most Expensive Conditions by Payer, 2008,* Healthcare Cost and Utilization Project Statistical Brief #107 (Rockville, MD: Agency for Health-care Research and Quality, 2011), www.hcup-us.ahrq.gov/reports/statbriefs/sb107.pdf.

(11) M. Widen, "Back Specialists are Discouraging the Use of Surgery," American Acad-

emy of Pain Medicine, 17th annual meeting, Miami Beach, FL (2001).
(12) Markus Melloh, Christoph Röder, Achim Elfering, Jean-Claude Theis, Urs Müller, Lukas P. Staub, Emin Aghayev, Thomas Zweig, Thomas Barz, Thomas Kohlmann, Simon Wieser, Peter Jüni, and Marcel Zwahlen, "Differences Across Health Care Systems in Outcome and Cost-Utility of Surgical and Conservative Treatment of Chronic Low Back Pain: A Study Protocol," *BMC Musculoskeletal Disorders* 9, no. 81 (2008).
(13) *Lumbar Spinal Stenosis*, American Academy of Orthopaedic Surgeons (2010), www.knowyourback.org/Pages/SpinalConditions/DegenerativeConditions/LumbarSpinalStenosis.aspx.
(14) Michael Gershon, The Second Brain (New York: Harper Collins Publishers, 1999).
(15) B. Zahorska-Markiewicz, E. Kuagowska, C. Kucio, and M. Klin, "Heart Rate Variability in Obesity," *International Journal of Obesity and Related Metabolic Disorders* 17, no. 1 (Jan 1993): 21-23.
(16) Gernot Ernst, *Heart Rate Variability* (London: Springer-Verlag, 2014), 261.
(17) Stephen W. Porges, "Orienting in a Defensive World: Mammalian Modifications of our Evolutionary Heritage—A Polyvagal Theory," *Psychophysiology* 32 (1995): 301-18.
(18) Fischer, Philip, MD, "Postural Orthostatic Tachycardia Syndrome (POTS)," Mayo Clinic podcast (Apr 23, 2008), http://newsnetwork .mayoclinic.org/discussion/postural-orthostatic-tachycardia-syndrome-pots-24cc80/.
(19) P.J. Carek, S.E. Laibstain, and S.M. Carek, "Exercise for the Treatment of Depression and Anxiety," *The International Journal of Psychiatry in Medicine* 41, no. 1 (2011): 15-28.
(20) 迷走神経のなかの腹側迷走神経枝が機能不全である場合に発生する可能性がある健康問題については、第I部の冒頭にある「ヒドラの頭」のリストを参照してください。
(21) Stephen W. Porges, "Neuroception: A Subconscious System for Detecting Threats and Safety," *Zero to Three* 24, no. 5 (May 2004): 19-24.
(22) Ben Hogan, *Five Lessons: The Modern Fundamentals of Golf* (New York: Simon and Schuster, 1957).〔ベン・ホーガン『モダン・ゴルフ』(新装版)、塩谷紘訳、ベースボール・マガジン社、2002〕
(23) Vasilios Papaioannou, Ioannis Pneumatikos, and Nikos Maglaveras, "Association of Heart Rate Variability and Inflammatory Response in Patients with Cardiovascular Diseases: Current Strengths and Limitations," *Psychosomatic Medicine* 67, suppl. 1 (2005): S29-S33.
(24) B. Pomeranz, R.J. Macauley, M.A. Caudill, I. Kutz, D. Adam, and D. Gordon, "Assessment of Autonomic Function in Humans by Heart Rate Spectral Analysis," *American Journal of Physiology* 248 (1985): H151-H153.
(25) U.I. Zulfiqar, D.A. Jurivich, W. Gao, and D.H. Singer, "Relationof High Heart Rate Variability to Healthy Longevity," *American Journal of Cardiology* 105, no. 8 (Apr 15, 2010): 1181-85, doi: 10.1016/j.amj-card.2009.12.022 (epub Feb 20, 2010), erratum 106, no. 1 (Jul 1, 2010): 142.
(26) P. Jönsson, "Respiratory Sinus Arrhythmia as a Function of State Anxiety in Healthy Individuals," *International Journal of Psychophysiology* 63 (2007): 48-54.
(27) P. Nickel and F. Nachreiner, "Sensitivity and Diagnosticity of the 0.1-Hz Component of Heart Rate Variability as an Indicator of Mental Workload," *Human Factors*

45, no. 4 (2003): 575-90.
(28) J.F. Brosschot, E. Van Dijk, and J.F. Thayer, "Daily Worry is Related to Low Heart Rate Variability During Waking and the Subsequent Nocturnal Sleep Period," *International Journal of Psychophysiology* 63 (2007): 39-47.
(29) A.J. Camm, M. Malik, J.T. Bigger, G. Breithardt, S.Cerutti, R.J. Cohen, P. Coumel, E .L. Fallen, H. L. Kennedy, R. E. Kleiger, F. Lombardi, A. Malliani, A. J. Moss, J. N. Rottman, G. Schmidt, P. J. Schwartz, and D. H. Singer (Task Force of the European Society of Cardiology and the North American Society of Electrophysiology), "Heart Rate Variability: Standards of Measurement, Physiological Interpretation, and Clinical Use," *Circulation* 93 (1996): 1043-65.
(30) Arpi Minassian, PhD, Mark A. Geyer, PhD, Dewleen G. Baker, MD, Caroline M. Nievergelt, PhD, Daniel T. O'Connor, MD, Victoria B. Risbrough, PhD, and the Marine Resiliency Study Team, "Heart Rate Variability in a Large Group of Active-Duty Marines and Relationship to Posttraumatic Stress," *Psychosomatic Medicine* 76, no. 4 (May 2014): 292-301.
(31) Vasilios Papaioannou, Ioannis Pneumatikos, and Nikos Maglaveras, "Association of Heart Rate Variability and Inflammatory Response in Patients with Cardiovascular Diseases: Current Strengths and Limitations," *Psychosomatic Medicine* 67, suppl. 1 (2005): S29-S33.
(32) Masari Amano, Tomo Kando, U.E. Hidetoshi, and Toshio Moritani, " Exercise Training and Autonomic Nervous System Activity in Obese Individuals," *Medicine and Science in Sports and Exercise* 33 (2001): 1287-91.
(33) Amelia M. Stanton, Tierney A. Lorenz, Carey S. Pulverman, and Cindy M. Meston, "Heart Rate Variability: A Risk Factor for Female Sexual Dysfunction," *Applied Psychophysiology and Biofeedback* 40 (2015): 229-37.
(34) Ji Yong Lee, Kwan-Joong Joo, Jin Tae Kim, Sung Tae Cho, Dae Sung Cho, Yong-Yeun Won, and Jong Bo Choi, "Heart Rate Variability in Men with Erectile Dysfunction," *International Neurourology Journal* 15, no. 2 (Jun 2011): 87-91.
(35) Jacqueline M. Dekker, PhD, Richard S. Crow, MD, Aaron R. Folsom, MD, MPH, Peter J. Hannan, MStat, Duanping Liao, MD, PhD, Cees A. Swenne, PhD, and Evert G. Schouten, MD, PhD, "Clinical Investigation and Reports: Low Heart Rate Variability in a 2-Minute Rhythm Strip Predicts Risk of Coronary Heart Disease and Mortality from Several Causes: The ARIC Study," *Circulation* 102 (2000): 1239-1244.
(36) Robert M. Carney, Kenneth E. Freedland, and Richard C. Veith, "Depression, the Autonomic Nervous System, and Coronary Heart Disease," *Psychosomatic Medicine* 67 (May-Jun 2005): S29-S33. 医学研究では、うつ病の精神病患者は、統制群と比較すると、血漿カテコールアミンと、自律神経系機能の他の指標のレベルが高いといわれています。冠状動脈性心臓病（CHD）のうつ病患者の研究でも、心拍数の上昇、心拍変動の低下、身体的ストレス要因に対する不自然な心拍数反応、心室再分極の変動性の高さ、圧受容器の感度の低下など、自律神経系の機能不全の証拠が見られることが明らかになりました。自律神経系の機能不全のこれらすべての指標は、CHD 患者の死亡率と心臓病のリスクの増加に関連しています。
(37) M. Malik, P. Barthel, R. Schneider, K. Ulm, and G. Schmidt, "Heart-rate Turbulence after Ventricular Premature Beats as a Predictor of Mortality after Acute Myo-

cardial Infarction," *The Lancet* 353, no. 9162 (Apr 24, 1999): 1390-96.
(38) U. S. Department of Health and Human Services, National Center for Health Statistics, "Health, United States 2015: Special Feature on Racial and Ethnic Health Disparities" (accessed June 2016), www.cdc.gov/nchs/hus/.
(39) A.B. Kulur, N. Haleagrahara, P. Adhikary, and P.S. Jeganathan, "Effect of Diaphragmatic Breathing on Heart Rate Variability in Ischemic Heart Disease with Diabetes," *Arquivos Brasilieros Cardiologia* 92, no. 6 (Jun 2009): 423-29, 440-47, 457-63.
(40) ピーター・ラヴィーン（リヴァイン）はショックとトラウマに関する一流のセラピストです。クライアントがトラウマ的な出来事を振り返る際、自律神経系の精妙な変化に関して、彼はクライアントの詳細な観察を行い、巧みな言語的技術を使います。彼は *Waking the Tiger* (Berkeley: North Atlantic Books, 1997)〔『心と身体をつなぐトラウマセラピー』藤原千枝子訳、雲母書房、2008〕という本を書きました。それ以来、彼の教えはソマティック・エクスペリエンシング®と呼ばれるかたちに成長しました。
(41) ステファン・ポージェスは、デルタバイオメトリックス株式会社と呼ばれる小さな会社を通して、HRVを測定するための迷走神経緊張測定器（vagal-tone monitor）を開発し、特許を取得し、販売しました。この会社はもう存在しませんが、現在、他社製の迷走神経緊張測定器（vagal-tone monitor）が数多くあります。
(42) ジェームズ・オシュマン博士は、研究科学者であり、ベストセラーとなった *Energy Medicine* (London: Churchill Livingstone, 2000)〔『エネルギー医学の原理』帯津良一訳、エンタプライズ、2004〕の著者でもあります。
(43) 「リスニング・プロジェクト・プロトコル（LPP）」は現在、Integrated Listening Systems 社から「セーフ・アンド・サウンド・プロトコル（SSP）：社会交流への発端 Safe and Sounds Protocol: A Portal to Social Engagement」として提供されています。http://integratedlistening.com/ssp-safe-sound-protocol.
(44) John T. Cottingham, Stephen W. Porges, and Todd Lyon, "Effects of Soft Tissue Mobilization (Rolfing Pelvic Lift) on Parasympathetic Tone in Two Age Groups," *Physical Therapy* 68, no. 3 (Mar 1988): 352-56.
(45) D. Buskila and H. Cohen, "Comorbidity of Fibromyalgia and Psychiatric Disorders," *Current Pain and Headache Reports* 11, no. 5 (Oct 2007): 333-38.
(46) P. Schweinhardt, K.M. Sauro, and M.C. Bushnell, "Fibromyalgia: a disorder of the brain?" *Neuroscientist* 14, no. 5 (2008): 415-21.
(47) 抗うつ剤の有効性に関する系統的レビューでは、心理療法、エクササイズ、鍼灸やリラクゼーションといった代替療法、あるいはシャム鍼やうつ病に特化していないセラピーなどの積極的な介入統制群と比較して、優れた有効性を示すことができませんでした。Arif Khan, Charles Faucett, P. Lichtenberg, I. A. Kirsch, and W. A. Brown, "A Systematic Review of Comparative Efficacy of Treatments and Controls for Depression," *PLOS* (Jul 30, 2012), http://dx.doi.org/10.1371/journal.pone.0041778.
(48) 私の最初のバイオメカニカル・クラニオセイクラルの先生は、『頭蓋骨と顔のための操作技術のアトラス』を書いたフランスのオステオパス、アラン・ゲインです。（上記原註5を参照のこと。）
(49) Monica J. Fletcher, Jane Upton, Judith Taylor-Fishwick, Sonia A. Buist, Christine Jenkins, John Hutton, Neil Barnes, Thys Van Der Molen, John W. Walsh, Paul Jones, and Samantha Walker, "COPD Uncovered: An International Survey on the

Impact of Chronic Obstructive Pulmonary Disease [COPD] on a Working-Age Population," *BMC Public Health Journal* 11, no. 612 (2011), www.biomedcentral.com/1471-2458/11/612#B1, doi: 10.1186/1471-2458-11-612.
(50) *The 10 Leading Causes of Death in the World, 2000 and 2012*, World Health Organization Fact Sheet No. 310 (Geneva, Switzerland: World Health Organization, 2013).
(51) Robert I. Miller and Sterling K. Clarren, "Long-TermDevelopmental Outcomes in Patients with Deformational Plagiocephaly," *Pediatrics* 105, no. 2 (Feb 2000): e26.
(52) David G. Simons, MD, Janet G. Travell, MD, and Lois S. Simons, PT, *Myofascial Pain and Dysfunction: The Trigger Point Manual*, 6th ed., vol. 2 (London: Churchill Livingstone, 2008).
(53) Ida P. Rolf, PhD, *Rolfing: Reestablishing the Natural Alignment and Structural Integration of the Human Body for Vitality and Well-Being*, rev. ed. (Rochester, VT: Healing Arts Press, 1989).
(54) John T. Cottingham, Stephen W. Porges, and Todd Lyon, "Effectsof Soft Tissue Mobilization (Rolfing Pelvic Lift) on Parasympathetic Tone in Two Age Groups," *Physical Therapy* 68, no. 3 (Mar 1988): 352-56. Their experiment is discussed in detail in Chapter 4.
(55) C.C. Lunardi, F.A. Marquesda Silva, Rodrigues Mendes, Marques A. P. Stelmach, and Fernandes Carvalho, "Is there an Association Between Postural Balance and Pulmonary Function in Adults with Asthma?" *Clinics* 68, no. 11 (São Paulo, Brazil: Department of Physical Therapy, School of Medicine, University of São Paulo, Nov 2013).
(56) D.M. Kado, M.H. Huang, H.S. Karlamangla, E. Barrett-Connor, and G.A. Greendale, "Hyperkyphotic Posture Predicts Mortality in Older Community-Dwelling Men and Women: A Prospective Study," *Journal of the American Geriatric Society* 52, no. 10 (Oct 2004): 1662-67.
(57) *Mayo Clinic Newsletter* (Nov 3, 2000).
(58) Alf Breig, *Adverse Mechanical Tension in the Central Nervous System: An Analysis of Cause and Effect: Relief by Functional Neurosurgery* (Stock- holm: Almqvist & Wiksell International, 1978).
(59) Roger W. Sperry, "Roger Sperry's Brain Research," *Bulletin of The Theosophy Science Study Group* 26, no. 3-4 (1988): 27-28. Also see Sperry's review of *The Formation of Nerve Connections* by R. M. Gaze in Quarterly Review of Biology 46 (Jun 1971): 198.
(60) A.I. Kapandji, *The Physiology of the Joints*, 6thed., vol. 3 (London: Churchill Livingstone, 2008). 〔A・I・カパンジー『カラー版 カパンジー機能解剖学 原著第6版 Ⅲ 脊椎・体幹・頭部』塩田悦仁訳、医歯薬出版、2010〕
(61) T.A. Smitherman, R. Burch, H. Sheikh, and E. Loder, "The Prevalence, Impact, and Treatment of Migraine and Severe Headaches in the United States: A Review of Statistics from National Surveillance Studies," *Headache* 53, no. 3 (Mar 7, 2013): 427-36.
(62) L.D. Goldberg, "The Cost of Migraine and its Treatment," *American Journal of Managed Care* 11, no. 2 suppl. (Jun 2005): S62-67.
(63) David G. Simons, MD, Janet G. Travell, MD, and Lois S. Simons, PT, *Myofascial Pain and Dysfunction: The Trigger Point Manual*, 6th ed., vol. 2 (London: Churchill Livingstone, 2008).
(64) M.S. Robbins and R.B. Lipton, "The Epidemiology of Primary Headache Disor-

ders," *Seminal Neurology* 30 (Apr 2010): 107-19.
(65) Jes Olesen, *Headaches*, 3rd ed. (Philadelphia: Lippincott, Williams & Wilkins, 2006), 246-47.
(66) R.C. Kessler, W.T. Chiu, O. Demler, K.R. Merikangas, and E.E. Walters, "Prevalence, Severity, and Comorbidity of 12-Month DSM-IV Disorders in the National Comorbidity Survey Replication," *Archives of General Psychiatry* 62, no. 6 (Jun 2005): 617-27.
(67) Phil Barker, *Psychiatric and Mental Health Nursing: The Craft of Caring* (London: Arnold, 2003).
(68) Michael Passer, Ronald Smith, Nigel Holt, Andy Bremner, Ed Sutherland, and Michael Vliek, *Psychology* (UK: McGrath Hill Higher Education, 2009).
(69) *The National Intimate Partner and Sexual Violence Survey* (Atlanta, GA: National Center for Injury Prevention and Control, Centers for Disease Control and Prevention, 2017), www.cdc.gov/violenceprevention/nisvs/.
(70) M.J. Breiding, J.Chen, and M.C. Black, *Intimate Partner Violence in the United States—2010* (Atlanta, GA: National Center for Injury Prevention and Control, Centers for Disease Control and Prevention, 2014), www.cdc.gov/violenceprevention/pdf/cdc_nisvs_ipv _report_2013_v17_single_a.pdf.
(71) T. Frodi, E. Meisenzahl, T. Zetsche, R. Bottlender, C. Born, C. Groll, M. Jäger, G. Leinsinger, K. Hahn, and H.J. Möller, "Enlargement of the Amygdala in Patients with a First Episode of Major Depression," *Biological Psychiatry* 51, no. 9 (May 1, 2002): 708-14.
(72) Bruce S. McEwen, "L1 Stress Induced, Hippocampal, Amygdala and Prefrontal Cortex Plasticity and Mood Disorders," *Behavioral Pharmacology* 15, no. 5-6 (2001): A1.
(73) この治療計画からの報告は発表されていません。この要約は、心理学者マーク・レヴィンとの数年に渡る個人的な会話から概括されています。
(74) Thomas Insel, "Antidepressants: A Complicated Picture," *The National Institute of Mental Health Directors Blog* (Dec 6, 2011), www.nimh.nih .gov/about/directors/thomas-insel/blog/2011/antidepressants-a -complicated-picture.shtml.
(75) Peter Wehrwein, "Astounding Increase in Antidepressant Use by Americans," *Harvard Health Blog* (Oct 20, 2011), www.health.harvard.edu/blog/astounding-increase-in-antidepressant-use-by-americans-201110203624.
(76) Andreas Vilhelmsson, "Depression and Antidepressants: A Nordic Perspective," *Frontiers in Public Health* 1, no. 30 (Aug 26, 2013), doi: 10.3389/fpubh.2013.00030.
(77) Craig W. Lindsley, ed., "2013 Statistics for Global Prescription Medications," *ACS Chemical Neuroscience* 5, no. 4 (Apr 16, 2014): 250-251, www.ncbi.nlm.nih.gov/pmc/articles/PMC3990946/, doi: 10.1021/cn500063v.
(78) Jay C. Fournier, MA, Robert J. DeRubeis, PhD, Steven D. Hollon, PhD, Sona Dimidjian, PhD, Jay D. Amsterdam, MD, Richard C. Shelton, MD, and Jan Fawcett, MD, "Antidepressant Drug Effects and Depression Severity: A Patient-Level Meta-analysis," *Journal of the American Medical Association* 303 (2010): 47-53.
(79) Mark Olfson, MD and Steven C. Marcus, PhD, "NationalPatternsin Antidepressant Medication Treatment," *Archives of General Psychiatry* 66, no. 8 (2009): 848-856, doi: 10.1001/archgenpsychiatry.2009.81.
(80) R.C. Kessler, P.A. Berglund, O. Demler, R. Jin, K.R. Merikangas, and E.E. Walters, "Lifetime Prevalence and Age-of-Onset Distributions of DSM-IV Disorders in the

National Comorbidity Survey Replication," *Archives of General Psychiatry* 62, no. 6 (Jun 2005): 593-602.
(81) 裂孔ヘルニアとその治療の詳細については、第5章「慢性閉塞性肺疾患(COPD)と裂孔ヘルニアの緩和」を参照してください。
(82) Centers for Disease Control and Prevention, "Prevalence of Autism Spectrum Disorder Among Children Aged 8 Years—Autism and Developmental Disabilities Monitoring Network," *Surveillance Summaries* (Mar 28, 2010): 1-21.
(83) Centers for Disease Control and Prevention Autism and Developmental Disabilities Monitoring Network Surveillance Year 2010 Principal Investigators, Jon Baio, EdS, corresponding author, "Prevalence of Autism Spectrum Disorder among Children Aged 8 Years—Autism and Developmental Disabilities Monitoring Network, 11 Sites, United States, 2010," *Morbidity and Mortality Weekly Report* 63, no. SS02 (Mar 28, 2014): 1-21.
(84) Ariane V. Buescher, MSc; Zuleyha Cidav, PhD, Martin Knapp, PhD, and David S. Mandell, ScD, "Costs of Autism Spectrum Disorders in the United Kingdom and the United States," *Journal of the American Medical Association Pediatrics* 168, no. 8 (Aug 2014): 721-28.
(85) Tara A. Lavelle, PhD, Milton C. Weinstein, PhD, Joseph P. Newhouse, PhD, Kerim Munir, MD, MPH, DSc, Karen A. Kuhlthau, PhD, and Lisa A. Prosser, PhD, "Economic Burden of Childhood Autism Spectrum Disorders," *Pediatrics* 133, no. 3 (Mar 1, 2014): e520-29.
(86) Nicole Ostrow, "Autism Costs More Than 2 Million Dollars over Patient's Lifetime," *Bloomberg Business* (Jun 10, 2014), www.bloomberg.com/news/articles/2014-06-09/autism-costs-more-than-2-million-over-patient-s-life.
(87) Alsosee Erik Borgand S. Allen Counter, "The Middle-Ear Muscles," *Scientific American* 261, no. 2 (Aug 1989): 74-80.
(88) LPP(リスニング・プロジェクト・プロトコル)は現在、「セーフ・アンド・サウンド・プロトコル(SSP)」という統合的聴覚システムを通して、利用できるようになりました。http://integratedlistening.com/ssp-safe-sound-protocol.
(89) Porges, S.W., Macellaio, M., Stanfill, S.D., McCue, K., Lewis, G.F., Harden, E. R., and Heilman, K. J., "Respiratory Sinus Arrhythmia and Auditory Processing in Autism: Modifiable Deficits of an Integrated Social Engagement System?" *International Journal of Psychophysiology* 88, no. 3 (2013): 261-270.
(90) Stephen W. Porges, Olga V. Bazhenova, Elgiz Bal, Nancy Carlson, Yevgeniya Sokin, Keri J. Heilman, Edwin H. Cook, and Gregory F. Lewis, "Reducing Auditory Hypersensitivities in Autism Spectrum Disorder: Preliminary Findings Evaluating the Listening Project Protocol," *Frontiers in Pediatrics* 2, no. 80 (Aug 1, 2014), doi: 10.3389/fped.2014.00080.
(91) これは、2回私のところを訪れ、私のアブミ骨筋をテストした、ステファンと彼の実験助手との会話に基づいています。以下も参照してください。Erik Borg and S. Allen Counter, "The Middle-Ear Muscles," *Scientific American* 261, no. 2 (Aug 1989): 74-80.
(92) R.I. Miller and S.K. Clarren, " Long-Term Developmental Outcomes in Patients with Deformational Plagiocephaly," *Pediatrics* 105, no. 2 (Feb 2000), http://pediatrics.aappublications.org/content/105/2/e26.short.

(93) Thomas W. Myers, *Anatomy Trains: Myofascial Meridians for Manual and Movement Therapists*, 3rd ed. (London: Churchill Livingstone, 2014)〔トーマス・W・マイヤース『アナトミー・トレイン――徒手運動療法のための筋筋膜経線』松下松雄訳、医学書院、2009〕.

(94) J. Douglas Bremner, MD, "Neuroimaging Studies in Post-Traumatic Stress Disorder," *Current Psychiatry Reports* 4 (2002): 254-63.

■著者紹介
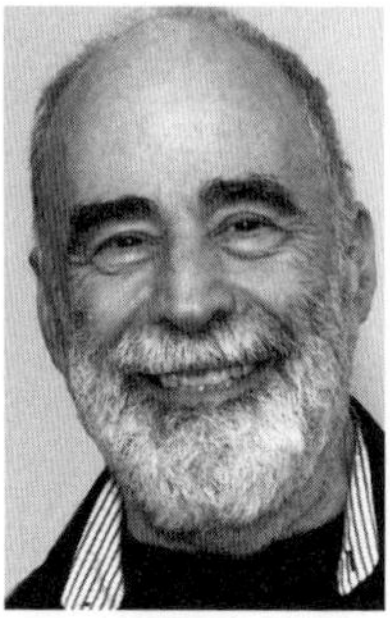
スタンレー・ローゼンバーグ　*Stanley Rosenberg*
アメリカ生まれの著作家・ボディセラピスト。1983年にロルファー、1987年にクラニオセイクラル・セラピストとなった。アラン・ゲインに長年師事し、バイオメカニカル・クラニオセイクラル・セラピーを学び、アプレジャー研究所でクラニオセイクラル・セラピーを学んだ。さらに、ジョージア・ミルンのバイオダイナミクス・クラニオセイクラルのコースを習得。子どもへの応用のためにベンジャミン・シールドとともに学び、ジャン＝ピエール・バラルのオステオパシーのコースを習得した。
長年にわたり、デンマークでセラピストの指導に当たり、ストラクチュラル・インテグレーション（構造統合）、筋筋膜リリース、瘢痕組織リリース、バイオメカニカル・クラニオセイクラル・セラピー、内臓マッサージ、バイオテンセグリティを教えてきた。デンマークで *"Nevermore Pain in the Back"*、*"Nevermore Stiff Neck"*、*"Pain Relief with Osteomassage"*、*"Hwa Yu Tai Chi"* の４冊の著書を出版。ボディセラピストとしての仕事の他、イェール大学、ブランディーズ大学、スワースモア大学、デンマーク、およびアイスランド国立シアタースクールなどにおいて、俳優たちにヨガ、アクロバット、ボイストレーニングなどの指導を行ってきた。本書に紹介されている技術についてのさらなる詳細は、以下のウェブサイトで閲覧可能（英文）。
www.stanleyrosenberg.com

■訳者紹介
花丘ちぐさ　*Chigusa Theresa Hanaoka*
ソマティック・エクスペリエンシング・プラクティショナー（SEP）
早稲田大学教育学部国語国文学科卒業、米国ミシガン州立大学大学院人類学専攻修士課程修了、桜美林大学大学院国際人文社会科学専攻博士課程修了。博士（学術）。公認心理師。社団法人日本健康心理学会公認専門健康心理士。A級英語同時通訳者。
著書に『その生きづらさ、発達性トラウマ？』（春秋社）、訳書にS・W・ポージェス『ポリヴェーガル理論入門』、D・デイナ『セラピーのためのポリヴェーガル理論』、P・A・ラヴィーン『トラウマと記憶』（以上、春秋社）、ケイン＆テレール『レジリエンスを育む』（共訳・岩崎学術出版社）がある。
「国際メンタルフィットネス研究所」代表　http://i-mental-fitness.co.jp/

Accessing the Healing Power of the Vagus Nerve :
Self-Help Exercises for Anxiety, Depression, Trauma, and Autism
by Stanley Rosenberg

からだのためのポリヴェーガル理論

迷走神経から不安・うつ・トラウマ・自閉症を癒す セルフ・エクササイズ

2021年7月19日　第1刷発行
2022年2月25日　第3刷発行

著者——————スタンレー・ローゼンバーグ
訳者——————花丘ちぐさ
発行者—————神田　明
発行所—————株式会社 **春秋社**
〒101-0021東京都千代田区外神田2-18-6
電話03-3255-9611
振替00180-6-24861
https://www.shunjusha.co.jp/
印刷所—————株式会社 太平印刷社
製本所—————ナショナル製本協同組合
装丁——————高木達樹

ISBN978-4-393-71414-0　C0011
定価はカバー等に表示してあります